高等职业教育中医药类创新教材

推拿学

（供中医学、中医骨伤、中医养生保健、康复治疗技术等专业用）

主　编　易志龙
副主编　张训浩　张　瑜　刘　雁　刘婷婷
编　委　（以姓氏笔画为序）
马劼旎（重庆三峡医药高等专科学校）
刘　雁（菏泽医学专科学校）
刘婷婷（江苏医药职业学院）
张　瑜（重庆医药高等专科学校）
张　锦（菏泽医学专科学校）
张训浩（重庆三峡医药高等专科学校）
陆　卫（江苏医药职业学院）
易志龙（重庆三峡医药高等专科学校）
高子晋（重庆医药高等专科学校）
曹利超（山东中医药高等专科学校）

中国健康传媒集团
中国医药科技出版社

内容提要

本教材是“高等职业教育中医药类创新教材”之一，根据高等职业院校中医药类专业教学标准中对本门课程的开设要求和课程特点编写而成，内容上涵盖推拿功法、成人推拿手法、常见疾病推拿治疗、保健推拿、小儿推拿等内容。本教材为书网融合教材，配套有教学PPT、微课视频、题库等数字资源，以补充和扩展纸质教材之外的教学内容及知识，力求达到直观形象的教学效果，使教学资源更加多样化、立体化。本教材供全国高职高专院校三年制中医学、中医骨伤、中医养生保健、康复治疗技术等相关专业使用。

图书在版编目（CIP）数据

推拿学 / 易志龙主编 .—北京：中国医药科技出版社，2022.8

高等职业教育中医药类创新教材

ISBN 978-7-5214-3182-7

Ⅰ.①推…　Ⅱ.①易…　Ⅲ.①推拿学—高等职业教育—教材　Ⅳ.①R244.1

中国版本图书馆CIP数据核字（2022）第078595号

美术编辑　陈君杞

版式设计　南博文化

出版　**中国健康传媒集团** | 中国医药科技出版社

地址　北京市海淀区文慧园北路甲22号

邮编　100082

电话　发行：010-62227427　邮购：010-62236938

网址　www.cmstp.com

规格　889×1194mm 1/16

印张　15 1/2

字数　459千字

版次　2022年8月第1版

印次　2022年8月第1次印刷

印刷　北京紫瑞利印刷有限公司

经销　全国各地新华书店

书号　ISBN 978-7-5214-3182-7

定价　55. 00 元

代爱英（菏泽医学专科学校教务处处长）

刘　亮（遵义医药高等专科学校教务处副处长）

兰作平（重庆医药高等专科学校教务处处长）

王庭之（江苏医药职业学院教务处处长）

张炳盛（山东中医药高等专科学校教务教辅党总支原书记）

张明丽（南阳医学高等专科学校中医系党委书记）

苏绪林（重庆三峡医药高等专科学校中医学院院长）

王　旭（菏泽医学专科学校中医药系主任）

于立玲（山东医学高等专科学校科研处副处长）

冯育会（遵义医药高等专科学校中医学系副主任）

万　飞（重庆医药高等专科学校中医学院院长）

周文超（江苏医药职业学院医学院党总支书记）

办公室主任

范志霞（中国医药科技出版社副总编辑、副经理）

徐传庚（山东中医药高等专科学校中医系原主任）

数字化教材编委会

主　编　易志龙

副主编　张训浩　张　瑜　刘　雁　刘婷婷

编　委　（以姓氏笔画为序）

马劼旎（重庆三峡医药高等专科学校）
刘　雁（菏泽医学专科学校）
刘婷婷（江苏医药职业学院）
张　瑜（重庆医药高等专科学校）
张　锦（菏泽医学专科学校）
张训浩（重庆三峡医药高等专科学校）
陆　卫（江苏医药职业学院）
易志龙（重庆三峡医药高等专科学校）
高子晋（重庆医药高等专科学校）
曹利超（山东中医药高等专科学校）

出版说明

中医药职业教育是医药职业教育体系的重要组成部分，肩负着培养中医药行业多样化人才、传承中医药技术技能、促进就业创业的重要职责。为深入贯彻落实国务院印发的《中医药发展战略规划纲要（2016—2030年）》《国家职业教育改革实施方案》和教育部等九部门印发的《职业教育提质培优行动计划（2020—2023年）》等文件精神，充分体现教材育人功能，适应“互联网+”新时代要求，满足中医药事业发展对高素质技术技能中医药人才的需求，在“高等职业教育中医药类创新教材”建设指导委员会的指导下，中国医药科技出版社启动了本套教材的组织编写工作。

本套教材包含21门课程，主要特点如下。

一、教材定位明确，强化精品意识

本套教材认真贯彻教改精神，强化精品意识，紧紧围绕专业培养目标要求，认真遵循“三基”“五性”和“三特定”的原则，在教材内容的深度和广度上符合中医类专业高职培养目标的要求，与特定学制、特定对象、特定层次的培养目标相一致，力求体现“专科特色、技能特点、时代特征”。以中医药类专业人才所必需的基本知识、基本理论、基本技能为教材建设的主题框架，充分体现教材的思想性、科学性、启发性、先进性和适用性，注意与本科教材和中职教材的差异性，突出理论和实践相统一，注重实践能力培养。

二、落实立德树人，体现课程思政

党和国家高度重视职业教育事业的发展，落实立德树人是教材建设的根本任务。本套教材注重将价值塑造、知识传授和能力培养三者融为一体，在传授知识和技能的同时，有机融入中华优秀传统文化、创新精神、法治意识，弘扬劳动光荣、技能宝贵、创造伟大的时代风尚，注重加强医德医风教育，着力培养学生“敬佑生命、救死扶伤、甘于奉献、大爱无疆”的医者精神，弘扬精益求精的专业精神、职业精神、工匠精神和劳模精神，以帮助提升学生的综合素质和人文修养。

三、紧跟行业发展，精耕教材内容

当前职业教育已经进入全面提质培优的高质量发展阶段。教育部印发的《“十四五”职业教育规划教材建设实施方案》强调：教材编写应遵循教材建设规律和职业教育教学规律、技术技能人才成长规律，紧扣产业升级和数字化改造，满足技术技能人才需求变化，依据职业教育国家教学标准体系，对接职业标准和岗位能力要求。本套教材编写以学生为本，以岗位职业需求为标准，以促进就业和适应产业发展需求为导向，以实践能力培养为重点，增加实训内容和课时的设置，力争做到课程内容与职业标准对接、教学过程与生产过程对接，突出鲜明的专业特色。内容编写上注意与时俱进，注重吸收融入行业发展的新知识、新技术、新方法，以适应当前行业发展的趋势，实现教材与时代的融合，以提高学生创造性解决实际问题的能力。

四、结合岗位需求，体现学考结合

为深入贯彻执行《国家职业教育改革实施方案》中推动的1+X证书制度，本套教材充分考虑学生考取相关职业资格证书、职业技能等级证书的需要，将岗位技能要求、劳动教育理念、国家执业助理医师资格考试等有关内容有机融入教材，突出实用和实践。教材理论内容和实训项目的设置涵盖相关考试内容和知识点，做到学考结合，满足学生在学习期间取得各种适合工作岗位需要的职业技能或资格证书的需求，以提升其就业创业本领。

五、配套数字教材，丰富教学资源

本套教材为书网融合教材，编写纸质教材的同时，重视数字资源配套增值服务的建设，通过教学课件PPT、思维导图、视频微课、题库等形式，丰富教学资源，利用中国医药科技出版社成熟的“医药大学堂”智能化在线教学平台，能够实现在线教学、在线评价、在线答疑、在线学习、在线作业、在线考试、在线互动等功能，极大提升教学手段，满足教学管理需要，为提高教育教学水平和质量提供支撑。

六、以学生为本，创新编写形式

本套教材在编写形式上坚持创新，在内容设置上注重模块化编写形式，整套教材设立相对统一的编写模块，模块设计分为“必设模块”和“选设模块”两种类型。“必设模块”是每本教材必须采用的栏目，使整套教材整齐划一。“选设模块”是每本教材根据课程的特点自行设计，目的是增强课堂互动和教材的可读性，提高学习的目的性和主动性。模块设置注重融入中医经典，融入课程思政，融入职业技能与中医助理执业医师资格考试内容，凸显本轮中医学专业教材编写的“传承创新”特色。

为编写出版一套高质量的精品教材，本套教材建设指导委员会的专家给予了很多宝贵的、建设性的指导意见，参编的几十所院校领导给予了大力支持和帮助，教材的编写专家均为一线优秀教师，他们业务精良，经验丰富，态度认真严谨，为本套教材的编写献计献策、精益求精、无私奉献，付出了辛勤的汗水和努力，在此一并表示衷心感谢。

本套教材目标明确，以满足高等职业院校中医药类专业教育教学需求和应用型中医药学人才培养目标要求为宗旨，旨在打造一套与时俱进、教考融合、特色鲜明、质量优良的中医类高职教材。希望本套教材的出版，能够得到广大师生的欢迎和支持，为促进我国中医类相关专业的职业教育教学改革和人才培养做出积极贡献。希望各院校师生在教材使用中提出宝贵意见或建议，以便不断修订完善，为下一轮教材的修订工作奠定坚实基础。

中国医药科技出版社

2022年6月

前言

“推拿学”是全国高职高专医学院校中医学专业的主干课程，本教材是由重庆三峡医药高等专科学校等5所医药高职高专院校的10位针灸推拿方面专家，遵循“简明易学、易练好用”的原则编写而成，主要供三年制中医学、中医骨伤、中医养生保健、康复治疗技术等专业使用。

本教材是“高等职业教育中医药类创新教材”之一，内容上涵盖推拿功法、成人推拿手法、常见疾病推拿治疗、保健推拿和小儿推拿等内容。在本次编写过程中，编者认真学习了教育部关于高职高专教育的最新要求，根据高等职业院校中医药类专业教学标准中对本门课程的开设要求和课程特点进行了特色编写，尤其注意了与本科教育的区别，更贴近三年制高职高专学生学习实际，对常用推拿手法和推拿治疗病种均进行了优选和精编，保证学生适用、能用、够用即可，不追求多而全，对疾病的病因病机、诊断、鉴别诊断、辅助检查等内容编写从简。

本教材由上、中、下三篇和附录组成。上篇为推拿学基础，介绍了推拿发展概况和推拿作用机制、推拿常用检查方法、推拿治则与治法、推拿注意事项、推拿常用功法、成人推拿手法等。中篇为常见疾病推拿治疗，主要介绍了23种骨伤科常见疾病和15种内妇五官科常见疾病的病因病机、诊断、推拿治疗和调护。下篇介绍了人体各部位保健推拿及常见小儿疾病的推拿治疗。附录介绍了推拿常用十四经穴及经外奇穴的定位、操作手法、主治等。

本教材各章节编写具体分工如下：第一章第一、二节和第三章由马劼旎、张训浩、易志龙编写；第一章第三节至第六节和第四章由陆卫、刘婷婷编写；第二章由曹利超编写；第五章和附录由高子晋、张瑜编写；第六章和第七章由张锦、刘雁编写。数字教材分工同纸质教材。

在本教材的编写过程中，各参编院校的领导和同仁给予了大力支持，中国医药科技出版社给予了大量的指导和帮助，使编者受益匪浅，谨在此一并表示衷心感谢！

编者在本教材的编写过程中，协同努力、精诚合作，但因编者水平有限，难免存在疏漏之处，恳请同道指正！

《推拿学》编委会

2022年5月

CONTENTS 目录

上篇　推拿学基础

中篇 常见疾病推拿治疗

下篇　保健与小儿推拿

上篇
推拿学基础

第一章 推拿总论

PPT

学习目标

知识要求：

1. 掌握历代推拿的重要著作及成就，推拿的治则和治法，推拿适应证和禁忌证等。

2. 熟悉推拿作用机制、推拿常用检查方法。

3. 了解推拿学历史发展、推拿目前的发展状况。

能力要求：

1. 熟练掌握推拿的适应证和禁忌证，并能够灵活运用推拿常用检查方法。

2. 能够通过学习培养推拿临床思维，处理临床常见病证。

第一节 推拿学概述

推拿学是以中医理论为指导，研究手法治疗和功法训练，探讨推拿防治疾病方法、原理和规律的一门学科。推拿疗法是指根据中医辨证论治的原则，运用中医推拿手法，通过手法及经络系统的调节作用，作用于患者的经络、穴位和患处，从而达到对疾病的防治作用的一种疗法。

推拿学主要内容包括推拿功法学、推拿手法学、推拿治疗学和推拿保健学。在当今社会不断发展的过程中，推拿疗法因其显著的疗效与无毒性及不良反应的特点，展现了蓬勃的生机。该疗法独特的医疗效果也引起了国外临床医务工作者的关注，成为世界各国医疗保健疗法的组成部分。

推拿学属于中医外治法的范畴，是中医学伟大宝库中的瑰宝，该学科以中医基础理论为主要理论依据，如阴阳五行学说、脏象学说、经络学说和气血津液学说等，经络学也是推拿学理论基础的重要组成部分，特别是经络学中的“经筋”和“皮部”。推拿治疗神经和运动系统疾病时，多采用西医学的解剖学、生物力学、生理病理学、脊柱医学和康复医学等理论。

推拿学包含推拿功法的锻炼、推拿手法的基本训练和临床实践、推拿治疗在各类疾病中的广泛运用及推拿保健。推拿功法是以提高推拿操作者的身体素质和专业技能为目的的练功方法，包括了身体素质训练和传统功法训练。患者也可在医生指导下进行功法训练，以巩固和延伸推拿临床的治疗效果。推拿手法是以术者的手或肢体的其他部分，在患者的体表上做规范性的动作，来达到防病治病的目的。推拿是一门医疗科学，作为一名推拿医生必须掌握必要的医学基础理论及了解有关疾病的发生发展规律，同时还要掌握手法的操作方法、手法的基本作用及推拿对具体疾病的治疗方法，并在此基础上了解研究推拿治疗的作用原理及国内外前沿的研究动态。因此学习推拿除了学习和掌握有关的医学理论知识外，还须十分重视实践经验的积累，其中包括手法的基本训练和临床实践。推拿治疗的适应证十分广泛，包含了运动系统、神经系统、循环系统、内分泌系统、消化系统、呼吸系统和生殖系统等。在治疗落枕、颈椎病、漏肩风、腰椎间盘突出症、急性腰扭伤、慢性腰肌劳损、脊椎骨关节错缝、四肢关节伤筋、中风后遗症、眩晕、头痛、感冒、失眠、胃脘痛、胆囊炎、腹泻、便秘、痛经、月经不调、婴儿腹泻、肌性斜颈、咳嗽、哮喘、近视等疾病方面都有较为突出的作用。推拿的治疗原则是在中医理论指导下制定的具有普遍指导意义的治疗原则，而具体的治疗方法是根据不同疾病和疾病的不同表现随之改变的，因此要在复杂的疾病变化中抓住疾病本质，选择正确的手法操作，才能取得较好的疗效。推拿保健目前已成为人们健康生活中不可或缺的一部分，包括了减肥推拿、美容推拿和五脏保健推拿等。

因此在推拿的学习过程中，不仅要学习和掌握中医学的基础理论，以及西医学的理论和技术；同时也要进行推拿功法和手法的练习。正如《医宗金鉴》所说："一旦临症，机触于外，巧生于内，手随心转，法从手出。"

推拿古称按摩、按跷等，至今我国很多地区还沿用按摩这一名称。早期的按摩疗法仅用于少数疾病的治疗，手法种类也较少，常用的是按和摩两种手法。按法是单纯的向下用力，即所谓"按而留之"，摩法则是在体表进行环形摩擦，属平动的范围。如《素问·邪论》载"按之者血气散，故按之痛止"。随着治疗范围的扩大，手法也相应有了发展，在实践中人们发现手法用力方向的不同对治疗作用有一定的影响，从而产生了各种用力方向不同的手法，使原有的手法不断完善。同时手法的分类也逐渐趋于合理，适应证逐步扩大，于是按摩这一名称逐渐被推拿这个更为明确的概念所取代。从按摩到推拿这一名称的演变中，我们也可以窥见推拿学的不断发展。2000多年来，推拿学一直在实践中改进和发展，出现了数百种按摩手法，并治愈多种疾病。同时推拿流派也逐渐形成，各流派之间的学术交流越来越活跃，对促进推拿学术的繁荣起到了积极作用。随着现代社会的进步和科学技术的不断发展，人们逐渐认识到化学和生物制剂的普遍使用所带来的毒性及不良反应，医学界也开始重新认识和评价推拿疗法。该疗法具有绿色环保、治疗效果显著、价格低廉、实用易学等突出优点，因而也越来越受到重视，并被使用和推广。

推拿的发展在历史长河中经历了曲折坎坷的历程，兴起于秦汉三国时期，隋唐时期走向鼎盛，宋代被朝廷取消，明代再次兴起，清代由于统治阶级的腐败又一次被取消。《黄帝岐伯按摩》十卷的佚失，对其在理论和科学发展上无疑是一个沉重的打击。由于西医学的发展和疾病谱发生变化，推拿已很少涉及曾经在内、外、妇、儿和五官科方面占优势的病种，基本被局限于骨伤科病种的治疗。随着现代生活节奏的加快，推拿将会面临更加严峻的挑战。为了推拿事业的发展，需要从事推拿工作的业内人士直面挑战，在继承传统的基础上，提高推拿这门具有浓厚中医特色的实用医学技术，牢牢把握时代的脉搏，围绕临床疗效这一宗旨，开展卓有成效的工作。

推拿是一门古老而又年轻的学科。它是随着中华文明的兴起而诞生的。它是人类已知和掌握的最早消除疾病和养生保健的方法之一，为中华民族的繁衍和健康做出了伟大的贡献。

第二节 推拿发展概况

推拿是中医学的重要组成部分，可囊括在中医外治法的范畴中。推拿古称“按摩”“按跷”“案杌”等，如《素问·血气形志》记载“形数惊恐，经络不通，病生于不仁，治之以按摩醪药”。“推拿”一词，始见于明代万全的小儿推拿著作《幼科发挥》。钱汝明在《秘传推拿妙诀·序》中指出：“推拿一道，古曰按摩，上世治婴赤，以指代针之法也。”

一、远古时期

对肌肤的抚慰是自然界哺乳动物的天性，推拿起源于原始社会人类的劳动和工作实践。在繁重的劳作后，出于本能按压和拍打受伤部位，疼痛得以缓解。这一出于人类自卫本能的自发医疗行为，逐渐发展成为古代的按摩推拿医术。

二、先秦两汉时期

先秦时期，按摩导引被认为是主要的治疗疾病和养生保健手段。据考古学家研究表明，古代殷墟甲骨文的“拊”字可能是按摩手法的象形文字。唐代之前，常常将“导引”和“按摩”联系在一起称谓。导引和推拿是两种密切相关的疗法，尤其是结合功法锻炼的自我手法操作，既可谓之推拿，也可称之导引。1973年长沙马王堆汉墓出土的帛画《导引图》描绘有捶背、抚胸、按压等44种导引姿势，并注明了各种动作所防治的疾病，这些动作就是自我推拿法。1984年湖北省江陵县张家山出土的简书《引书》是一部导引术专著，反映了春秋战国时期的导引养生学成就，也描写了治疗颞下颌关节脱位的口内复位法、治疗急性斜颈（落枕）的仰卧位颈椎拔伸法、治疗肠澼的腰部后伸扳法和腰部踩踏法、治疗喉痹的颈椎后伸扳法，表明按摩被用于骨伤外科疾病的临床治疗。《周礼·注疏》中记载：“扁鹊治虢太子暴疾尸厥之病，使子明炊汤，子仪脉神，子术按摩”，描述了春秋战国时期，名医扁鹊运用推拿等方法成功地抢救了尸厥患者一事，表明该时期推拿也被运用于急救。

秦汉时期，我国的医学著作较完整地记载了推拿防治疾病之法。我国最早的推拿专著《黄帝岐伯按摩》十卷，可惜该专著已佚，见于《汉书·艺文志》所载。《黄帝内经》是我国最早的古典医学巨著，该书系统地阐述了中医学理论体系，书中也有关于推拿的记载，现存《黄帝内经》共162篇，其中推拿相关的记载有14篇。如《素问·血气形志》“形数惊恐，经络不通，病生于不仁，治之以按摩醪药”。《素问·调经论》“帝曰：寒湿之伤人奈何？岐伯曰：寒湿之中人也，皮肤不收，肌肉坚紧，荣血泣，卫气去，故曰虚……按之则气足以温之，故快然而不痛”。《素问·离合真邪论》“帝曰：不足者补之奈何？岐伯曰：必先扪而循之，切而散之，推而按之，弹而怒之……令神气存，大气留止，故命曰补”。该书中概括了推拿具有行气、活血、舒筋、通络、镇静、镇痛、解热等作用。《灵枢·九针十二原》中也有关于推拿工具的记载，即“九针”中的“圆针”和“鍉针”，书中也介绍了推拿治疗的适应证、禁忌证和注意事项。秦汉时期的其他作品，比如《金匮要略》一书，本书作者为东汉名医张仲景，该书介绍了体外心脏按摩抢救自缢者的方法，并且该书首次提出了“膏摩”一词，体现了我国汉代按摩医学的最高水平。

三、魏晋时期

魏晋时期炼丹之术盛行，统治阶级追求长生不老和自我保健，因此该时期保健按摩有了进一步发展。葛洪的《肘后备急方》中载有卒心痛方，也记载了捏脊法（拈脊骨皮法）和腹部抄举法，书中首次对我国汉代以前已经广泛应用的膏摩法进行了系统总结。捏脊法和腹部抄举法的出现，表明推拿手法已从简单的按压、摩擦向手指相对用力、双手协同操作的成熟化方向发展。

四、隋唐时期

隋唐时期，推拿的发展颇为迅速地进入了繁荣时期。隋代设置的全国最高医学教育机构——太医署，有按摩博士的职务。唐承隋制，建立的医科学校由太医署管理，其中就设有按摩科，分为按摩博士、按摩师、按摩工和按摩生。唐代中期蔺道人著《仙授理伤续断秘方》，此书是我国现存最早的骨伤科专著。书中载有治疗闭合性骨折的四大手法，即"揣摸""拔伸""撙捺""捺正"，还记载了肩关节脱位的椅背复位法和髋关节脱位的手牵足蹬法。隋代太医博士巢元方所著的《诸病源候论》中各病证之后均不列方药，而附以详细的"补养宣导"之法，即对症导引法，有260多种，其中包括大量推拿手法，主要是自我按摩法。该书按摩手法结合肢体导引，既可对症施治，又能养生防病。孙思邈的《备急千金要方》倡导小儿推拿，也是膏摩法的又一次总结。这一时期，我国的按摩导引疗法传入日本、朝鲜、越南、泰国等国家，而来自印度的"婆罗门按摩法"也传入我国。

五、宋金元时期

宋金元时期的推拿术在发展中不断完善，按摩推拿在临床各学科都得到了广泛的应用。成书于北宋末年的大型官修方书《圣济总录》中，记载了丰富的推拿医学资料，该书是对推拿的理论阐述，重视膏摩，对其他手法也有记载，如中指熨目法和掌心熨目法治疗目暗。手法助产也在宋代得到了发展，庞安时运用按摩法催产获得了"十愈八九"的疗效。宋代杨康候（字子建）的《十产论》最早描述了因异常胎位引起的各种难产，首创矫正胎位异常之难产的转胎手法，开手法助产之先河，扩大了推拿医学的应用范围。《儒门事亲》中将按摩与针灸等归入"汗法"，而"按导"一词为张从正首先提出。元代危亦林撰写的《世医得效方》也记载有治疗腰痛的双人动态牵引法，治疗脊柱骨折及髋关节脱位的倒悬复位法，治疗肩关节脱位的坐凳、架梯复位法等。

六、明清时期

明清时期，中国的封建统治进入了最后的繁荣时期，推拿也有一定的发展进步。

在明代，明承隋制，按摩被列为太医院十三科之一，代表着按摩进入了正规化教育。《明史·百官志》中载有"太医院掌医疗之法，凡医术为十三科……按摩……"，表明了按摩在中医学中的重要地位。本时期原来用来指代小儿按摩的"推拿"手法，也广泛取代了"按摩"的概念。其中《小儿按摩经》是我国现存最早的小儿推拿专著，该书被收录于杨继洲的《针灸大成》中，明·永乐年间的《补要袖珍小儿方论》，其中第十卷"秘传看惊掐筋口授手法论"则是其雏形。该时期运用推拿防治小儿疾病积累了丰富的临床经验，因而形成了小儿推拿的独特体系。小儿推拿有较为突出的自身特点，如小儿推拿的穴位除有点外，还有线和面；在手法应用上，使用推法和拿法较多，并有复式操作法等；在临床治疗中，多配合药物，既用药物作介质，又用药物内服。此后，龚云林所著的《小儿推拿方脉活婴秘旨全书》和《小儿推拿方脉全书》以推拿治法经验为主，部分取材于钱乙的《小儿药证直诀》。周于藩所著的《小儿推拿秘诀》详细介绍了"十二拿法"的穴位和功效，以及用葱姜汤推、艾绒敷脐、葱泥饼敷穴位等法。此类著作的出现使小儿推拿的发展更加独立、完善。明代按摩推拿术在养生延年方面也有所成就，如《精景按摩经》中记载"使颈与左右手争……使人精和气血通"；《万寿仙书》中也有"按摩法能疏通毛窍、能运旋荣卫”；《遵生八笺》曰“捏目四皆，摩手熨目，以修尝居，俯按山源……”，等等。

清代太医院将医学分科合并为九科，推拿专科被取消。该时期推拿虽发展较为缓慢，但无论是在临床实践上，还是在理论总结上都有一些成就。首先是小儿推拿在杂病的临床应用得到发展，熊应雄编著的《小儿推拿广意》对前人推拿论述进行了较全面的总结，有较大的临床意义。张振鋆所著的《厘正按摩要术》一书记载了“胸腹按诊法”，有其独特的经验。另外《幼科推拿秘书》《保赤推拿法》《小儿推拿全书》等著作也有较高的实用价值。其次，以骨伤科疾病为对象的正骨推拿已发展成为相对独立的学科体系。《医宗金鉴·正骨心法要旨》中载有“摸、接、端、提、按、摩、推、拿”的正骨八法；还提出了手法操作的要领；对骨折、脱位的手法诊治意义，不仅提出有整复作用，还指出有康复价值。最后值得一提的是，作为中医外治法之一的推拿，与其他外治法及药物疗法也得到了较好的结合与发展。吴尚先所著的《理瀹骈文》中将推拿、针灸、刮痧等数十种疗法均列为外治方法，并介绍将药物熬膏，或擦、或敷、或摩、或浸、或熨、或熏的方法，进一步发展了古代的膏摩、药摩疗法。

明清时期还形成了较多的推拿流派，如一指禅推拿流派、内功推拿流派等。

七、民国时期

民国时期，由于军阀割据和列强侵略，西方思想和西医学极大冲击和压制了中医的发展，推拿的发展仅存在于民间。由于受一地之限，缺乏交流，该时期形成了各具特色的推拿学术流派，如鲁东和湘西的儿科推拿、北方的正骨推拿、山东的武功推拿、江浙的一指禅推拿、川蓉的经穴推拿等。但在该时期推拿也吸收了西医学的解剖、生理等基础知识，充实了自身发展。如曹泽普的《按摩术实用指南》注重解剖知识，手法中叩打、振颤等法看重机械力的作用；杨华亭的《华氏按摩术》集古法秘本与现代西洋之生理、病理、解剖、组织、电磁学等于一体。另外也出现了《一指禅推拿说明书》《按摩十法》《小儿推拿补正》等著作。

八、中华人民共和国成立后

中华人民共和国成立后，由于党和国家对中医药事业的高度重视，颁布了一系列保护和发展中医的政策，推拿临床、教学、科研都呈现了空前的繁荣景象。1956年，我国第一所推拿专科学校（上海中医学院附属推拿学校）成立。1958年在上海建立了国内第一所中医推拿门诊部。20世纪60年代初、中期，推拿疗法得到了广泛临床应用，出版了推拿专业教材和专著，全国各中医院校相继开设了推拿课程，使推拿这一古老的技艺从世代相传的“师带徒”模式走上了正规化教育，学制设置从起初的中专、大专学历教育，发展到本科学历教育。推拿的教学、医疗、科研和推拿临床人才队伍建设，随着推拿事业的蓬勃发展，取得了丰硕的成果。20世纪70年代后期至80年代，高等中医院校正式设置推拿专业，开始培养五年制大学本科学生。1986年上海中医学院成立了推拿系，同时招收了全国第一批推拿硕士研究生，培养了一大批高级推拿中医师。1987年成立了中华全国中医学会推拿学会。1997年在上海首次招收推拿专业博士研究生，不断为推拿教学、临床、科研输送高素质的专业人才。

全国的医疗及康复保健机构普遍设立推拿（按摩）科，推拿被更为广泛地应用于临床各科疾病，推拿在临床研究方面取得了较显著的成就。20世纪50年代末至60年代初，临床上开始逐步应用推拿治疗食管癌、胆道蛔虫病、小儿蛔虫性肠梗阻、小儿腹泻、流行性感冒、白喉、疟疾、乳腺炎、电光性眼炎、睑腺炎等病证。20世纪70年代中期到80年代，推拿治疗内、儿科疾病有了较大的进展，如推拿治疗冠心病、心绞痛、高血压、婴幼儿轮状病毒性腹泻、糖尿病等病证，并对其疗效及作用机制，用现代研究手段加以证实。发展至今，推拿的适应证逐步扩大到了内、外、妇、儿、伤科、五官科等诸多种类的疾病。

在国家政策扶持和科研工作者的不断努力下，推拿在实验研究方面也取得较大突破。20世纪50~60年代开展了推拿的生理作用及治疗机制的初步研究。20世纪80年代以来，推拿学科在与各基础学科相互交叉、渗透的情况下，得到较快发展，具体表现为研究的范围不断扩大，已从人体实验扩展到动物实验，从临床疗效观察发展至手法、功法的作用机制研究；研究的层次逐渐深入，从临床指标观察，深入至神经免疫学、分子生物学领域的研究，一系列高水平论文在国内外医学刊物上发表。

随着我国改革开放的逐渐深入，中医推拿学术的国际交流也日益频繁。一方面国内中医推拿专家、学者进行出国访问和学术交流；另一方面许多中医院校相继开设国际推拿培训和留学生学历教育，也吸引了较多外国友人来华学习推拿。但同时推拿也面临着更多的挑战，需要从业人员不断提高自身水平，紧跟时代发展，为医疗卫生事业的发展做出自己的贡献。

（马勍旎　张训浩　易志龙）

第三节　推拿作用机制

推拿治疗历史悠久，但始终以传统的中医思想为指导原则。在长期实践中，我们已逐步了解到推拿治疗对人体的治疗效果。随着现代科学研究的深化，对推拿作用机制的了解也更加深入。以下将分别从中医学与现代研究视角，来论述推拿方法对治疗病证的作用机制。

一、中医学对推拿作用的认识

（一）舒筋通络

人体的关节、肌筋在受到外来的暴力撞击、强力扭转、牵拉压迫，或不慎跌仆闪挫，或劳累过度等因素引起的损伤后，都会引起疼痛。中医学认为损伤后，气血游离于筋脉之外，筋脉受阻，气血流行不通，“不通则痛”。治疗的关键在于疏通，“通则不痛”。推拿能够直接松弛肌肉，消除肌肉紧绷，主要是通过以下3个途径：一是在手法的推动下，身体局部组织的气血流动增加，体温升高，从而促进了新陈代谢；二是由于适当刺激，增加了局部组织的疼痛阈值，从而间接消除了肌肉紧张；三是使紧张肌肉充分地拉长，肌肉得到放松，疼痛得到缓解。

经脉是人体全身气血运行的主要道路，通过经脉可以把人体全部的组织连接为一个有机整体。经气也直接体现着内脏功效的好坏。推拿手法作用于人体体表的经脉或必选穴位上，就能够激活和调节经气，进而直接影响内脏组织的生理功能，调整机体的健康状态。如搓摩胁肋，能疏肝理气而使胁部疼痛减轻。

（二）行气活血

气血是人类生命活动的主要物质，人体各组织脏器唯有在气血的温养与濡润下，方可进行正常的生理活动。如果经脉功能紊乱，经脉气血运行受阻，将会严重影响人体健康的生理活动，从而出现病态改变导致病症的出现。《素问·调经论》中指出：“气血不和，百病乃变化而生。”每当外邪侵袭，经脉不通，不通则痛，人体会出现酸痛、麻木、水肿等各种症状。推拿能够发挥行气活血的功效，一方面是能够在手法的推动下刺激经气，从而调节人体局部的气血运动；另一方面能够通过手法推动经脉从而调整人体的脏腑功能，推动全身的气血运行。

（三）理筋整复

身体筋骨关节的强壮、人体关节运动功能的正常有赖于气血调和、阴阳均衡，唯有如此方可保证正常的生活起居。《灵枢·本藏》记载："是故血和则经脉流利，营复阴阳，筋骨劲强，关节清利也。"筋骨关节受伤累及气血，致使血脉受伤，气滞血瘀，水肿酸痛，进而影响筋骨关节的活动。《医宗金鉴·正骨心法要义》提出："因跌仆闪失，以致骨缝开错，气血郁滞，为肿为痛，宜用按摩法。"推拿理筋整复、滑利骨节的作用主要体现在通过手法纠正"筋出槽，骨错缝"，从而修复骨关节的正常功能。具体如下：在受伤局部区域进行手法，促使气血运行，祛瘀消炎，理气止痛；进行整形复原手法，直接作用，矫正筋骨解剖部位的异常；此外，作为关节适当的被动锻炼手段，可以松解粘连。

（四）调和阴阳

病证的产生机制是非常复杂的，但在总体上可以概括为阴阳失衡。受七情等心理因素影响后，人身体阴阳偏盛、偏衰，失去相对均衡，内脏经络的功能活动也会紊乱，进而导致了病证的出现。"阴胜则阳病，阳胜则阴病"。推拿疗法的调和阴阳功能，可使机体由阴阳失调状态向均衡状态过渡，是传统推拿疗法最终要实现的根本目的，如用轻柔的一指禅推、按揉、摩法刺激身体某些部位，可补益相应脏腑的亏虚。

二、现代对推拿作用的认识

推拿主要是借助手法作用于人体表的经脉、穴位以及某些特殊部位，以调整机体的生理、病理状况，来起到预防和治疗病证的目的。

（一）推拿对运动系统的作用

肌腱、骨骼、软组织损伤为推拿临床治疗的最常见类型，其主要临床病理学改变是局部的创伤性炎症。局部的软组织在受到急性损伤后会发生充血、水肿，发展到后期，组织会发生钙化、粘连。推拿疗法能促进局部组织的血液循环，从而促进新陈代谢，修复肌肉和软组织。脊柱是由不同脊椎骨节段上下连接而成的，是人体最重要的组成构造，参与了人体的整体活动。脊柱最重要的功能就是平衡功能，维持着人体的平衡稳定性。当脊柱局部软组织，肌肉、韧带、关节等受到损伤后人体的平衡就会遭到破坏，推拿手法可以调整肌力，改善血液循环，复位关节，平衡脊柱的稳定结构。

（二）推拿对神经系统的作用

推拿疗法对神经系统各组成部分都有相应的调节作用，手法刺激可利用反射功能与传导通路，来调整中枢神经体系的兴奋与抑制工作过程，可对神经系统进行双向调节。周围神经也是推拿手法中最常见的作用对象之一，通过推拿手法能激活并调整周围神经的神经根、神经干以及分支，进而对周围神经与神经根所支配的肌腱、血管等产生调节作用，同时可以改善营养状况，促进神经细胞修复。临床最常见的沿神经主干的按摩、点拨手法，能增加机体疼痛阈值，从而产生显著的止痛效应。另外，此手法还可以改善同节段神经系统所支配之脏腑和体表组织的功能活动，有促使脏腑功能增强的效果。

（三）推拿对循环系统的作用

推拿疗法可以调节血液循环系统，促进心肌的供氧功能，改善冠状动脉供血，从而提高心肌功能，对心率、脉搏、体温、血压等都有一定的调节作用。推拿手法可以松弛全身肌肉，减轻精神紧张，减轻心脏负担，调整血压。推拿作用于局部血管时，可以增加血流量，改善局部组织的营养供给，从而改善血管的弹性。推拿手法施术于机体，可以增加血液的流动性，降低血液黏稠度，改善血液循环、微循环、脑循环等多个方面。

（四）推拿对呼吸系统的作用

推拿可以提高人体的肺活量，对呼吸系统功能有着良好的调节和明显的增强效果。推拿可以改善肺部疾病，如感冒患者经推拿后可以减轻头痛、鼻塞等症状，再如呼吸功能异常的患者，对其胸部进行拍法和振法后可以改善肺的通气功能，提高疗效。

（五）推拿对消化系统的作用

推拿对消化系统主要有着两个方面的作用。一方面，手法的直接作用力可促使胃肠道发生形态改变，另一方面通过手法的良性刺激可以促进对食物的消化吸收。推拿刺激穴位的时候可以对胃壁造成刺激，改善局部功能。推拿施术于不同的穴位，对胃蠕动的调节作用也是不一样的，存在着双向调节性。另外，推拿可以刺激内脏神经，改善胃肠道的血液供给，同时还能改善淋巴循环系统，从而提高消化系统的功能。

（六）推拿对免疫系统的作用

推拿可以调节免疫功能，促使人体细胞新陈代谢加快，从而使白细胞总量增加，并可增加白细胞的吞噬能力。推拿作用于体表，可通过神经反射形成双向调节效应，同时人体的大脑皮层又可利用其接收到的良性讯息对免疫学程序加以调控，产生良性影响。如用平推法施术于健康者背部足太阳膀胱经时，可不同程度提高白细胞的吞噬能力。同时推拿也作用于中枢神经系统，可以通过兴奋自主神经系统来调节免疫功能。推拿也有助于增加人体血浆中的免疫分子，并增加血清免疫球蛋白及复合体的浓度，使其指导各种免疫细胞间的协作，发挥体液免疫功能的效果。

（七）推拿对内分泌系统的作用

通过不同的推拿方式，影响神经遍布于人体皮层、肌腱、关节部位、骨和内脏等身体各处的感受器，进而影响中枢神经系统，利用下丘脑–垂体–靶腺轴实现对人体激素水平的调节。推拿通过对胰岛细胞、甲状腺、性腺等的调节，来调节人体的内分泌系统。

第四节　推拿治则与治法

推拿治则是在中医辨证理论体系的指导原则下，在推拿诊治病证时所建立的具有普遍指导意义的治疗原则。推拿治法，就是按照治疗原则所制定的针对疾病的治疗方法。

一、推拿的治疗原则

推拿的治疗原则一般来说主要包括治病求本、扶正祛邪、调整阴阳和三因制宜。

（一）治病求本

治病求本，是中医学推拿学基本准则之一。在诊断病证时，必须依据病证的实质特征与主要矛盾，找到病证最基本的病因病机而做出相应的诊断。临床上，病变的表现复杂而多变，但并不是都表现了病变的实质，有的时候只是假象。我们在进行诊断时必须结合患者的病史、体征、舌苔脉象、症状，综合检测结果，找出正确的病因，然后选择相应的手法治疗。

“标”与“本”是一个相对的概念，“本”是相对“标”而言的。标本具有多重意义，可以用来表示在发病过程中不同问题的主次关联。例如从正邪双方来看，正气是本，而邪气则是标；从原因和症状来看，原因是本，症状是标。在临床治疗上，运用各种标本关系分析复杂疾病证候的原因主次、先后和轻重缓急，有利于在复杂疾患中寻找并解决其主要冲突，起到提纲挈领的作用，从而实行“急则治标，缓则治本”的基本法则。推拿学具有明显的特异性，在“治病求本”的基本原则指引下，就必须标本同治、缓急兼顾。不但要解决病证的主体性矛盾，还要兼顾病证次级矛盾的解决。不但要积极处理病情的急性发作，还要兼顾慢性症状的治疗。同样，在推拿治疗临床中，不但需要制定推拿本身具体的诊疗措施，还需要适当和其他诊疗方式合理结合。

（二）扶正祛邪

疾病发生发展的过程是正气与邪气相互斗争的过程。疾病的发生、发展及其表现形式，都是由邪正斗争的消长盛衰所决定的，因此治疗疾病，就是要扶助正气、祛除邪气，所以扶正祛邪是指导临床治疗的重要法则之一。

扶正是指扶持助长正气，就是使用有益于扶助正气的药物或其他疗法，同时配合调摄精神、功能锻炼等辅助方法来助长机体正气、增强体质。祛邪是指祛除病邪，就是利用药物或其他疗法，以祛除病邪，达到邪去正复、恢复健康的目的。扶正是补法，用于虚证；祛邪是泻法，用于实证。扶正与祛邪是治疗疾病的两种不同的治则，两者相互为用，相辅相成。扶正可以使机体的正气增强，有助于机体抵抗预防病邪；而祛邪则祛除了病邪的侵犯、干扰和对正气的损伤，使得正气得以保存和恢复。对于扶正祛邪治疗原则的应用，要明确正邪双方盛衰情况，然后决定扶正和祛邪的主次。在应用时，应坚持“扶正而不留邪，祛邪而不伤正”的原则。

（三）调整阴阳

所谓调整阴阳，是针对机体阴阳偏盛偏衰的变化，采取损其有余、补其不足的治疗原则，使阴阳恢复相对的平衡状态。阴阳偏盛，即阴或阳的过盛有余。阳盛则阴病，阴盛则阳病，治疗时应采用“损其有余”的方法。阴阳偏衰又常表现为阴虚、阳虚、阴阳俱虚、阴虚阳亢及阳虚阴盛，推拿时应视具体情况而采用补阴、助阳、阴阳双补、滋阴制阳和温阳制阴的方法达到调整阴阳的目的。由于阴阳是相互依存的，故在治疗阴阳偏衰的病证时，还应注意“阴中求阳，阳中求阴”，也就是在补阴时应佐以温阳，温阳时配以滋阴，从而使“阳得阴助而生化无穷，阴得阳升而泉源不竭”。

阴阳是辨证的总纲，疾病的各种病机变化也均可用阴阳失调加以概括。表里出入、上下升降、寒热进退、邪正虚实，以及营卫不调、气血不和等，无不属于阴阳失调的具体表现。因此，从广义上讲，解表攻里、升清降浊、清热温寒、补虚泻实，以及调和营卫、调理气血等治疗方法，也都属于调整阴阳的范畴。

（四）三因制宜

三因制宜指的是因时、因地和因人制宜。因时、因地、因人制宜，是指治疗疾病时要根据季节、地区以及人体的体质、年龄等不同而制定相应的治疗方法。人是自然界的产物，人体的生理、病理与自然界天地阴阳之气的运动变化息息相关。人的体质等个体差异对疾病的发生、发展和变化也有明显的影响。因此，要做到治病求本，不仅要探求疾病的本质，还要审察天地的阴阳、环境的变化、个体的差异，而且在确定治法时必须考虑以上因素，根据具体情况具体分析，区别对待，采取适宜的治疗方法。

1. 因时制宜 根据不同季节气候的特点制定适宜的治法、方药，就是因时制宜。四时气候的变化，对人体的生理功能、病理变化均产生一定的影响。一年四季，有寒热温凉的变迁，故治病时，应考虑当时的气候条件。

2. 因地制宜 根据不同的地理环境特点制定适宜的治法、方药，就是因地制宜。不同的地理环境，能导致不同的群体生活习性，而生活习性的不同又能影响机体各系统的功能。如北方多冷，人们通常喜欢辛辣之品，同时人体为了适应寒冷的环境不得不积极主动地运动，两者可导致北方人体格壮硕，推拿治疗时手法宜深重才能起到治疗效果；而南方温暖，气候平和，饮食稍甜，人体代谢不如北方人旺盛，故体形瘦小，推拿治疗时宜用温和手法处理，否则不但延误病情，也极有可能导致损伤。地域不同或居住环境的不同，对疾病的影响也不同，治疗时也要区别对待。

3. 因人制宜 根据患者年龄、性别、体质、生活习惯等不同特点制定适宜的治法、方药，即为因人制宜。就是在治疗时不能孤立地看待疾病，而要看到患者的整体情况。因人制宜在推拿临床上尤为重要，因为推拿是用外力作用在体表的，这种作用是直接的，所以应考虑到人体的差异，这些人体差异因素主要体现在年龄、性别、职业、体质、既往史、家族史等方面。一般情况下，如患者体质强，推拿时用力可稍重；患者体质弱，小儿患者，手法用力宜轻。

总之，因时、因地、因人制宜的治疗原则，是中医治疗的一大特色，充分体现了中医整体观念和辨证论治在实际应用上的原则性和灵活性，说明治病必须全面地看待问题。

二、推拿基本治法

推拿治疗方法分为温、通、补、泻、汗、和、散、清8种基本治法。

（一）温法

即温热之法，有温经散寒、补益阳气的作用，是适用于虚寒证的一种疗法。《素问·至真要大论》曰“寒者温之”。临床中，使用摆动、摩擦、挤压、一指禅推等手法，用较缓慢而柔和的节律性动作进行操作，使患者自我感觉治疗部位或穴位有较深沉的温热等刺激感，可助患者补益阳气。为了达到温热的效果，一般在进行手法操作的时候会持续较长时间。

（二）通法

即疏通之法，具有通瘀滞、行气血的功效，适用于经络气血不通之证。经脉遍及全身，是人体内气、血、津液运动的主要途径，是联系全身上下内外的主要网络，也是外邪侵袭、进入内脏的主要渠道所在。经络发生病变的主要机制是经络阻滞、气血不畅。《素问·血气形志》曰：“形数惊恐，经络不通，病生于不仁，治之以按摩醪药。”说明按摩可医治经脉不通所引发的病证。经脉不通，推拿可以通经脉、行气血。

（三）补法

即补虚之法，具有补充气血津液之不足、调整人体内脏功能的功效，多用来医治身体各种虚证。经云“虚则补之”。在临床中补益通调五脏功能，主要以督脉、膀胱经背俞穴、腹部等特定穴位为主，多采用一指禅推、揉等手法，操作时柔和、长时间、弱刺激性。气血双补，以健脾益气生血为先，提高脾胃功用，促使气血化生，如多摩揉中府、关元等。

（四）泻法

即泻实之法，多用于下焦的实证，由于实热结滞，导致下腹肿胀、二便不畅者，都可以用本法处理。经云“实则泻之”。但推拿手法之泻，不同于通常用药峻猛，故对于身体衰弱、津液不足者，也可以使用。临床上通常使用摆动、摩擦、挤压类手法，力度要稍重，手法频率则由缓慢再逐步加快。

（五）汗法

就是发汗、发散的意思，使病邪由表而解。推拿手法有较强的发汗解表功能，借助手法直接作用于体表的皮肤上，使肌肤腠理开泄以驱邪于外。外感风寒用拿法，应先轻后重，令汗液逐渐透出，以达到祛风散寒解表的目的。而风热外感者，则用轻拿法，宜温和轻快，使之腠理疏松。

（六）和法

具备调节气血、调理内脏功能的效果，多用来医治气血失调、内脏功能障碍的疾病。推拿使用此法时宜平和而轻柔，频率稍慢，常使用振动型或摩擦类的手法进行。和法能有效调节脉气、和经血，借助手法的调节功能，达到气血调和、表里疏通、阴阳均衡的目的，恢复身体正常的生理状况。

（七）散法

即消散、疏散之法，有疏散血气、解除结聚的功效，多用于治疗气滞、血瘀、积聚之证。推拿疗法的散法也有其独特性，其主要功能是“摩而散之，消而化之”，无论是有形或无形的积滞，散法均能消散。

（八）清法

主要指清热泻火，是在身体所取的穴位、部位上运用刚中有柔的手法，多用来治疗热病。《素问·至真要大论》谓“温者清之”。

第五节　推拿常用检查方法

一、颈椎、腰椎关节活动检查

1. 颈椎　颈部的活动有屈伸、旋转、侧弯等。前屈位时，颈椎可以屈35°~45°；左旋、右旋位时，颈部可以达到30°~40°。侧弯位时，颈椎能正常向每侧的肩部倾斜45°。

2. 腰椎　腰部的活动有屈伸、旋转、侧弯等。前屈位时，屈伸运动正常时腰部的前屈可达80°~90°；后伸位时，腰椎可弯达30°；左旋转位、右旋转位时，腰椎正常可以达到30°；侧弯运动正常时，腰部的左右侧弯可分别达到20°~30°。

二、常用特殊检查方法

（一）脊柱部

1. 椎间孔挤压试验　患者取坐位。医者位于其后方，双手手指互相嵌夹相扣，以手掌面朝下置于患者头顶，两前臂掌侧夹于患者头两侧保护，向各个不同的方向挤压。当挤压时，颈部或上肢出现疼痛加重，本试验阳性，提示颈椎有病变。

2. 叩顶试验 患者取坐位。医者站立于其后方，以一手掌面置于患者头顶，一手握拳轻叩于手掌背。叩击时患者颈部或上肢部出现疼痛或麻木，本试验阳性，提示颈椎有病变。

3. 屈颈试验 患者取坐位或仰卧位，两下肢伸直。医者位于一侧，患者做主动或被动的屈颈1~2分钟。腰部疼痛，下肢放射性痛，本试验阳性，提示腰神经根受压。

4. 臂丛神经牵拉试验 患者取坐位，头微屈。医者立于患者被检查侧头部，一手推头部向对侧，同时另一手握该侧腕部做相对牵引，其臂丛神经受牵拉。患肢出现放射痛、麻木，本试验阳性，提示颈椎综合征。

5. 直腿抬高试验 患者取仰卧位，两侧下肢伸直靠拢。医者位于其一侧，嘱患者先将一侧下肢伸直抬高到最大限度，然后放回到检查床面，再将另一侧下肢伸直抬高到最大限度，两侧对比，正常时，腿和检查床面之间的角度应大于60°，且两侧对等。两侧抬高不等且小于60°，一侧腿抬高过程中出现下肢放射性疼痛，本试验阳性，提示腰神经根受压，腰椎间盘突出症、梨状肌综合征、椎管内肿瘤、髂胫束挛缩等病变。

6. 挺腹试验 患者取仰卧位。医者站立于一侧，并嘱患者以足及肩着力，挺起腹部，使腰部、骨盆部离开床面，同时咳嗽一声。腰部疼痛，下肢放射性痛，本试验阳性，提示腰部神经根受压。

7. 仰卧屈膝屈髋试验 患者仰卧位，两腿靠拢。医者站立于一侧，并嘱患者尽量屈髋、屈膝。医者双手按压患者双膝，使大腿尽量靠近腹壁。腰骶部出现疼痛，本试验阳性，提示腰骶有病变。

8. 骨盆挤压试验 患者仰卧位。医者站立于一侧，两手分别置于髂骨翼两侧同时向中线挤压骨盆。骨盆或骶髂关节部位发生疼痛，本试验阳性，提示有骨盆骨折或骶髂关节病变。

9. 骨盆分离试验 患者取仰卧位。医者两手分别置于两侧髂前上棘前面，两手同时向外下方推压。骨盆或骶髂关节部位发生疼痛，本试验阳性，提示有骨盆骨折或骶髂关节病变。

10. 床边试验 患者仰卧，医者将患者移至床边，使其患侧的下肢放置于床外下垂，健侧下肢屈曲，一手固定骨盆，同时以另一手按压下垂之大腿，使髋后伸。骶髂关节发生疼痛，本试验阳性，提示骶髂关节有病变。

11. “4”字试验 患者仰卧，被检查一侧下肢膝关节屈曲，髋关节屈曲、外展、外旋，将足架在另一侧的膝关节上，双下肢呈“4”字形。医者一手放在屈曲的膝关节内侧，另一手放在另一侧髂前上棘前面，然后两手同时向下压。骶髂关节或髋关节处出现疼痛，本试验阳性，提示骶髂关节或髋关节有病变。

12. 跟臀试验 患者取俯卧位，两下肢伸直。医者站立于一侧，一手握患者踝部，使其屈膝并使患者足跟部触及臀部。腰骶部出现疼痛，甚至骨盆、腰部随着抬起，本试验阳性，提示腰骶关节有病变。

（二）上肢部

1. 搭肩试验 患者取坐位或站立位。医者立于患者前方，嘱患者将患侧上肢屈肘，并将手搭于对健侧肩上。阳性体征手能搭到对侧肩部，肘部不能贴近胸壁；或肘部能贴近胸壁，手不能搭到对侧肩部。本试验阳性，提示肩关节脱位。

2. 肱二头肌抗阻力试验 患者取坐位。医者位于其前方，嘱患者屈肘90°，医者一手扶住患者肘部，一手扶住腕部，给予阻力同时嘱患者用力屈肘。肱骨结节间沟处产生疼痛，本试验阳性，多提示为肱二头肌长头肌腱炎。

3. 肩关节外展活动试验 患者取坐位或站立位。医者位于一侧，观察患者肩关节的外展活动，对肩部疾病作大致鉴别。其体征和临床意义如下。

（1）肩关节功能丧失，并伴有剧痛时，多提示有肩关节的脱位或骨折。

（2）肩关节从外展至上举过程中皆有疼痛，多提示有肩关节周围炎。

（3）肩关节外展开始时不痛，越接近水平位时，肩部越痛，多提示有肩关节粘连。

（4）肩关节外展30°~60°时，可以看到患侧三角肌明显收缩，但不能外展上举上肢，越用力越耸肩，若被动外展患肢越过60°，则患者又能主动上举上肢，多提示有冈上肌肌腱的断裂或撕裂。

（5）肩关节外展过程中疼痛，上举时反而不痛，多提示有三角肌下滑囊炎。

（6）肩关节外展开始时不痛，在60°~120°范围内出现疼痛，越过此范围后，疼痛消失，多提示有冈上肌肌腱炎。

（7）肩关节外展时，动作小心翼翼，并有锁骨部位突然疼痛者，多提示有锁骨骨折。

4. 网球肘试验 患者取坐位或站立位。医者位于其前面，嘱患者前臂稍弯曲，手半握拳，腕关节尽量屈曲，然后将前臂完全旋前，再将肘伸直。在肘伸直时，肱桡关节的外侧发生疼痛，本试验阳性，提示肱骨外上髁炎。

5. 握拳试验 患者取坐位，屈肘90°，前臂中立位握拳，并将拇指握在掌心中。医者位于其前方，一手握住患者前臂远端，另一手握住患者手部使腕关节向尺侧屈腕，桡骨茎突部出现剧烈疼痛，本试验阳性，提示桡骨茎突狭窄性腱鞘炎。

6. 屈腕试验 患者取坐位。医者位于其前方，嘱患者将腕关节极度屈曲。出现手指部的麻木、疼痛，本试验阳性，提示腕管综合征。

（三）下肢部

1. 掌根试验 患者取仰卧位，下肢伸直，将足跟放在检查者的掌面上。正常时足跟能够立于掌面上，如果足尖向外倒呈外旋位为阳性，提示有股骨颈骨折、髋关节脱位或截瘫。

2. 髋关节后伸试验 患者取俯卧位，两下肢伸直。医者一手压住其髂后部固定骨盆，另一手提起患侧小腿，使患侧髋关节过伸，如有腰大肌痉挛则不能后伸。若用力后伸，骨盆也随之抬起，臀部疼痛，即为阳性，提示髋关节或骶髂关节有病变。在髋关节结核早期，本征有时比髋关节屈曲试验出现得早。本试验如不固定骨盆，后伸时出现腰痛，可能为腰骶关节有病变。

3. 屈髋屈膝分腿试验 患者取仰卧位，两下肢屈曲外旋，两足底对紧，自动将两下肢外展外旋，一般大腿可完全分开。如大腿不能完全分开，若被动分开即发生疼痛，为试验阳性，提示髋关节病变、股内收肌综合征等。

4. 髋关节屈曲试验 患者取仰卧位，医者将健侧髋、膝关节极度屈曲，置骨盆于前倾体位，若患髋表现出屈曲畸形，为髋关节屈曲试验阳性，大腿与床面的夹角即为畸形角度，提示髋关节结核或骨性强直。

5. 梨状肌紧张试验 患者取仰卧位，医者将患肢伸直并做内收内旋动作，如坐骨神经有放射性疼痛，再迅速将患肢外展外旋，疼痛随即缓解为阳性。或让患者取俯卧位，屈曲患侧膝关节，医者一手固定骨盆，另一手握持患肢小腿的远端，推动小腿做髋关节内旋运动，若发生上述反应为阳性，提示为梨状肌综合征。

6. 膝关节交锁征 患者取坐位或仰卧位，让患者做膝关节屈伸活动数次，若出现关节疼痛且不能屈伸，即为阳性，提示因半月板撕裂、移位而发生膝关节交锁。

7. 足跟叩击试验 患者取仰卧位，两下肢伸直。医者一手托起患肢，使髋、膝关节伸直，用拳叩击其足跟，如髋关节发生疼痛，即为试验阳性，提示髋关节有病变；如小腿或大腿某处发生疼痛，则提示该处有骨折或骨病。

8. 抽屉试验 患者取仰卧位，屈膝至90°，肌肉放松。医者双手握患者膝部下方（胫骨上端）做前后推拉活动。正常时基本无活动，若有异常活动为试验阳性。如小腿向前滑动，提示前交叉韧带损伤或断裂；向后滑动，提示后交叉韧带损伤或断裂。

9. 浮髌试验 患者取仰卧位，膝关节伸直放松。医者一手拇、食指将患者髌上囊内液体挤入关节腔，另一手食指按压患者髌骨，一压一放，反复数次。若医者食指感到按压髌骨时有冲击感或浮动感，即为试验阳性，提示膝关节腔内有积液。

10. 膝关节旋转试验 患者取仰卧位，医者一手扶患者膝，另一手握患者踝，使患者被动屈伸膝关节，同时做内收内旋或外展外旋运动，引起响声或疼痛者为阳性。将小腿内收外旋，再伸直小腿有疼痛者，提示内侧半月板损伤；将小腿外展内旋，再伸直小腿有疼痛者，提示外侧半月板损伤。

11. 研磨提拉试验

（1）挤压或研磨试验 患者取俯卧位，膝关节屈曲90°。医者一手固定患者腘窝部，另一手握住患者足部，向下压足，使膝关节面靠紧，然后做小腿旋转动作。膝关节有疼痛，即为试验阳性，提示半月板破裂或关节软骨损伤。

（2）提拉试验 患者取俯卧位，膝关节屈曲90°。医者一手按住患者大腿下端，另一手握住患肢足踝部，提起小腿，使膝离开检查床面，做外展、外旋或内收、内旋活动。出现膝外侧或内侧疼痛，即为试验阳性，提示有内侧或外侧副韧带损伤。

12. 足内、外翻试验 患者取坐位或仰卧位。医者一手固定患者小腿，另一手握患者足，将患者踝关节极度内翻或外翻。出现同侧或对侧疼痛，即为试验阳性，提示内踝或外踝的软组织损伤或骨折。

第六节 推拿须知

一、推拿的注意事项

（一）医患双方

推拿医师首先要学好中医学理论、经络穴位和西医解剖学、生理学、病理学等基础知识，同时自己的手法要娴熟，在治疗前应审证求因、辨证辨病，以便全面了解患者的疾病情况，并排除推拿的医疗禁忌证；治疗期间推拿医师避免佩戴饰品，以防对患者造成伤害；每次推拿前后要按七步洗手法洁净双手；治疗前向患者说明治疗目的和方案，时刻观察患者情况；操作前要做到选择合适体位，操作时灵活运用手法，刺激量要根据患者的具体情况进行调整；治疗时间也需要根据患者的病情进行具体调整。

患者在治疗前如有特殊情况需要进行说明，以免影响医师操作；推拿之前排空大、小便，避免尴尬；当推拿医师提出配合的要求时，需积极配合；过饥、过饱、过于劳累及精神紧张、情绪激动时，需暂缓推拿，以免推拿过程中发生晕厥等情况；治疗过程中穿适宜推拿的衣物，同时妥善保管好自己的个人财物。

（二）治疗环境

诊室内应整齐，整洁，光线明亮；及时更换推拿相关物品，比如床单、治疗巾等，避免感染；保持适宜的温度，及时通风，设备及时更新维护；诊室内必须设有保护隐私设备，方便患者和医师；对诊室及时进行消毒杀菌，严格遵从要求。

（三）施术部位

推拿时要密切注意避免对一些部位进行操作，防止不良反应的发生。首先推拿时要尽量避开血管，比如在颈部进行推拿时要避开颈动脉，否则可能会导致头晕或出现短暂的意识丧失，一旦晕厥应当立即停止手法的操作，使空气流通，头低脚高位，同时对患者进行检查治疗。其次，对于脊柱有器质性、结构性改变的患者，比如骨折、有骨质破坏的患者，在推拿时也应避免对这些部位进行大力的类似扳法一类的整复手法，以免出现神经损伤等；对于皮肤有破损的部位，尽量避开对这些部位的操作，以免造成二次损伤，某些部位局部有明显的肿胀瘀青，在推拿时也应该尽量避免，手法应轻柔，防止局部炎症的加重。此外，相对较剧烈的急性外伤早期，因肿痛程度较剧烈，通常也无法在局部区域应用推拿手法处理，以免加剧局部区域范围的内出血。

（四）意外处理

推拿操作的过程中，由于种种原因可能会发生一些意外。因此推拿医师在平时的诊疗过程中应该谨慎防范，时刻保持警惕心理，面对突发情况可以做出恰当的处理及预防。同时做好对患者望闻问切四诊的综合判断，诊治过程必须全面详细，做出合理的判断以防意外的发生。如果意外不可避免，那么就要学会及时的应对和处理。

首先，在推拿的过程中，可能由于刺激量过重，致使患者局部发生肿胀瘀青，这时要向患者说明情况，舒缓患者的焦虑心理，同时叮嘱患者过急性期后可进行热敷按揉等方法促进局部皮下瘀血的吸收；如果在操作过程中不慎对患者造成皮损，应当及时对患处进行消毒、以无菌敷料遮盖等处理，嘱咐患者避免破损处沾水，防止感染的发生；部分患者可能由于过饥、过饱、情绪等因素在推拿过程中出现眩晕、心悸、出汗甚至晕厥等症状，此时应立即停止手法操作，使空气流通，给患者饮用温开水，进食一些含糖量高的食物，如巧克力等，同时可以按揉一些穴位如合谷、内关等缓解症状，若是严重晕厥甚至休克者，要立即进行心肺复苏等急救操作；若在推拿治疗过程中出现手法不当导致脱位、骨折等情况发生，应立即停止手法操作，及时带患者进行检查，并做出相应的抢救措施。

二、推拿的适应证和禁忌证

（一）适应证

推拿疗法的使用范围非常广泛，适用于很多病证，涉及骨伤、内、妇、五官等科。

1. 骨伤科疾病 如颈椎病、落枕、腰椎间盘突出症、急性腰扭伤、慢性腰肌劳损、腰椎退行性脊柱炎、第三腰椎横突综合征、骶髂关节综合征、肩关节周围炎、肩峰下滑囊炎、冈上肌肌腱炎、肱二头肌长头肌腱腱鞘炎、肱骨外上髁炎、腕关节扭伤、梨状肌综合征、髋关节滑囊炎、膝关节骨性关节炎、膝关节侧副韧带损伤、膝关节半月板损伤、脂肪垫劳损、踝关节扭伤、跟痛症等。

2. 内、妇、五官科疾病 内科如感冒、呕吐、呃逆、胃痛、腹痛、泄泻、哮喘、便秘、胁痛、心悸、胸痹、不寐等；妇科如月经不调、痛经、闭经、带下病、产后缺乳、产后耻骨联合分离症、妇女围绝经期综合征、慢性盆腔炎等；五官科如近视、慢性鼻炎、慢性咽炎、急性扁桃体炎、耳鸣、耳聋等。

（二）禁忌证

推拿手法的临床使用有一定的局限，并不是所有的病证都适合推拿，目前，多数研究者指出以下情况不适用，或者慎用推拿治疗。

（1）各种开放性损伤，如开放性骨折等。

（2）各种类型的急性传染病，如甲型 H_1N_1 流感、流行性出血热、鼠疫等。

（3）各种重症型心脑血管病、病危患者，不适宜推拿。

（4）由结核菌、化脓性细菌引起的疾病。

（5）危重的脏器疾病及恶性肿瘤，如急性淋巴性白血病。

（6）有明显出血或有出血倾向的疾病，如再生障碍性贫血。

（7）禁止对孕妇的腹部、腰部及具有活血化瘀作用的穴位进行刺激。

（8）脊髓型颈椎病。

（9）严重的高血压病。

（10）高热者或体质极其虚弱者。

（11）诊断不明确的急性脊柱损伤或伴有脊髓损伤症状者。

（12）烧伤、烫伤者。

（13）严重老年性骨质疏松症者。

三、推拿介质

在对施术部位进行推拿时，需要涂抹一定的物质，起到保护皮肤、发挥药效的作用，这种涂抹的物质称为推拿介质。常用的推拿介质如下：

1. 滑石粉 主要起润滑作用，多用于夏季，主要是起到一个润滑作用，防止操作时出汗损伤皮肤，同时减少操作时对手法的摩擦阻力。适用于各种病证，是临床上最常用的一种介质，在小儿推拿中运用最多。

2. 爽身粉 主要起到润滑皮肤、吸水的作用，质量较好的爽身粉可代替滑石粉应用。

3. 麻油 多用在擦法时，加强透热效果。

4. 红花油 主要成分为红花、薄荷脑，对于急性或慢性软组织损伤可以起到消肿止痛的作用。

5. 药汁 将药物捣碎取汁。如姜汁，将新鲜生姜切片捣烂取汁，有温经通络、散寒解表、健脾暖胃的功效。如葱姜汁，将葱白和生姜捣碎取汁使用，有温经散寒解表的作用，冬春季及小儿虚寒证多用。

6. 鸡蛋清 新鲜鸡蛋只取蛋清使用，有清凉散热、祛积消食的作用，可应用于小儿感冒、食积等病证。

7. 药酒 将中药置于高浓度白酒中浸泡，一段时间后取出用于患处，可以祛寒除湿、活血止痛，适用于软组织损伤。

8. 水 用时取洁净的清水，能增强清凉、退热的功效，一般可用于小儿外感发热证。

9. 冬青膏 主要成分为冬青油、薄荷脑、凡士林和少许麝香，可润滑皮肤，配合擦法、揉法使用可以温经散寒。

10. 其他 如按摩乳、蜂蜜等。

岗位情景模拟 1

江某，男，40岁。腰及右下肢疼痛，活动不利2天。2天前，患者抬重物时突然出现腰痛，偏右侧，并向右下肢放射，难以俯仰，行走困难，经休息未见好转，即来求治。刻下见症同前。CT检查提示L_4~L_5椎间盘向右后脱出。

问题与思考

1. 如果你是该患者的治疗医生，你对患者进行查体，会考虑哪些检查方法？如果检查该患者的腰椎活动度，请简述操作方法及正常活动度范围。

2. 如果你在对该患者进行治疗的过程中，患者由于没吃早餐而出现心悸出汗，你该怎么处理？

答案解析

目标检测

答案解析

一、单项选择题（每一道试题下面有ABCDE五个备选答案，请从中选择一个最佳答案）

1. “一旦临证，机触于外，巧生于内，手随心转，法从手出”见于（　）
   A.《医宗金鉴》　B.《黄帝岐伯按摩十卷》　C.《小儿按摩经》
   D.《黄帝内经》　E.《小儿推拿广意》
2. 形成小儿推拿独特体系的朝代是（　）
   A. 清代　B. 宋代　C. 明代　D. 唐代　E. 元代
3.《小儿按摩经》的出书年代是（　）
   A. 唐代　B. 明代　C. 清代　D. 宋代　E. 元代
4. 首次记载“膏摩”的著作是（　）
   A.《金匮要略》　B.《唐六典》　C.《景岳全书》　D.《内经》　E.《千金要方》
5. 腰椎前屈的正常幅度是（　）
   A. 120°　B. 160°　C. 90°　D. 60°　E. 30°
6. 哪项检查可提示腰部神经根受压（　）
   A. 压顶试验　B. 下肢后伸试验　C. 挺腹试验
   D. 屈膝屈髋分腿试验　E. 床边试验
7. 推拿基本治法中，温法的操作是（　）
   A. 刚柔兼施　B. 手法要重，逐渐加强　C. 轻快柔和
   D. 较缓慢而柔和的节律性操作　E. 自大椎至尾椎重推督脉
8. 直腿抬高试验阳性可见于（　）
   A. 增生性膝关节炎　B. 髂胫束劳损　C. 腰肌劳损
   D. 腰肌扭伤　E. 以上都不是
9. “形数惊恐，经络不通，病生于不仁，治之以按摩醪药”运用了推拿的（　）
   A. 温法　B. 通法　C. 补法　D. 泻法　E. 清法
10. 颈椎正常侧屈的活动幅度是（　）

A．35°　　B．30°　　C．20°　　D．45°　　E．60°

11．正常腰椎侧屈的活动幅度是（　）

A．120°　　B．90°　　C．60°　　D．45°　　E．20°

12．以下哪项不是推拿直接放松肌肉的机制（　）

A．加强局部循环，使局部组织温度升高

B．提高局部组织痛阈

C．拉长紧张肌肉，解除肌肉痉挛

D．缓解组织痉挛

E．使局部肌肉放松

13．推拿基本治法中，泻法的操作要求是（　）

A．轻快柔和　　B．手法逐渐加快加重

C．用较缓慢而柔和的节律性操作　　D．操作时间宜长

E．力度较重，摆动、摩擦、挤压类手法多见

14．下列各项关于手法操作注意事项的描述中，错误的是（　）

A．手法要选择性操作　　B．手法操作时，精力要集中

C．操作要卫生　　D．手法操作时间应该固定

E．操作手法应恰当选择

15．下列哪种疾病是推拿的禁忌证（　）

A．胃脘痛　　B．腰椎间盘突出症　　C．便秘

D．恶性肿瘤　　E．失眠

16．下列哪种疾病不是推拿的适应证（　）

A．骨伤科疾病　　B．小儿肌性斜颈　　C．遗尿

D．肺结核　　E．头痛

17．推拿的作用原理为（　）

A．疏通经络　　B．理筋整复　　C．行气活血　　D．调和阴阳　　E．以上都是

二、简答题

1．简述不同历史时期推拿发展的特点、主要代表著作。

2．推拿治法有哪八法？

（陆　卫　刘婷婷）

书网融合……

知识回顾　　微课　　习题

第二章 推拿功法

学习目标

知识要求：

1. 掌握推拿练功的方法和要领。
2. 熟悉推拿练功的作用。
3. 了解推拿练功与推拿手法的关系。

技能要求：

1. 熟练掌握易筋经、少林内功的练习方法和动作要领。
2. 学会应用推拿功法，为推拿手法的学习作好衔接准备。
3. 通过学习和长期练习，达到强身健体，增强上、下肢力量的目标。

推拿功法是推拿学的重要组成部分，指通过进行一系列专门的科学训练方法，从而提升自身身体素质，亦称为“推拿练功”。推拿治疗疾病是以推拿手法为主要手段，“一分功夫，一分疗效”，手法功力的深浅，对治疗效果有直接的影响，推拿练功则是推拿医生提升自身专业技能水平的必要措施。此外，推拿功法还具备强身健体、防病保健、功能康复的作用，患者可在医生的指导下根据不同疾病的需要练习推拿功法，恢复体能和功能，从而达到有病治病、无病防病的目的。

推拿练功可分为动、静两类。动功，即进行各种动作的锻炼，强调“外动内静”，即外在的形体活动和内在的精神宁静，以达到强筋健骨的效果。静功，即在练功时形体不动，如坐功、卧功、站功，强调人体内在的调养，达到元气充沛的效果。练功时应注重动静结合、内外兼修，即所谓“内练一口气，外练筋骨皮”，方法上强调动功静功紧密结合，练习中体会“动中有静，静中有动”，由初练时以皮肉、筋骨的锻炼为主，逐步过渡到内在的脏腑、气血、精神的锻炼，最后达到内外兼修的目的。

第一节 推拿练功的作用

PPT

一、强筋健骨，培蓄内劲

易筋经和少林内功等功法首先强调步势、裆势，要求通过下肢各种屈曲、起伏动作，使下肢肌肉、韧带及腹肌、腰肌、背肌等都得到一个全面的锻炼，对身体素质和力量的提高十分明显。如少林内功在锻炼中要求上下肢及躯干肌肉持续静止性发力，即运用“霸力”，站立时脚尖内收，五趾抓地，足跟踏实，下肢挺直，两股用力外旋夹紧，躯干要挺拔，做到挺胸、收腹、含颏。上肢在进行各种锻炼时，要求凝劲于肩、臂、肘、腕、指，全身紧张用力，习练久之，可使食欲增加，睡眠沉实。

推拿功法既能练力又能添劲，通过调息、调身、调心的高度统一，能达到增强内气、强筋壮骨的目的。调息即调整呼吸，调身即调整身形，调心即意识训练。锻炼呼吸之法是功法的内容之一，通过呼吸的调节，使内气在体内循环，达到内气"按摩"的目的，从而使内气生力添劲。练功过程中意念与姿势配合，以意领气，真气流注于体内四肢百骸，使全身气血流畅，以达神清气爽、气力倍增之效。通过练力与练气相结合，内力倍增，以意运气，长期锻炼会产生内劲。

二、平衡阴阳，调和气血

阴阳平衡是维持人体正常生理活动的基础，四肢百骸、五脏六腑赖于气血的濡养，才能充分发挥相应的生理功能，气血畅旺则身体强盛，阴阳失衡则百病丛生。推拿功法的锻炼目的即是追求人体的平衡协调，使人体的阴阳达到动态的平衡。易筋经、少林内功、八段锦等练功法都以形体活动的锻炼为主，属动功，属阳，而在每种功法的预备、收势及动作停顿阶段，均要求精神内守、呼吸自然，以静为主，属阴。以上功法练习过程中，动静结合，动以练形，静以养神，充分发挥了功法平衡阴阳的基本作用。功法练习过程中，动作的快慢、虚实、开合、屈伸、刚柔，力度的大小，呼吸的深浅，意念的有无等，都体现出阴阳的对立，锻炼时还应根据时令、体质选择练习方法。

推拿练功可调和机体气血，每种功法对形体的姿势、呼吸方法、意念都有明确的要求。如八段锦有"神与形合，气寓其中"的特点，每势动作意随形动、神形兼备；易筋经则要求"精神放松，形意合一"，意念随形体动作的运动而变化，在动作变化中引导气的运行，采取自然呼吸法，做到"以意领气，以气贯力"；少林内功练功法则强调"练气不见气，以力带气，气贯四肢"，习练时力贯四肢腰背，气随力行，注于经脉，气血畅行，濡养四肢百骸、五脏六腑。功法锻炼尚可协调脏腑功能，增强各脏腑的新陈代谢活力，协调各脏腑间的失衡，使气血津液充足。如八段锦中"双手托天理三焦""调理脾胃须单举"等功法可改善脾胃功能，使三焦气机通畅，运化水谷功能健旺，促进人体气血津液的生成，通过气的推动，循行周身，为人体提供营养物质。

三、提高素质，增强疗效

推拿练功的意义在于其可促进手法的练习，并提高临床疗效。推拿医生治疗疾病时以手法或器械为治疗手段，采取主动的方式应用多种手法帮助患者进行被动的活动，因此推拿医生必须具备良好的身体素质和上、下肢力量。推拿功法锻炼的效果直接影响推拿手法的优劣，从而导致推拿临床疗效的差异。推拿初学者学好功法，能够为手法学习打下坚实的体能、力量和身体平衡协调等基础。如少林内功中"前推八匹马""倒拉九头牛"等动作的训练，可明显增强练功者的肌肉力量，有助于振法、抖法等手法的学习；通过较长时间练习易筋经"三盘落地""卧虎扑食"等动作可以增强肌肉的耐力，这是保持手法持久性和连贯性的基础；而五禽戏、八段锦等功法的锻炼，则是通过锻炼内气，使气到意到、意到力到，有利于学会如何控制力的大小、方向、角度，有助于手法做到持久、有力、均匀、柔和，达到深透。所以说，功法是手法的基础，"工欲善其事，必先利其器"，只有练好功法，全面提高推拿医师的身心素质，方可更好地发挥推拿手法的作用，从而实现"手随心转，法从手出"的效果。

目前很多研究表明，推拿功法可对机体运动、循环、呼吸、神经、内分泌、免疫等系统产生有益影响。多项研究显示，推拿功法的锻炼能够改善练习者的心脏功能和肺通气功能，有效提升心肺耐力，改善动脉血压、微循环，从而有效防治心脑血管、呼吸系统等疾病。临床试验表明八段锦、六字诀等功法可用于治疗便秘、肠易激综合征、功能性消化不良等胃肠疾病，疗效显著。一方面功法的呼吸调节增加了腹肌和膈肌的活动，起到按摩胃肠、促进胃肠蠕动作用，另一方面通过功法锻炼可抑制交感神经、兴奋迷走神经，促进胃肠蠕动，增强消化功能，纠正胃肠功能的紊乱。因此功法锻炼可以弥补手法治疗很多慢性疾病远期疗效欠佳的不足，通过指导患者进行推拿功法的锻炼，能达到巩固疗效、防治疾病的效果。

四、培育元气，益寿延年

元气充沛则脏腑气血功能健旺，元气不足则难以抵御外邪侵犯而发病，正所谓“正气存内，邪不可干”“邪之所凑，其气必虚”。推拿功法可以不断调动和充盈人体元气，推动和激发脏腑气血功能，扶正而祛邪，达到强壮体质的目的。由于体内的神与气都是无形的，需以有形的精作为物质基础，因此，古代练功家强调练功首先实精，精满则气壮，气壮则神旺，神旺则五脏功能健旺，输布精华以滋养肌肤肢节，达到养生、延年、却病的目的。“神”是生命活动的主宰，人体生命活动变化和脏腑精气盛衰，可通过神表露出来，“得神者昌，失神者亡”。因此，练功养生家很重视通过调心练意的锻炼，充分发挥人体各种潜能，直接激发身体效应。总之，精属有形，气属无形，神由精气所化生，为生命之主宰。功法修炼人体内的精、气、神，主要通过调心练意使心存正念而除杂念，意静则神不外耗，心肾相交、水火共济，则精气得养，精充气足则神更旺，如此生生不已。

第二节　推拿练功的方法和要领

PPT

一、推拿练功的方法

（一）呼吸锻炼法

推拿练功强调对呼吸的调理，称“调息”。呼吸锻炼是在保证呼吸节奏自然平和的前提下，尽力做到深、长、细、匀，常用呼吸法如下。

1. 自然呼吸法　练功时不改变原来的呼吸形式，不进行呼吸的调整，任其自然，力求柔和、均匀。

2. 腹式呼吸法　腹部配合呼吸主动舒缩运动，增加膈肌的上下活动和腹壁的前后活动幅度的呼吸方式，称为腹式呼吸法。包括顺腹式呼吸法、逆腹式呼吸法、停闭式呼吸法。

（1）顺腹式呼吸法　指吸气时腹部逐渐隆起，胸廓起伏活动不明显，呼气时腹部内收回缩的呼吸方法。

（2）逆腹式呼吸法　吸气时腹部内缩、胸廓扩张，呼气时腹部逐渐隆起外凸、胸廓回缩，如此反复锻炼的呼吸方式称为逆腹式呼吸法。

（3）停闭呼吸法　即在呼气与吸气之间，有一停顿闭气时间，而后再进行吸气或者呼气，以增强腹式呼吸深度的呼吸方法。包括“吸气—呼气—停闭”“吸气—停闭—呼气”“吸气—停闭—呼气—停闭”3种呼吸节奏。

3. 其他呼吸法

（1）提肛呼吸法　即在吸气时，用意轻轻提起肛门；呼气时，自然放松。

（2）胎息法　又称脐呼吸法，属存想呼吸法，指呼吸时节奏达到细缓深长，若有若无，用意念想象呼吸从肚脐而出，腹部几乎无起伏波动，好像胎儿在母腹中一样的呼吸方法，称为“胎息法”，此方法是长期呼吸锻炼的结果，是调息达到高深层次的象征。

推拿练功的呼吸方法还有很多，如鼻吸口呼法、读字呼吸法、内视呼吸法、数息法等，应用不甚广泛，不作详细介绍。练功中选用相应的呼吸方法有利于内气的培育，能够促进人体精、气、神的补养，如果患者治疗过程中配合功法锻炼，可辅助治疗各种虚损，对提高身体素质、促进疾病康复具有重要的作用。自然呼吸多适用于初练者、体弱者及有较重心肺疾病的患者。腹式呼吸法能加强腹肌运动，通过膈肌上下运动及腹壁肌肉的收缩与放松，可产生对腹腔内脏器的“按摩”作用，同时能扩大肺活量，促进新陈代谢，从而有利于内气的聚集、贮存与调动，其中逆腹式呼吸适用于身体健康、体质较好的人群，对消化、呼吸系统疾病及高血压病等有较好的疗效；停闭呼吸法可兴奋交感神经，对神经系统、胃肠疾患有较好的效果。提肛呼吸法对低血压、内脏下垂等疾患有一定的治疗效果。

（二）形体锻炼法

1. 基本步法　推拿功法锻炼中常用的基本步法有并步、马步、虚步、弓箭步等。长期锻炼，具有增强下肢肌力、霸力与持久力的功用。具体做法如下。

（1）并步　头如顶物，双目平视，舌抵上腭，下颏微收，两臂自然下垂，胸微挺，直腰拔背，蓄腹敛臀收二阴，两膝放松，两腿伸直并立，两脚并拢，全脚掌着地，排除杂念，自然呼吸。

（2）马步　左足向左平开一步，与肩等宽，两脚成平行或微内扣，脚掌着地，十趾用力抓地；屈膝屈髋下蹲，膝稍内扣不超过脚尖，身体重心落于两足跟之间；两手握拳，护于两腰间。两脚左右平行开立约两倍肩宽，屈膝半蹲成90°水平状，称为大马步，又称为悬裆。

（3）虚步　两脚前后开立，后腿屈髋屈膝下蹲，身体重心落后腿上，全脚掌着地，足尖略向外撇；前脚膝关节微屈，向前伸出，脚尖虚点地面；两手护于腰部。在练习中，练习者可根据自身体质状况，调整身体重心高度，当后腿膝关节屈曲成近90°时，前腿脚背绷紧，仅以脚尖虚点地面时为低虚步；当后腿膝关节、髋关节微屈，前腿以脚掌着地，以撑身体部分重量时为高虚步。

（4）弓箭步　上身正对前方，重心下沉，头如顶物，挺胸拔背，直腰塌臀。两腿前后开立，前腿弯似弓，腿屈膝半蹲，大腿与小腿约成垂直90°，足尖微向内扣，全脚掌着地；后腿直如箭，膝部挺直，全脚着地，足尖向斜前方外展45°~60°，前足尖和后足跟成一直线；两手握拳，护于两腰。

2. 常用裆势　属少林内功站桩功，常用裆势做法如下。

（1）站裆势

①基本动作：并步站立，左脚向左横跨一步，稍宽于肩（两足间距宽于两倍肩宽则为“大裆势”），脚尖内扣成内八字，五趾着地，运用霸力，劲由上而下贯于足。前胸微挺，收腹蓄臀，两手后伸，挺肘伸腕，四指并拢，拇指外翻，两目平视，勿左顾右盼，精神贯注，呼吸随意（图2-2-1）。

②动作要领：定心息气、神情安详，讲求“三直四平”，“三直”即臂、腰、腿要直，“四平”即头、肩、掌、脚要平。两脚运用霸力；肩关节放松，下垂上肢，挺胸收腹；舌抵上腭，呼吸自然，两目平视。

③应用：本裆势为少林内功基本功之一，重点锻炼足肌、股薄肌、长收肌、短收肌、大收肌、背阔肌、大圆肌、三角肌后束、桡侧腕长伸肌、拇长伸肌等肌群。

（2）马裆势

①基本动作：并步站立，左脚向左横跨一步，稍宽于肩（两足间距宽于两倍肩宽则为“悬裆势”，又称“大马裆”），屈膝下蹲，两膝和脚尖微向内扣，脚跟微向外蹬成内八字，两手后伸，挺肘伸腕，四指并拢，拇指外翻，两手平放于两髋处，虎口朝内，挺胸收腹，微微前倾，重心放于两腿之间，头如顶

物，两目平视，呼吸随意（图2-2-2）。

②动作要领：沉腰屈膝，挺胸收腹，两目平视，呼吸自然。

③应用：本裆势为锻炼下肢的基本功，所谓“架力”功夫，主要锻炼半腱肌、半膜肌、股二头肌、缝匠肌、腹部肌群、股薄肌、腓肠肌等肌群，久练可达强腰补肾之效。

（3）弓箭裆势

①基本动作：并步站立，身向左旋，左脚向左前方跨一大步；左腿屈膝半蹲，膝与足成垂直，足尖微向内扣；右腿膝部挺直，足尖略向外撇，脚跟着地，呈前弓后箭之势；上身略向前俯，重心下沉，臀部微收，两手后伸，挺肘伸腕，掌根蓄劲（图2-2-3）。

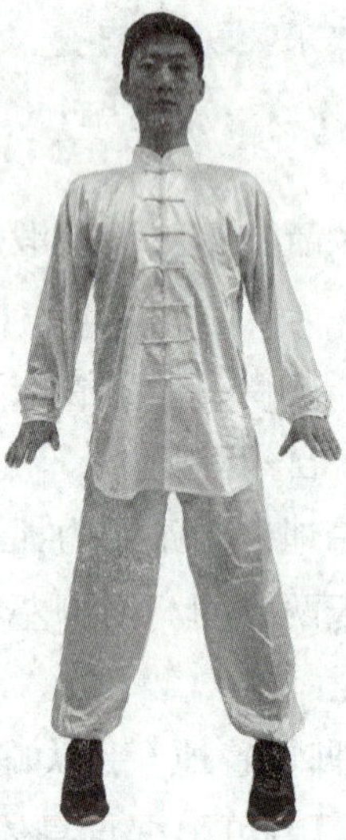

图2-2-1　站裆势

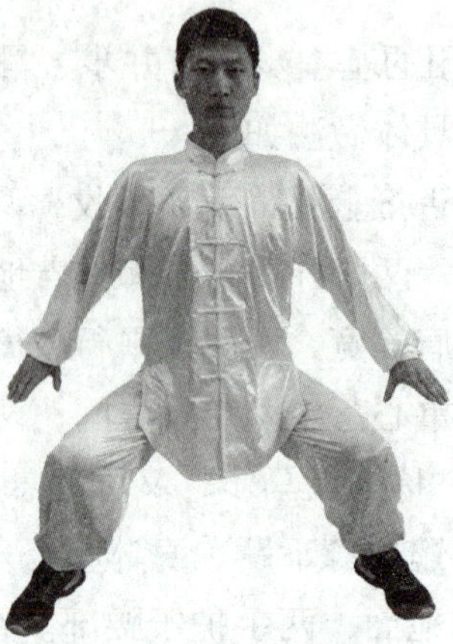

图2-2-2　马裆势

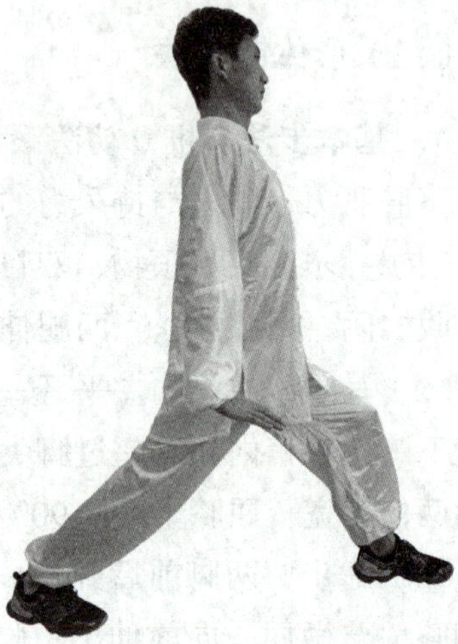

图2-2-3　弓箭裆势

②动作要领：前弓后箭，用劲后沉，挺胸收腹，呼吸随意，虚灵顶劲，全神贯注。

③应用：本裆势成前弓后箭之势，主要锻炼髂腰肌、股直肌、阔筋膜张肌、缝匠肌及半腱肌、半膜肌、股二头肌、股四头肌和腓肠肌等肌群，动作熟练之后可结合上肢动作。

3. 基本手型　功法种类各有差异，但是推拿练功时基本手型是相通的，基本手型有拳、掌、勾手三种，常用手型如下。

（1）拳法　五指握拳，拇指弯曲紧扣在食指、中指第一指间关节的位置（图2-2-4）。食指、中指、无名指和小指第一节指骨构成的平面称拳面；手背一侧称拳背；手心一侧称拳心；虎口一侧称拳眼。拳心朝下称平拳，拳心向上为仰拳，拳眼朝上为立拳。拇指抵掐无名指根节内侧，其余四指屈曲握拳收于掌心，称为“握固”（图2-2-5）。

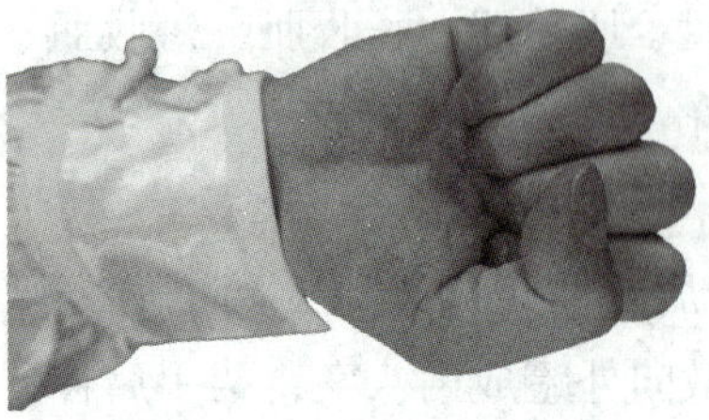

图2-2-4　拳法

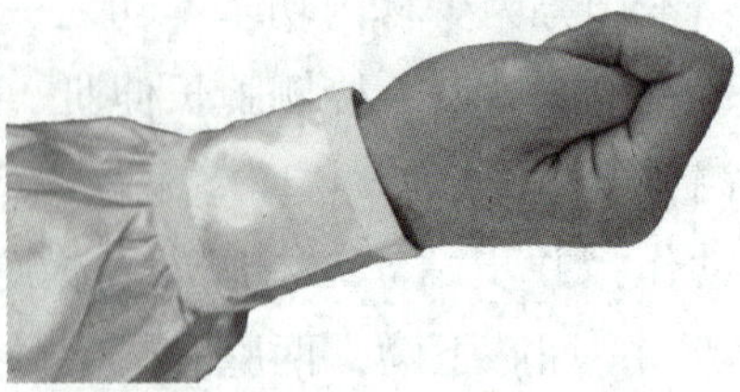

图2-2-5　握固

（2）掌法　基本掌法为腕关节平直，五指自然伸直并拢。手心一侧为掌心，手背一侧为掌背，手腕内侧凸起为掌根，小指一侧为掌侧。推拿练功时常用的掌型有立掌、仰掌、俯掌、直掌、反掌、荷叶掌、柳叶掌、八字掌、瓦楞掌、虎爪等。

①立掌：腕关节背伸，五指自然伸直并拢，掌心向前，指尖朝上。在此基础上，腕关节平伸，掌心向上为仰掌（图2–2–6），掌心向下为俯掌。腕关节平伸，四指并拢伸直，拇指向上伸直并外张，小指侧向下，为直掌；前臂内旋，拇指向下伸直并外张，小指侧向上，为反掌。

②荷叶掌：又名扇形掌，五指伸直，自然张开（图2–2–7）。

③柳叶掌：五指伸直，并拢（图2–2–8）。

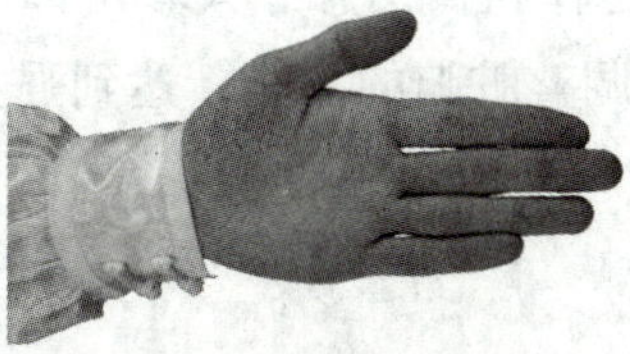

图2–2–6　仰掌

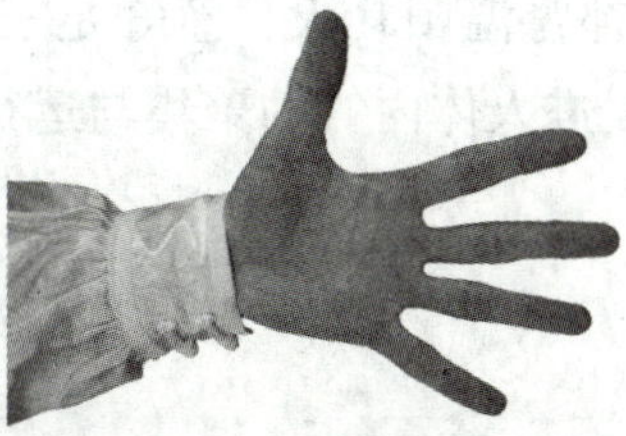

图2–2–7　荷叶掌

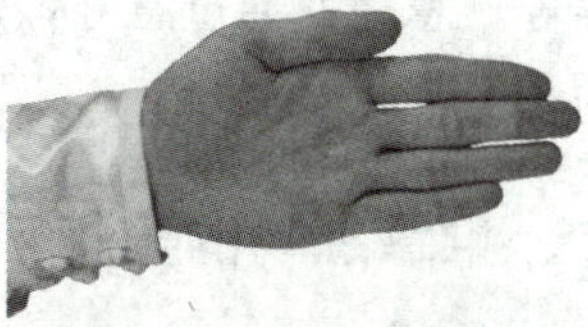

图2–2–8　柳叶掌

④八字掌：拇指与食指伸直撑开90°角，中指、无名指、小指屈曲内收（图2–2–9）。

⑤瓦楞掌：四指并拢伸直，腕关节平伸，拇指伸直略内收，使掌心内凹，形似瓦楞形（图2–2–10）。

⑥虎爪：腕关节背伸，五指张开，虎口撑圆，五指第一、二指间关节屈曲成爪形（图2–2–11）。

（3）勾手　又名猿勾，五指指腹捏拢，腕关节尽力屈曲内收（图2–2–12）。

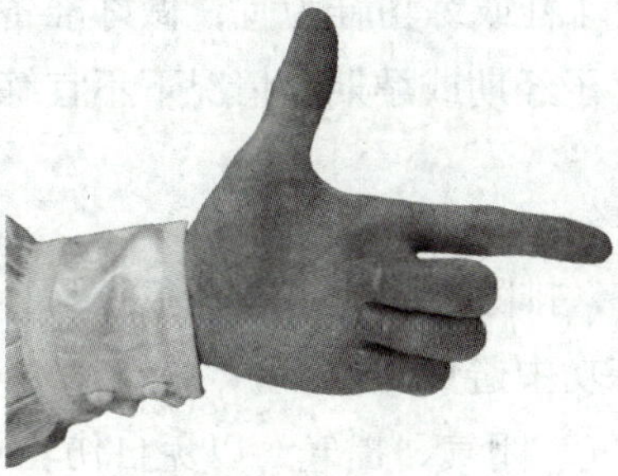

图2–2–9　八字掌

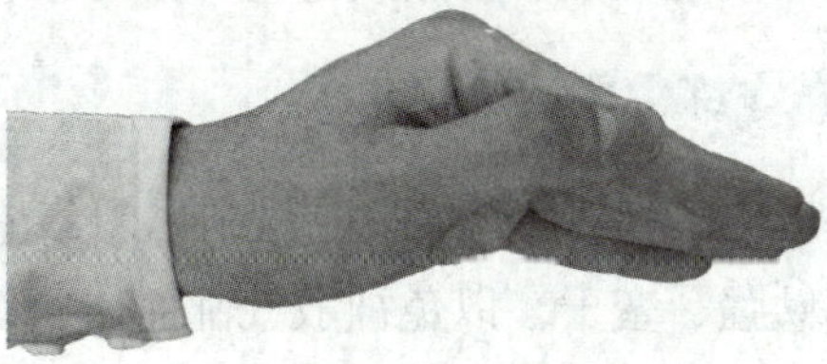

图2–2–10　瓦楞掌

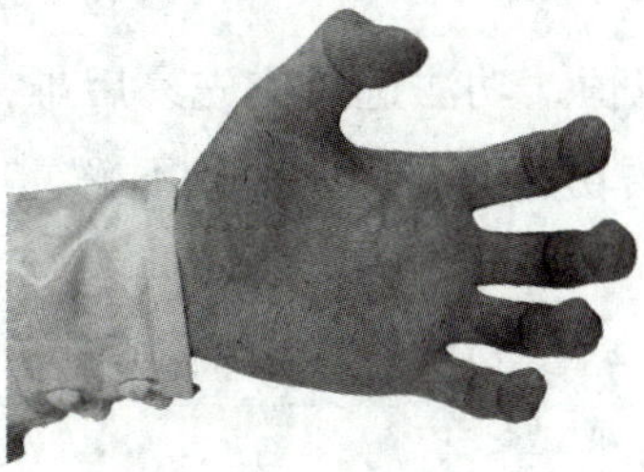

图2–2–11　虎爪

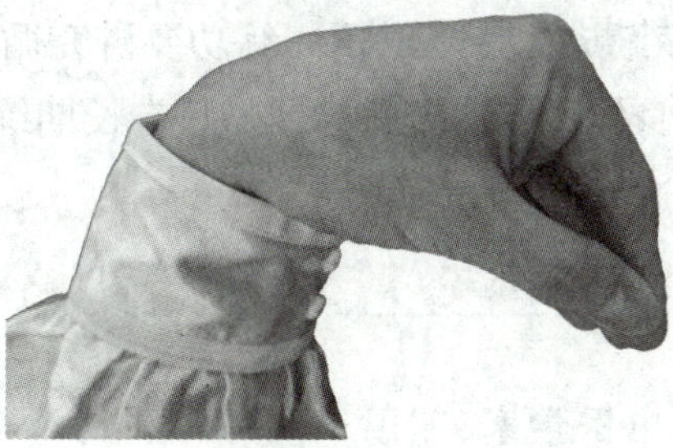

图2–2–12　勾手

（三）意念锻炼法

推拿功法锻炼入静是关键，但在功法锻炼中，初练者总会不断地出现一些杂念，即在练功过程中，各种杂乱的念头纷至沓来，此伏彼起，以致意念不能集中、思想不能安宁，影响功法锻炼的正常进行。历代功法锻炼者常喻为心猿意马，认为这是练功的主要障碍。练功时可以用一些正念方法排除它，如意守法，可以帮助练功者减少杂念，专心锻炼，逐渐从“止念”到达“无念”，增强练功效果。

意守法是将意念集中在某个部位，在身心放松安静的状态下，聚精会神，即以一念代万念，达到入静的方法。意守时，用意要轻要活，即有意识地意守某部位或穴位，但不是刻意明确，并对意守的部位灵活对待。意守内容应灵活简单，自己要熟悉，能使自己心情愉快，但又不引起兴奋，如花草树木、人体经络穴位等。一般意守下丹田可以补肾温阳壮火，意守足三里可以健脾和胃，意守大敦可以平肝潜阳，等等。总之，通过意守锻炼，能促进人体内气的聚集与运行，进而调整脏腑的功能，达到强身健体的目的。

二、推拿练功的要领

（一）做好练前准备

1. 明确目的，端正态度 首先要端正功法锻炼的态度，对练功树立正确的认识，明确锻炼目的，充分认识功法锻炼在专业技能训练中的重要性与必要性，根据需要选择适宜的功法，并了解所练功法的理论基础及实际锻炼的重点和难点。

2. 选好适宜的锻炼环境 应选择安静的场地或环境，在温暖避风、光线充足、空气流通的条件下进行。不宜选择在天气突变，诸如狂风暴雨、电闪雷鸣、寒冷潮湿、炎热等恶劣环境下练功。

3. 选择合适的锻炼时间 练功时间最好安排在早、晚，练功要定时。

4. 自身做好充分准备 衣服宜宽松，鞋以软底布鞋、球鞋或练功鞋为宜，做好准备活动，肢体充分放松。情绪波动较大、空腹或过饱、强忍溲便、疲劳、女子经期或孕期等情况下不宜练功。

（二）谨守练中要旨

1. 精神集中 功法锻炼中应做到思想集中，心神合一，排除杂念，不能心猿意马，左顾右盼；不开玩笑，不勉强、蛮干，以免神散气乱而影响练功效果。练功中避免受惊吓。

2. 呼吸自然 功法锻炼要求调匀呼吸，不可屏气、憋气、闭气、提气，以免自伤。

3. 正确对待练功效应 不执着于练功中的热、凉、动、摇等练功效应。在练功中出现异常感觉时，要努力自制，否则应立即停止练功。如出现头晕、胸闷、胸痛、烦躁等不适感时，应及时请教老师，以免发生练功偏差与不适。

4. 循序渐进，持之以恒 练功要讲究循序渐进，持之以恒，功法选择应先易后难，原则以练功后神清气爽、身体没有疲劳感为佳。只有长期练习才能逐渐领悟功法的要旨，坚持不懈，功到自然成，否则欲速而不达。

思政课堂

著名中医学家、“国医大师”邓铁涛毕生业医，十分注重养生，年过百岁但依然步履平稳，思维清晰，耳聪目明。坚持练功是其高寿的主要原因，邓老认为“动则升阳”，自年轻时坚持每天习练八段锦，几十年来从未停止，并对传统动作进行改良，从而充分拉伸身体，起到疏通经络、调节气血、养心怡情的作用。邓老强调八段锦动作简单，但需要长期坚持、深刻体会，才能有显著的锻炼效果。

案例思考：

你从这个案例中学到了什么？

案例分析：

练功贵在坚持，功法的种类很多，要根据自己各方面的情况，合理选择。每一种功法都有自身的规律，只有持之以恒，专一精练，才能熟练应用，做到动静相和、意气相随，调节人体经络、脏腑、情志，从而达到“正气存内，邪不可干”的目的。如果同时练几种功法，对每一种功法都学不精，则起不到健身作用，而且各种功法的规律不完全相同，互有干扰，会影响生命活动的有序化，身体健康水平不可能提高。

（三）重视练后调护

1. 避免汗出当风 练功完毕时，先将汗擦干，穿好衣服，不宜立即吹风或用冷水冲洗。宜做散步、蹲起、摇肩等整理放松性活动，以使气血通畅。

2. 避免贪凉暴饮 练功结束后，应适当活动身体，以调和气血，并适量饮温热茶水与营养性饮料。节制饮食，切忌贪凉暴饮，以保养胃气。

3. 劳逸结合 练功后如出现胸闷、胸痛、气短甚至咯血，以及疲惫、精神不振且长时间不能恢复者，可能是练功量过大或过度憋气所致，应适当休息、暂停练功或治疗后再循序练功。

第三节 常用功法

PPT

一、易筋经

易筋经是我国民间流传甚广的一种健身锻炼方法，历来深受练功家的重视，是最为常用的推拿练功方法之一。“易”是改变之意，“筋”指与骨关节相连的肌肉、肌腱等组织结构，“经”指方法，易筋经即是一种强筋健骨、改变肌肉质量、增进内力的锻炼方法。历史上易筋经流派较多，本节介绍的是一指禅推拿流派沿用的易筋经十二势。

易筋经的特点是身心并练、内外兼修。练功前须换宽松衣物，穿软底布鞋或胶底球鞋，充分活动肢体，集中注意力。练功过程中，动作尽量舒展缓慢，刚柔相济，用力适度，平心静气，动作与呼吸相配合，始终采用静止性用力，不屏气。练功后注意保暖，不可当风，并做肢体放松活动。练习时长与强度要因人而异，可选择其中若干动作或整套动作进行练习，但总的训练量以微微汗出为度。具体做法如下。

（一）韦驮献杵

［基本动作］

1. 预备 头正身直，目视前方，头如顶物，口微开，舌抵上腭，下颌微收，含胸拔背，直腰蓄腹，收臀提肛，松肩虚腋，两臂自然下垂于身体两侧，膝微屈，并步站立，足趾抓地。心平气定，精神内守，呼吸自然。

2. 两臂外展　左脚向左横跨一步，与肩同宽，两臂同时外展与肩齐平，掌心向下，肘、腕自然伸直（图2-3-1）。

3. 合掌胸前　旋掌心向前，慢慢合拢于胸前，屈肘旋臂，转腕内收，指端向上，腕、肘、肩相平（图2-3-2）。

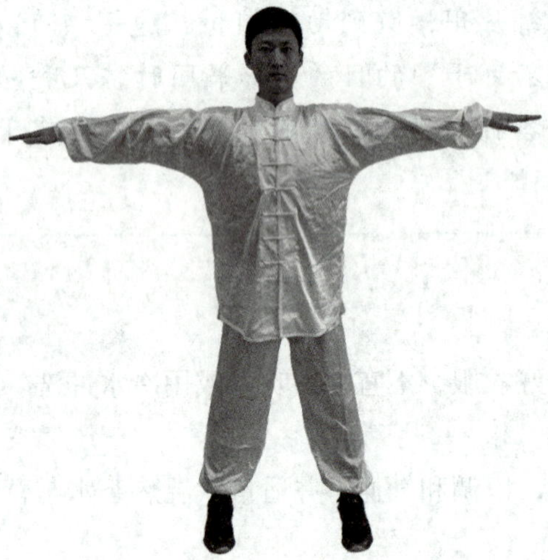

图2-3-1　两臂外展

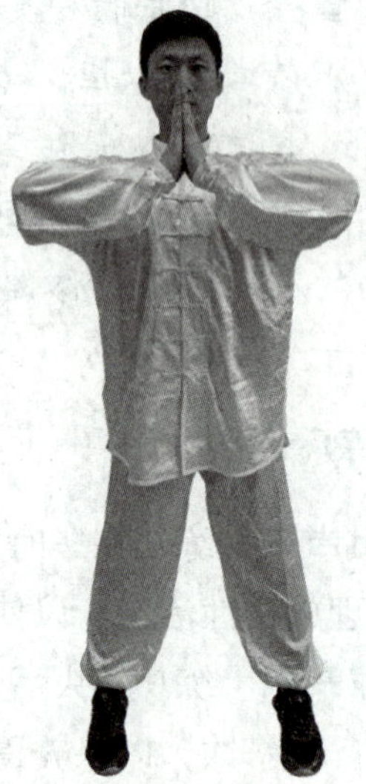

图2-3-2　合掌胸前

4. 旋臂指胸　两臂内旋，指端对胸，与天突穴相平（图2-3-3）。

5. 拱手抱球　两肩徐徐拉开，双手在胸前成抱球状，沉肩垂肘，十指微屈，掌心相对，约距15cm，两目平视，意守丹田（图2-3-4）。

6. 收势　先深吸一口气，然后徐徐呼出，同时两手缓缓落于体侧，收左脚，成并步站立。

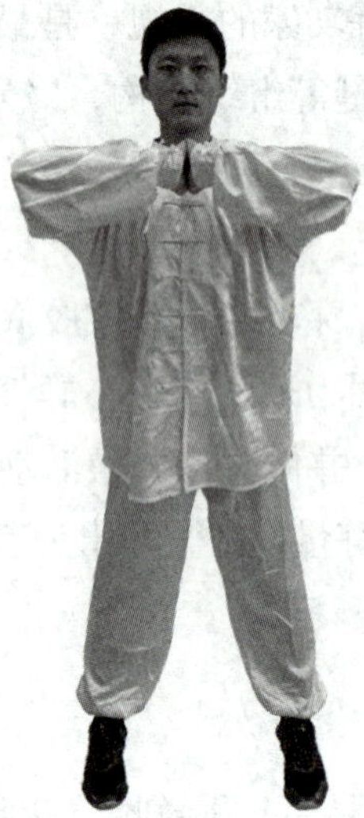

图2-3-3　旋臂指胸

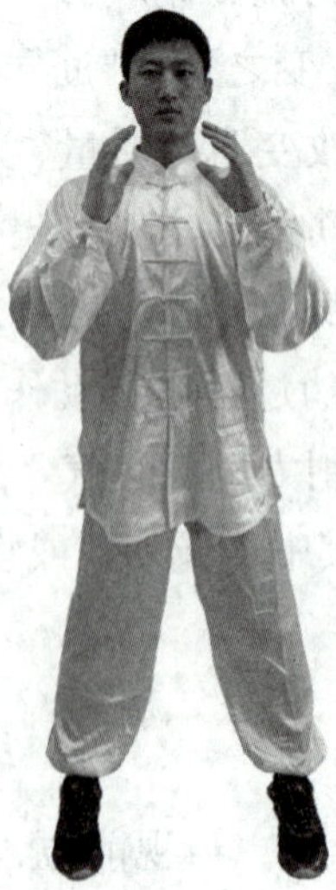

图2-3-4　拱手抱球

［动作要领］凝神静气，沉肩垂肘，脊背舒展，上虚下实。单练本势，可练3~30分钟。

［作用］本势重点锻炼三角肌、肱三头肌、前臂旋后肌群、伸肌群、肛门括约肌等肌群。久练可增强上肢臂力、前臂旋劲和肩关节悬吊力，有利于手法的持久性的提高。可平心静气、安神定志，可用于治疗神经衰弱、心烦、失眠等疾病。

（二）横担降魔杵

［基本动作］

1. 预备　同韦驮献杵。
2. 两手下按　左脚向左横跨一步，与肩同宽，两手体侧下按，掌心朝下，指端向前。
3. 提掌前推　两手翻掌心向上，提至胸前，徐徐向前推出，高与肩平（图2–3–5）。
4. 双手横担　两手向左右分开，两臂平直，掌心向上，肩、肘、腕相平。
5. 翻掌提踵　翻转掌心向下，两膝挺直，足跟提起，脚趾抓地，身体前倾，两目圆睁（图2–3–6）。
6. 收势　先深吸一口气，然后徐徐呼出，同时慢慢放下两手及两足跟，收左脚，成并步站立。

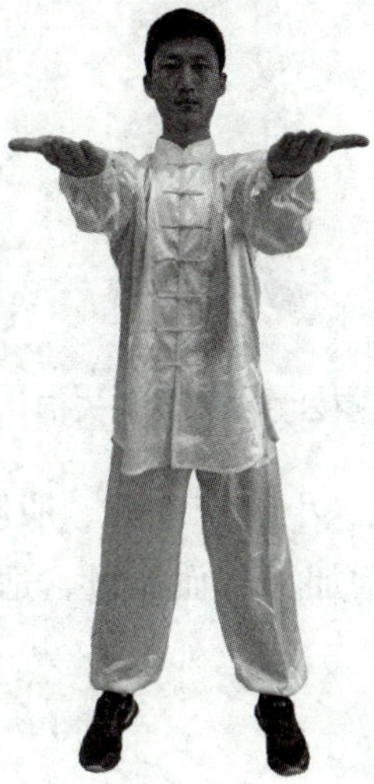

图2–3–5　提掌前推

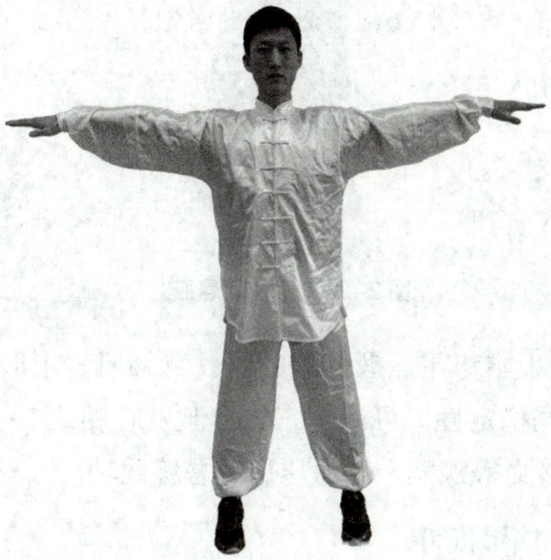

图2–3–6　翻掌提踵

［动作要领］两臂侧平举，与肩等高；足跟上提，前掌着地，脚趾抓地；两膝挺直内夹。单练本势，可练3~30分钟。

［作用］本势重点锻炼三角肌、腓肠肌、趾伸肌群、股四头肌、肛门括约肌、咬肌、眼轮匝肌等肌群。可宽胸理气、疏通血脉、平衡阴阳、改善心肺功能，适合心肌炎、缺血性心脏病、肺气肿、支气管炎等患者锻炼。

（三）掌托天门

［基本动作］

1. 预备　同韦驮献杵。
2. 平步静息　左脚向左横跨一步，与肩同宽，平心静气。

3. **提掌悬腕** 两手掌心向上，四指并拢，指端相对，上提至胸前，同时翻掌心向下（图2-3-7）。

4. **翻掌提踵** 翻掌心朝上，上举过头，同时提起足跟。

5. **掌托天门** 四指并拢，拇指外分，两虎口相对成四边形。对向天门（前囟门）处，头略向后仰，两目注视掌背，两膝微挺（图2-3-8）。

6. **收势** 先深吸一口气，然后徐徐呼出，同时慢慢放下两手及两足跟，收左脚，成并步站立。

［动作要领］两臂上托，切忌贯力；足跟提起，脚趾抓地，力贯下肢；双目注视掌背，实为内视天门，不必过度抬头仰目。单练本势，可练3~30分钟。

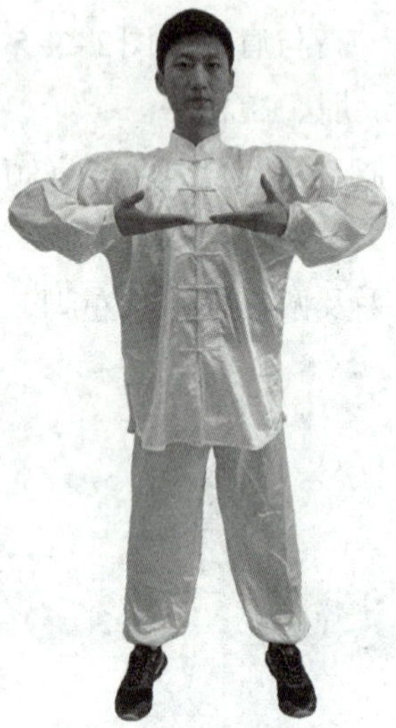

图2-3-7 提掌悬腕

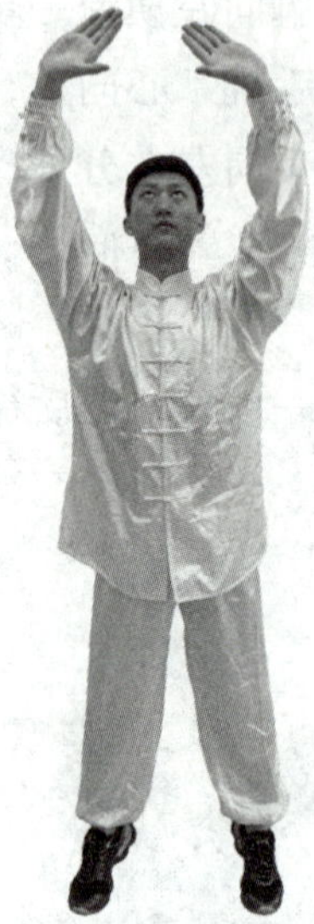

图2-3-8 掌托天门

［作用］本势重点锻炼斜方肌、背阔肌、上肢各肌群、臀大肌、小腿三头肌、股四头肌等肌群，提高整体协调稳定性。可调理三焦、激发脏腑之气、引气血上行、增加头部血流量，适用于脑供血不足、低血压、贫血等疾病。高血压患者忌练此功。

（四）摘星换斗

［基本动作］

1. **预备** 同韦驮献杵。

2. **握拳护腰** 左脚向左横跨一步，与肩同宽，两手握固，上提腰侧，拳心向上（图2-3-9）。

3. **弓步伸手** 左脚跨向左前方成弓步，左手变掌，伸向左前方，高与头平，掌心向上，目视左手；同时右手变握固，拳背贴于腰后命门穴（图2-3-10）。

4. **转体屈膝** 身体重心后移，上体右转，右腿屈膝，左手向右平摆，眼随左手（图2-3-11）。

5. **虚步勾手** 上体左转，左脚稍回收，成左虚步，左手随体左摆，变勾手举于头前上方，钩尖对眉中，目视勾手掌心（图2-3-12）。

6. **收势** 先深吸一口气，然后徐徐呼出，同时左脚收回，左手由勾手变掌，在体前划弧下落，右手由拳变掌落于体侧，并步直立。右势动作相同，方向相反。

［动作要领］转体动作由腰带动；勾手五指微紧捏，用力屈腕，目视勾手掌心；虚步站立，前虚后实。单练本势，可练3~30分钟。

［作用］本势重点锻炼腕屈肌群、肱二头肌、肱三头肌、下肢屈伸肌群、腰背肌及提肛肌，增强臂力、腕力、腰力、腿力，为一指禅推法、㨰法训练打下基础。可疏调肝胆、脾胃功能，适用于胃肠虚弱、消化不良、慢性结肠炎患者，对颈椎病、腰膝酸软、子宫虚寒等疾病有一定效果。

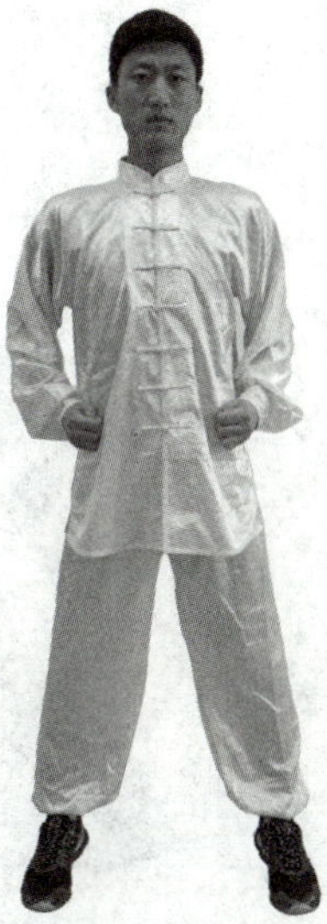

图2-3-9　握拳护腰

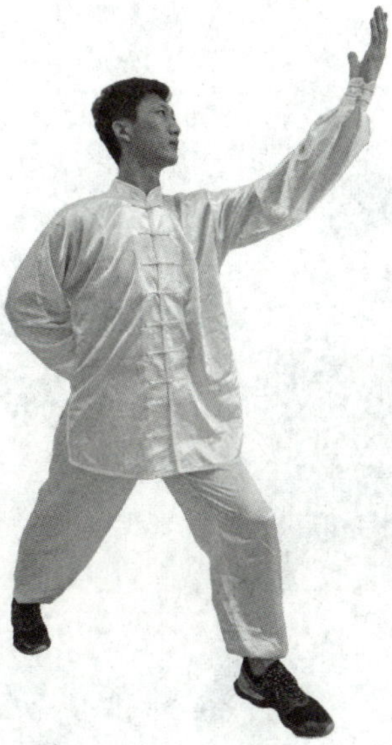

图2-3-10　弓步伸手

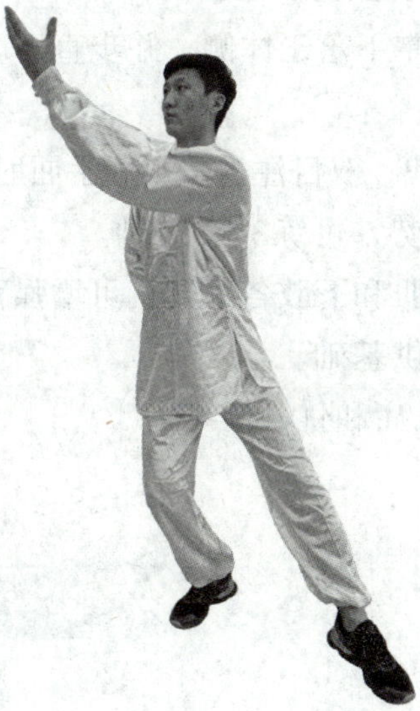

图2-3-11　转体屈膝

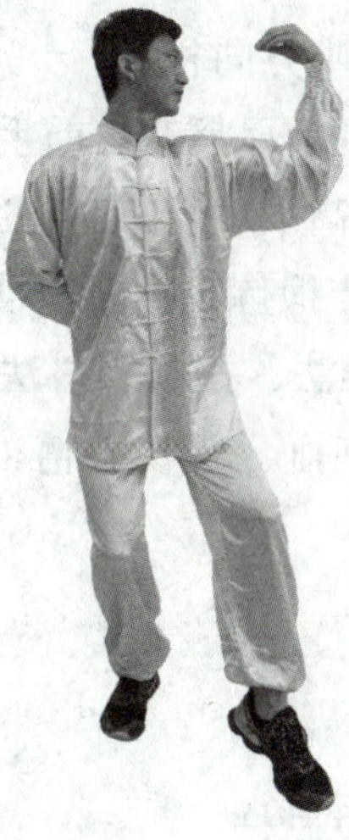

图2-3-12　虚步勾手

（五）倒拽九牛尾

［基本动作］

1. 预备　同韦驮献杵。

2. 马步擎手　左脚向左侧分开，略宽于肩，两臂由体侧举至头上，掌心相对，屈膝下蹲，两掌变拳，经体前下落至两腿间，拳背相对（图2-3-13）。

3. 左右分推　两拳上提至胸，拳心向下，变掌，左右分推，坐腕展指，掌心相外，两臂撑直（图2-3-14）。

4. 倒拽九牛　成左弓步，两掌变拳，左手划弧至面前，拳高不过眉，右手划弧至身体后侧（图2-3-15）。

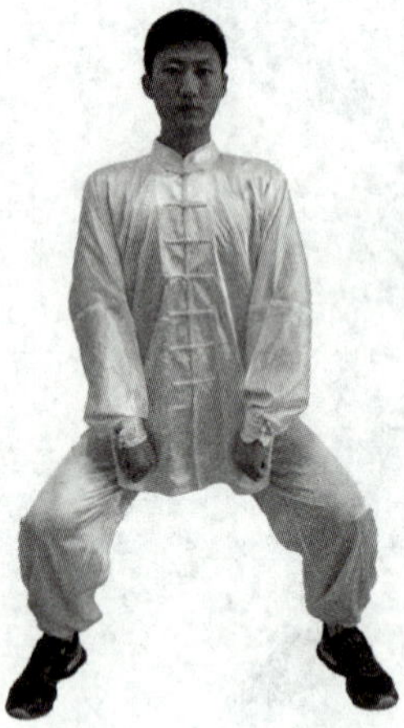

图2-3-13　马步擎手

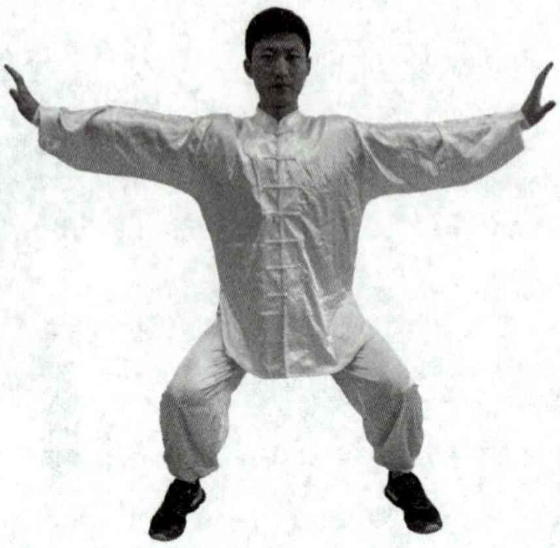

图2-3-14　左右分推

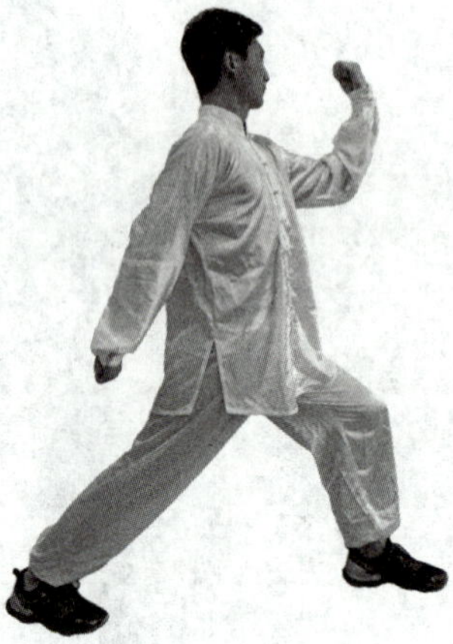

图2-3-15　倒拽九牛

5. 前俯后仰　上体前俯至胸腹靠近大腿，再直腰后仰，其他姿势不变。

6. 收势　先深吸气，徐徐呼出，同时左脚收回，双手变掌下落于体侧，并步直立。以上为左势动作，右势动作相同，唯方向相反。

［动作要领］两腿前弓后箭；前手握拳，屈肘腕，外旋后拽；双目注视拳；后手屈肘腕，内旋后伸，两臂作螺旋用力。拳高不过眉，肘不过膝，膝不过足。单练本势，可练3~30分钟。

［作用］本势重点锻炼上肢屈肌群、两臂旋后肌、旋前圆肌和下肢各肌群，可增强臂力、指力和下肢力量，为一指禅推法、㨰法、抖法、振法的练习和提高提供基础。能疏肝调肾、调达气血、舒畅心情、愉悦情志，可防治失眠症和忧郁症。

（六）出爪亮翅

［基本动作］

1. 预备　同韦驮献杵。

2. 握拳护腰　并步直立，两手握固，上提腰侧，拳心向上。

3. 推掌提踵　两拳上提胸前，化俯掌前推，同时上提足跟，两腿挺直（图2-3-16）。

4. 坐腕亮翅　肘挺直，腕背伸，十指用力外分，眼平视指端。

5. 收拳推掌　随吸气，用力握拳收回至胸前侧，同时缓慢落踵；随呼气，提踵，由拳变掌，十指外分前推。共做7次。

6. 收势　先深吸气，握拳收回胸前，然后慢慢呼出，同时慢慢放下两手，置于体侧。

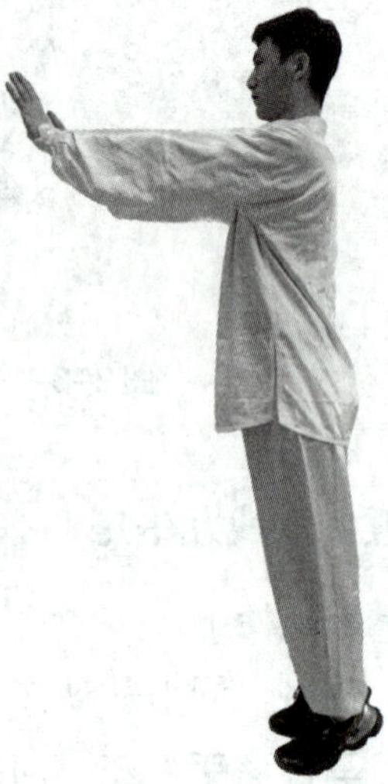

图2-3-16　推掌提踵

[动作要领] 头如顶物，挺胸收腹；坐腕亮翅时，肘挺直腕背伸，两胁用力，力贯掌指；并腿伸膝，脚趾抓地。收拳吸气，推出呼气。单练本势，可练3~30分钟。

[作用] 本势重点锻炼上肢前臂屈肌群、伸肌群，增加臂力、腕力及指力，可提高推法、擦法等手法的功力。疏泄肝气，调畅气机，培养肾气，增强肺气，可治疗老年性肺气肿、肺心病。

（七）九鬼拔马刀

[基本动作]

1. 预备　同韦驮献杵。

2. 交叉上举　左脚向左侧分开，与肩同宽，两手腹前交叉，左手在前，从体前举至头上方，向左右下落至体侧（图2-3-17）。

3. 上举下按　两手同时旋腕，左手掌心向上，用力上举过头，右手掌心向下，并向身后下按（图2-3-18）。

4. 抱枕按背　左手屈肘，按住头后枕部，右手向后上至左侧肩胛骨下部，掌心前按，紧贴背部（图2-3-19）。

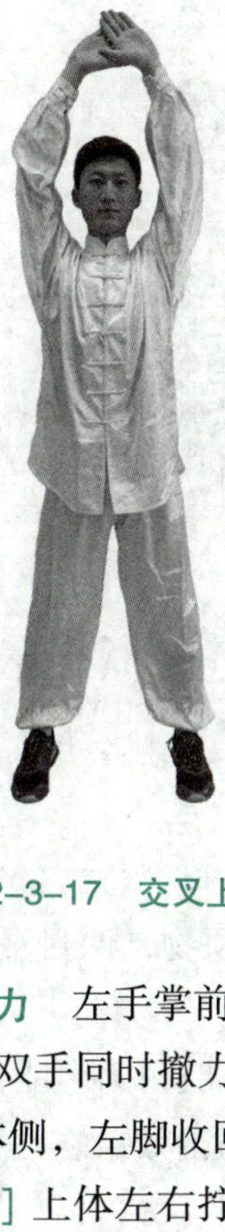

图2-3-17　交叉上举

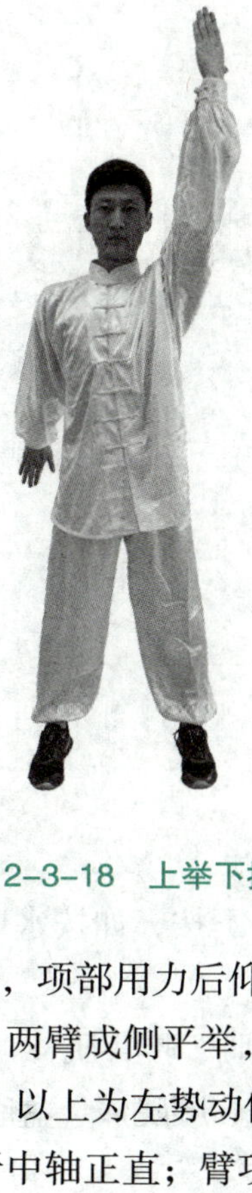

图2-3-18　上举下按

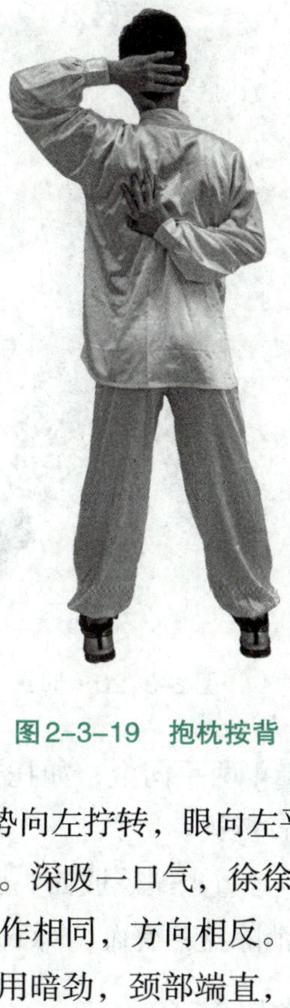

图2-3-19　抱枕按背

5. 与项争力　左手掌前按，肘向后展，项部用力后仰，身体随势向左拧转，眼向左平视。

6. 收势　双手同时撤力，身体转正，两臂成侧平举，掌心向下。深吸一口气，徐徐呼出，两手同时下落，置于体侧，左脚收回，并步直立。以上为左势动作，右势动作相同，方向相反。

[动作要领] 上体左右拧转，保持躯干中轴正直；臂项争力，使用暗劲，颈部端直，不可歪斜。单练本势，可练3~30分钟。

[作用] 本势重点锻炼颈部肌群、肱三头肌、肱二头肌、前臂屈肌群、肩胛提肌、斜方肌和背阔肌等肌群，增强颈部力量、臂力及腕力，有利于推法、按法、扳法功力的提升。能增强脊柱及肋骨等关节的活动范围，有利于疏通督脉，宽胸理气，改善头部血液循环，可防治颈椎病、肺气肿、脑供血不足等疾病。

（八）三盘落地

［基本动作］

1. 预备　同韦驮献杵。

2. 左脚横跨　左脚向左侧横跨一步，两脚相距比肩稍宽。

3. 仰掌上托　两臂由体侧向前仰掌上举，两臂伸直，与肩相平、同宽（图2–3–20）。

4. 翻掌旋臂　两掌心翻转向下，两手掌内旋，肘往外展，两腿屈膝下蹲，成马步，两手掌下按，悬空于膝关节外上方。

5. 三盘落地　两腿缓缓伸直，同时两掌心翻转向上，上托至与肩平，再屈膝下蹲，同时两掌心翻转向下，按至膝部外侧，两腿缓缓伸直，同时两掌心翻转向上，上托至与肩平，再屈膝深蹲，同时两掌心翻转向下，按至小腿外侧中部，两目平视（图2–3–21）。

6. 收势　先深吸气，然后慢慢呼出，两腿缓缓伸直，两掌心上托至与肩平，再翻转向下，徐徐落至体侧，左脚收回，并步直立。

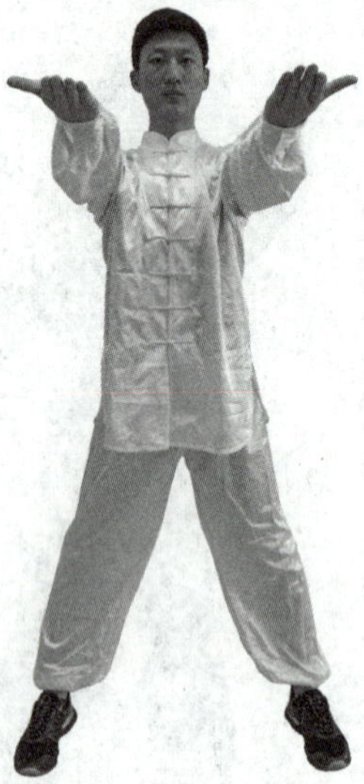

图2–3–20　仰掌上托

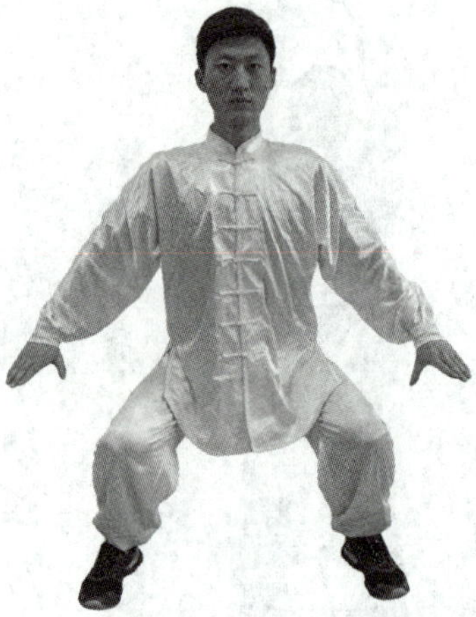

图2–3–21　三盘落地

［动作要领］两手向上，如托千斤，两手下按，如按水中浮球；头如顶物，两目平视，上身正直，前胸微挺，后背挺拔。

［作用］本势重点锻炼股四头肌、股二头肌、腰背肌，可增强腰力、下肢耐力。能促进大腿和腹腔静脉的回流，消除盆腔瘀血，对下肢静脉曲张、腰腿痛、盆腔炎等有一定防治效果。

（九）青龙探爪

［基本动作］

1. 预备　同韦驮献杵。

2. 举掌侧腰　右脚向右侧分开，与肩同宽，双手握拳上提，拳面抵两侧章门穴，拳心向上，左拳变掌向前上举至头上位，掌心向右，上臂靠近头，腰随势向右侧弯，左掌心向下（图2–3–22）。

3. 转体屈指　向右转体至面部朝下，左手四指并拢，屈拇指按于掌心，掌心向下，左臂向左侧伸展，目视前方。

4. 俯身探地　上体向右前下俯，左手随势推撑至右足正前方，触地紧按，双膝挺直，足跟不离地，抬头目前视（图2–3–23）。

5. 屈膝围收　成马步转正，左臂体前划弧至左大腿外侧。

6. 收势　先深吸气，然后徐徐呼出，缓缓起身，双手变掌落于体侧，右脚收回。左势动作相同，方向相反。

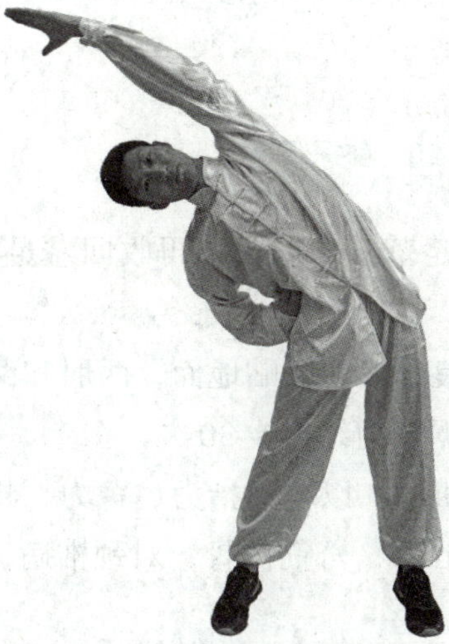

图2–3–22　举掌侧腰

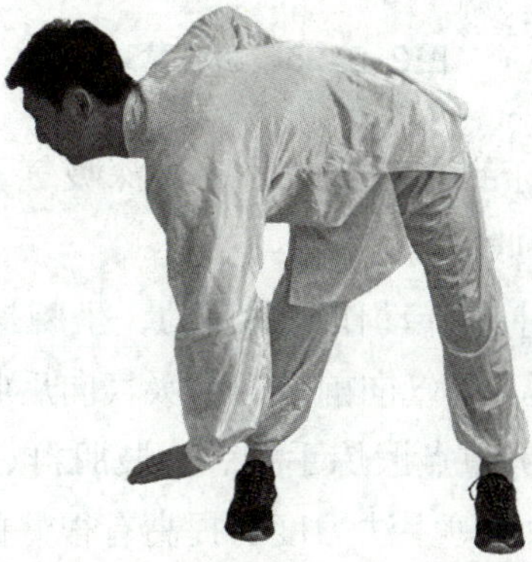

图2–3–23　俯身探地

［动作要领］侧腰、转体时，手臂、躯干要充分伸展，俯身探地要求肩松肘直、手掌撑实、两膝挺直、足跟勿移、呼吸自然。单练本势，可练2~5分钟。

［作用］本势可锻炼上肢肌群、肋间肌、腹外斜肌、背阔肌、下肢后肌群，增强上、下肢力量，为一指禅推法、指揉法的练习打下基础。能疏肝利胆、宣肺束带，调节五脏气机，可治疗呼吸系统疾病、肝胆疾病、妇科疾病。

（十）卧虎扑食

［基本动作］

1. 预备　同韦驮献杵。

2. 弓步探爪　左脚向前迈一大步，成左弓步，双手由腰侧向前做扑伸、坐腕，手成虎爪（图2–3–24）。

3. 撑掌叠足　双手置于左足两侧撑地，收左足于右足跟上，跟背相叠。

4. 后收蓄劲　身体向后收回，双足踏紧，臀高背低，双臂伸直，头夹于两臂之间（图2–3–25）。

5. 前探偃还　头、胸、腹、腿依次紧贴地面向前呈弧形推送，至抬头挺胸，沉腰收臀，再依次呈弧形收回，至臀高背

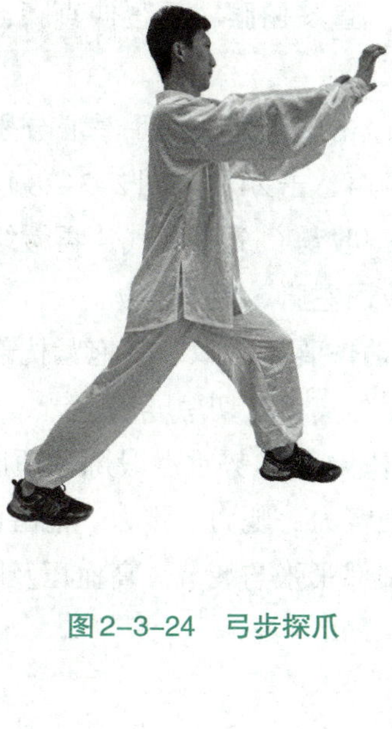

图2–3–24　弓步探爪

低位。于臀高背低位时，交换左右足位置，重复前探偃还（图2-3-26）。

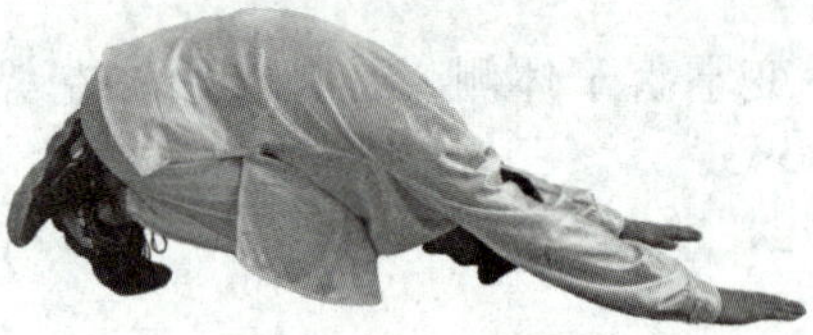

图2-3-25 后收蓄劲

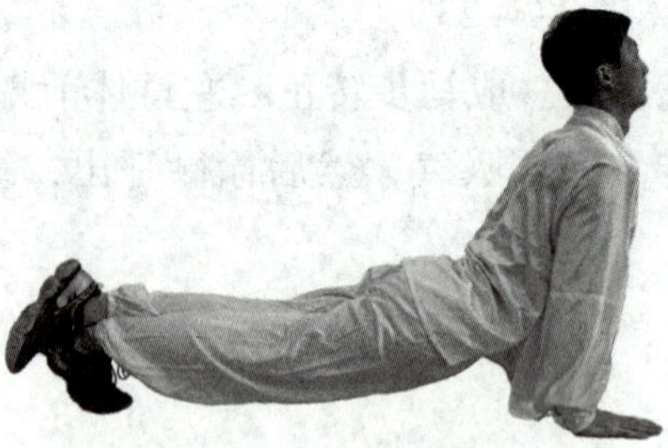

图2-3-26 前探偃还

6. 收势 于臀高背低位时，先深吸气，然后徐徐呼出，右足落下向前收，再收回左足，成并步，缓缓起身，双手收回于体侧。

[动作要领] 前扑动作刚劲有力，坐腕探爪，往返动作呈波浪起伏，紧贴地面，两肘和两膝不可硬挺，忌用力过猛，呼气向前推送，吸气向后收，切忌屏气。可根据功力练习1~30次。

[作用] 本势重点锻炼手指、上肢肌群、腹肌腰背肌及下肢肌群，以增强指力、臂力、腰力，对于点法、捏法、拿法等手法力度的提高有很好的促进作用。能强腰壮肾、舒筋健骨，对颈椎病、腰背肌劳损、腰椎间盘突出症、四肢关节活动不利有防治效果。

（十一）打躬击鼓

[基本动作]

1. 预备 同韦驮献杵。

2. 展臂下蹲 左脚向左侧分开，比肩稍宽，双手仰掌外展，上举过头，掌心相对，屈膝下蹲，成马步。

3. 马步抱枕 十指交叉相握，屈肘缓慢下落，双掌抱于头枕部，与项争力，双目前视（图2-3-27）。

4. 直膝俯腰 缓缓伸直膝，同时向前俯腰，双手用力，使头压向胯下，膝挺直，足跟不离地，双目后视。

5. 击鸣天鼓 双手掌心分别轻掩耳部，四指按于枕骨，食指从中指滑落，弹击枕骨，耳内可闻及咚咚响声，击24次（图2-3-28）。

6. 收势 先深吸气，再缓缓呼气，随势伸直腰部，双手同时举至头上方，变掌心向下，由两侧落下，收回左脚，并步直立。

[动作要领] 双手掌抱紧枕部，两肘向后充分伸展，与项争力。俯腰时，头尽量压向胯下，下肢伸直，足勿离地，切忌屏气。

[作用] 本势重点锻炼颈项肌群、上肢肌群、胸大肌、肋间肌、背阔肌、腰背肌、下肢后侧肌群，可增强臂力、腿力、腰力。能醒脑明目、益智固肾，增强头部的血液循环，消除耳鸣，增强听力，缓解脊背腰部紧张与疲劳。高血压及腰椎间盘突出症等患者禁练此功。

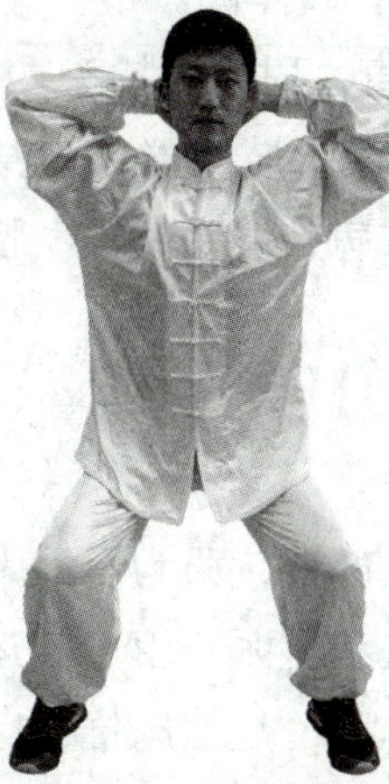

图2-3-27　马步抱枕

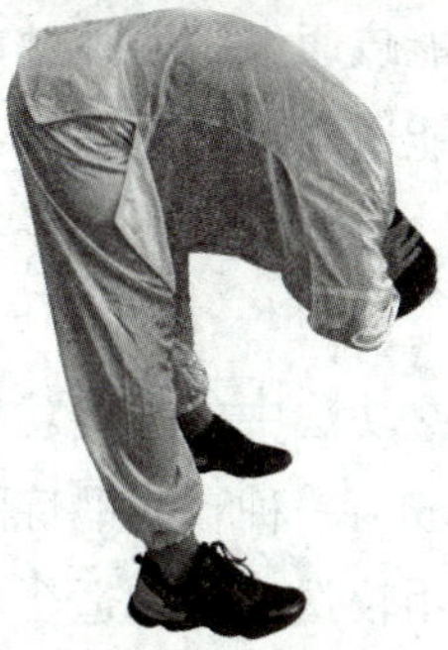

图2-3-28　击鸣天鼓

（十二）掉尾摇头

［基本动作］

1. 预备　同韦驮献杵。

2. 握指上托　并步，双手于腹前十指交叉，掌心向上，托至胸前，旋腕翻掌心向上，托至肘部挺直，腕背伸。托举用力，目平视。

3. 左右侧俯　向左侧转体90°，随势向左前方俯身，双掌推至左足外侧，掌心贴地，膝挺直，足跟不离地，抬头目前视，由原路返回，身体转正，双手随势上托，再向右侧转体90°，随势向右前方俯身，双掌推至右足外侧，掌心贴地，抬头目前视，再原路返回，身体转正（图2-3-29）。

4. 后仰似弓　双手臂、头、脊背极力后仰，双膝微屈，足不离地，全身尽力绷紧，犹如拉紧弓弦，两目上视（图2-3-30）。

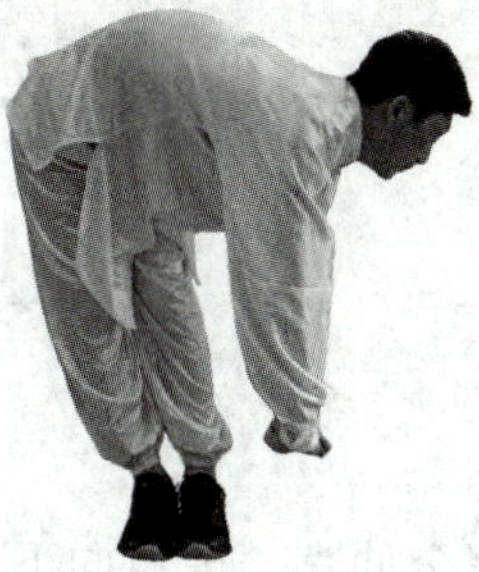

图2-3-29　左右侧俯

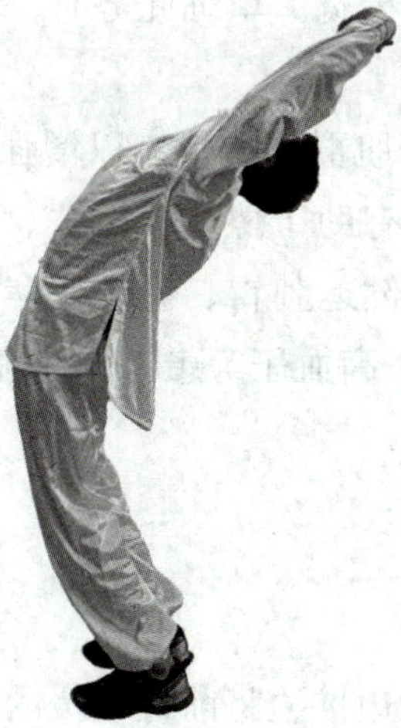

图2-3-30　后仰似弓

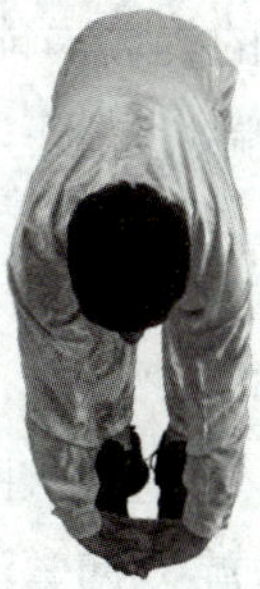

图2-3-31　前俯推掌

5. 前俯推掌　俯身向前，随势掌心向下，推掌至双足正前方，膝挺直，足跟不离地（图2-3-31）。

6. 收势　配合呼吸，深吸气时上身仰直，提掌至小腹前；深呼气时，上身前俯，推掌至地，如此往返4次，最后随深吸气，起身直腰，深呼气时，双手分开，缓缓收回体侧。

［动作要领］ 十指交叉相握，上举肘挺直，俯身推掌至地，膝直，肘直，抬头，目前视，呼吸自然。

［作用］ 本势重点锻炼背阔肌、竖脊肌、腹部肌群、上肢肌群、下肢肌群，为身体协调性、柔和性的锻炼打下基础。能疏通经络、强健筋骨、滑利关节，能防治颈椎病、肩臂劳损、腰背劳损等病证。本势为结束动作，尚能通调十二经脉、奇经八脉，畅通气血。

二、少林内功

少林内功是推拿功法中的主要功法之一，也是内功推拿的组成部分，原为习武者强身的基本功，历经辗转相传，已经成为一种自我锻炼配合整体推拿治疗的独特方法和流派。由于其运动量大，增力效果明显，强身健体作用较强，特别适合增强推拿从业人员的体力和体质，是临床推拿医师的基本功。少林内功习练时强调蓄劲于指端，以力贯气，所谓“练气不见气，以力带气，气贯四肢”。在锻炼时强调下实上虚，着重锻炼双下肢的“霸力”和上肢的“灵活”，下肢可根据具体情况，选择适当裆势，要求上身正直，含胸舒背，下盘沉稳，脚趾抓地，同时双腿用力内收，站如“松”。上肢要求凝劲于肩、肘，腕、指，配合呼吸，与肢体动作协调一致，达到“外紧内松”，从而使气随力行，注于经脉，濡养四肢百骸和脏腑，以达到扶正健体、祛除病邪的目的。

（一）前推八匹马

［基本动作］

1. **预备** 取站裆势，两臂屈肘，直掌护于两胁。
2. **直掌前推** 掌心相对，四指并拢，拇指外分上翘，蓄劲于肩臂指端，徐徐运力前推至肩、肘、腕呈一直线（图2–3–32）。
3. **蓄劲收回** 两臂运劲，慢慢屈肘，收回于两腰。
4. **收势** 由直掌化俯掌下按，两臂后伸，变回原裆势。

［动作要领］ 两目平视，呼吸自然，胸须微挺，头勿顾盼；“蓄劲于腰，发力于指”；两臂肩平，与肩等宽。单练此势时，可练1~10分钟。

［作用］ 本势重点锻炼肱三头肌等肌群的力量，以增强手臂、指端之力，增强两臂蓄劲和指力功夫，有助于擦法、振法、推法、扳法等手法功力的提高。能宽胸理气、健运脾胃、调理三焦，使百脉流通，适合气喘、失眠、腰痛、胃病、高血压等患者及体虚者锻炼。

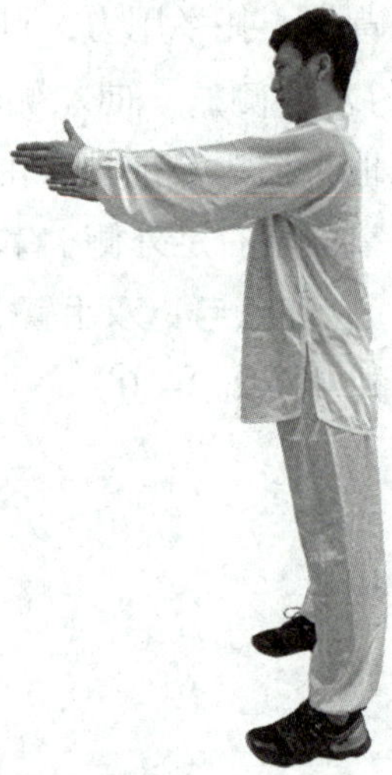

图2–3–32　直掌前推

（二）倒拉九头牛

［基本动作］

1. **预备** 同前推八匹马。
2. **边推边旋** 两掌沿两腰前推，边推边将前臂缓缓内旋，至手臂完全伸直，虎口向下，指端朝前，四指并拢，拇指外分，腕、肘、肩相平（图2–3–33）。
3. **握拳旋臂** 五指屈收，由掌化拳如握物状。劲注拳心，运劲屈肘，边收边将旋拳眼向上，收至两胁（图2–3–34）。
4. **收势** 由拳变直掌，化俯掌下按，两臂后伸，变回原裆势。

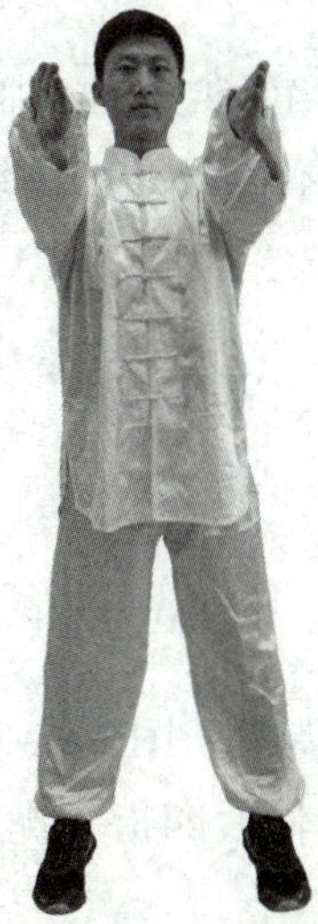

图2-3-33　边推边旋

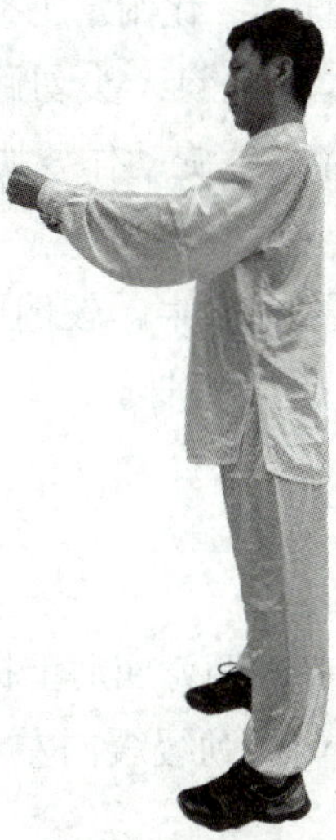

图2-3-34　握拳旋臂

［动作要领］全神贯注，呼吸自然；前推、后拉与前臂内旋、外旋动作要协调；前推时，肘腕伸直与肩平，勿抬肩；后拉时，两拳握紧，不可松劲。单练此势时，可练1~10分钟。

［作用］本势重点锻炼肩胛下肌、胸大肌、背阔肌、大圆肌、肱二头肌、肱桡肌以及旋前圆肌等肌群，增强两臂的悬劲、掌力与握力，可为㨰法、一指禅推法、推法、擦法等手法的练习打下基础。久练可疏通经络、调和气血、健脾益肺强肾、扶正祛邪。

（三）单掌拉金环

［基本动作］

1. 预备　同前推八匹马。

2. 边推边旋　右手直掌前推，边推边将前臂缓缓内旋，推至手臂完全伸直，虎口朝下，指端朝前，四指并拢，拇指外分（图2-3-35）。

3. 握拳收回　右手五指屈收，由掌化拳如握物状，劲注拳心，运劲屈肘，边收边将前臂外旋，收至胁肋部，拳眼朝上。两手交替，继左手动作，与右手相同（图2 3 36）。

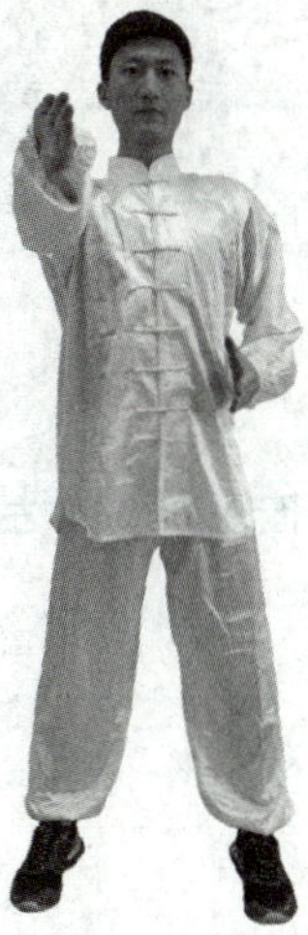

图2-3-35　边推边旋

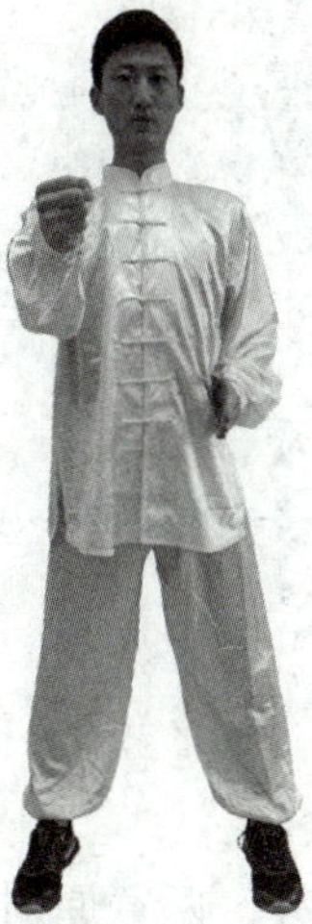

图2-3-36　握拳收回

4. 收势 由拳变直掌，化俯掌下按，两臂后伸，变回原裆势。

［动作要领］身体勿偏斜，头勿顾盼，两目平视，呼吸自然；前推至肘、腕伸直与肩平，勿抬肩；臂前推后拉与前臂内外旋动作要协调，臂收回后拉时拳握紧，不可松劲。单练此势时，可练1~10分钟。

［作用］本势似倒拉九头牛，较倒拉九头牛更难，可锻炼单手、腰、肩、臂、掌、指功力。久练可平衡阴阳、健肺益肾、壮筋强骨。

（四）凤凰展翅

［基本动作］

1. 预备 取站裆势，两臂屈肘上提，至胸前呈立掌交叉，蓄势待发（图2-3-37）。

2. 左右外分 两臂运劲缓缓向左右外分，两臂尽力伸直，腕背伸，四指并拢，手指上翘，拇指外分（图2-3-38）。

3. 蓄劲内收 两臂蓄劲，屈肘内收，徐徐收回，至两手胸前立掌交叉。

4. 收势 由立掌变仰掌护于两胁，化俯掌下按，两臂后伸，变回原裆势。

［动作要领］以气发劲，劲由肩循臂贯于腕、达于指，所谓“蓄劲如开弓，发劲如发箭”。单练此势时，可练1~10分钟。

［作用］本势重点锻炼桡侧腕屈肌、尺侧腕屈肌、掌长肌、指浅屈肌，指深屈肌、三角肌等肌群，以增强肩、臂、肘、腕、指端的悬力。久练可扩张胸廓、舒畅上焦气机、调和内脏。

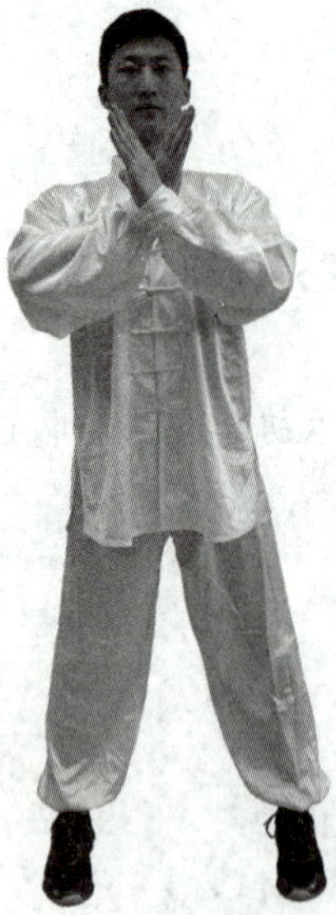

图2-3-37 预备

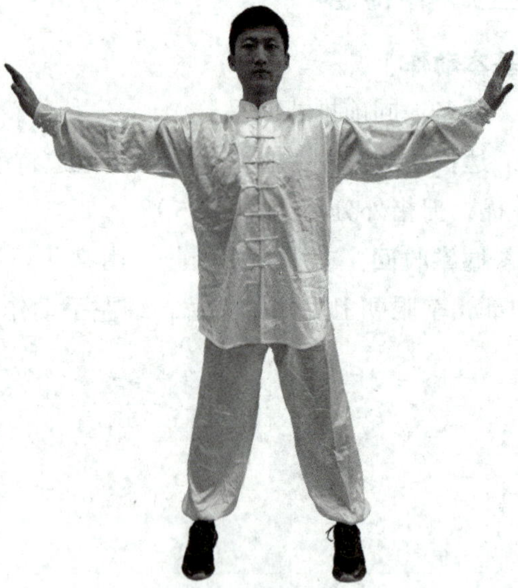

图2-3-38 左右外分

（五）霸王举鼎

［基本动作］

1. 预备 取站裆势，两臂屈肘，仰掌护于两胁。

2. 蓄劲上举 两掌缓缓上托，掌心朝上，指端朝前，到肩高时，前臂内旋，掌根外展，指端由外向内旋转，虎口相对，徐徐上举，如托重物，肘部伸直，指端相对，四指并拢，拇指外分（图2-3-39）。

3. **旋腕下落**　两臂外旋，旋腕翻掌，指端朝上，拇指外分，掌侧相对，蓄力而下，收回于腰侧。

4. **收势**　由仰掌化俯掌下按，两臂后伸，变回站裆势。

［**动作要领**］腰腿运用霸力，上托如托千斤之重，下落蓄劲缓慢回收。单练此势时，可练1~10分钟。

［**作用**］本势重点锻炼桡侧腕长伸肌、桡侧腕短伸肌、尺侧腕伸肌及所有指伸肌肌群，提升臂力。久练可疏理三焦气机、提神醒脑，适合颈肩痛、腰腿痛、胸胁不舒、气喘等患者锻炼。

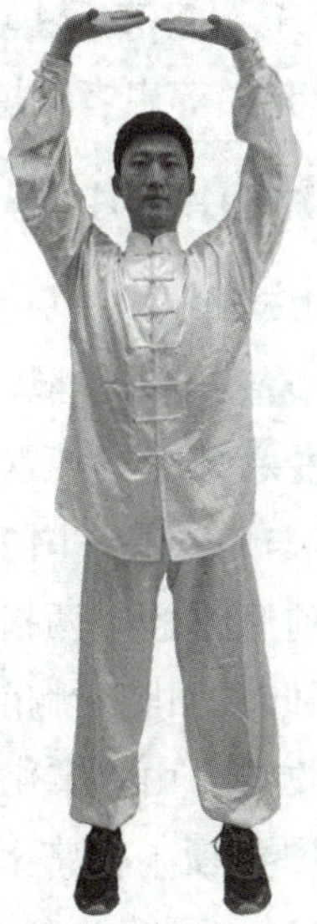
图2-3-39　蓄劲上举

（六）两手托天

［**基本动作**］

1. **预备**　取悬裆势，两臂屈肘，仰掌护于两胁。

2. **运劲上托**　两手仰掌上托，缓缓上举，四指并拢，拇指外分，指端用力，肘欲伸直，两目平视，头如顶物（图2-3-40）。

3. **屈肘收回**　四指并拢，拇指运劲向外侧倾斜发力，掌根蓄力，缓缓屈肘而下，收回腰侧。

4. **收势**　由仰掌化俯掌，两臂后伸下按，变回原裆势。

［**动作要领**］手掌蓄劲，肩欲放松。单练此势时，可练1~10分钟。

［**作用**］本势重点锻炼三角肌、冈上肌、斜方肌和前锯肌等肌群，加强臂力、指力，有利于摩、揉、拿、推等手法功力的提升。久练可强筋壮骨、舒通经络、宽胸理气，适合肩背痛、胸胁不舒、气喘等患者锻炼。

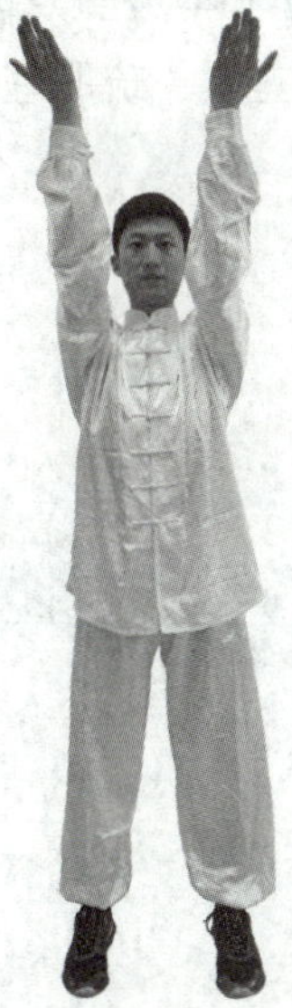
图2-3-40　运劲上托

（七）顺水推舟

［**基本动作**］

1. **预备**　同两手托天。

2. **前推旋臂**　两掌运劲徐徐前推，边推边内旋前臂，掌根外展，虎口朝下，四指并拢，拇指外分，推旋至肘部伸直，腕背屈，指尖相对（图2-3-41）。

3. **旋腕直掌**　两手五指缓缓向左右外旋成直掌，四指并拢，拇指运劲外展，指端着力，徐徐屈肘而下，变仰掌收回腰侧。

4. **收势**　由仰掌化俯掌下按，两臂后伸，变回原裆势。

［**动作要领**］两肩下沉，勿抬肩，肘直与肩平，腕尽量背屈，似推舟。单练此势时，可练1~10分钟。

［**作用**］本势重点锻炼肩胛肌群、胸大肌、背阔肌、大圆肌、上臂肌群、前臂肌群等，增强手臂前推、旋劲的蓄劲，有助于推、擦、

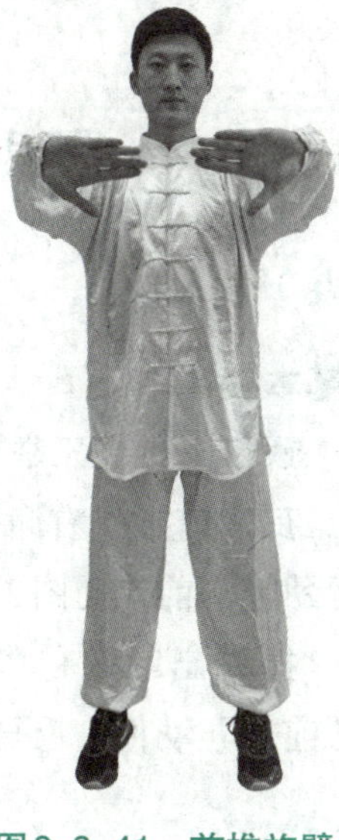
图2-3-41　前推旋臂

按、点、压、颤等手法功力的提升。具有振奋气机、增强内劲、平衡阴阳、强筋壮骨的作用，适合失眠、腰背劳损等患者锻炼。

（八）怀中抱月

［基本动作］

1. 预备　取大裆势，两臂屈肘，仰掌护于两胁。

2. 左右外分　两掌由腰部上提，化为立掌胸前交叉，缓缓向左右外分，肘欲伸直，指端向外，掌心向下，与肩同高（图2–3–42）。

3. 前倾抱抄　两指端蓄劲向下，上身略前倾，两手势如抱物，由上而下，由下而上徐徐抄起，屈肘，两手仰掌回收于胸前，成立掌交叉（图2–3–43）。

4. 收势　由立掌化俯掌下按，两臂后伸，变回原裆势。

［动作要领］仰掌上提，立掌交叉，左右外分，腕肘肩平，上提前倾，两臂徐徐抱拢，势如抱月。单练此势时，可练1~10分钟。

［作用］本势重点锻炼胸大肌、背阔肌、大圆肌及肱二头肌等肌群，以增强手臂及背部的力量。久练可通利三焦、疏肝理气，适合胁肋胀痛及肩、肘关节功能障碍等患者锻炼。

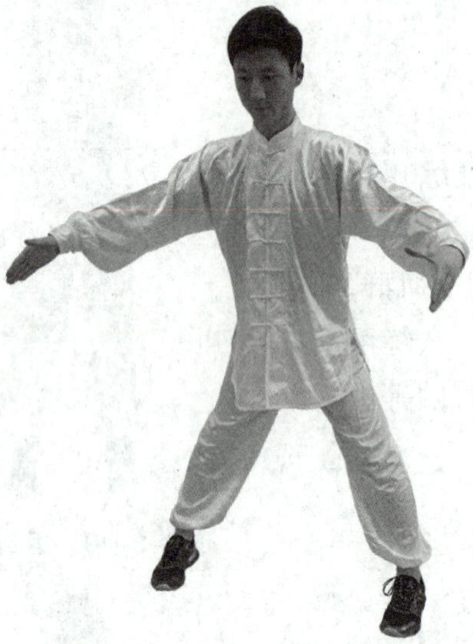

图2–3–42　左右外分

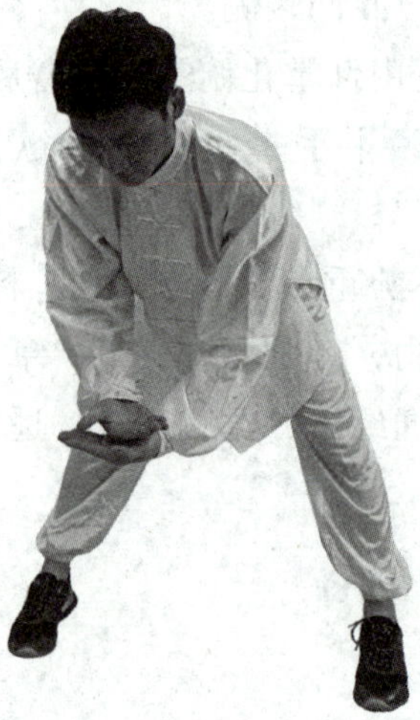

图2–3–43　前倾抱抄

（九）仙人指路

［基本动作］

1. 预备　同霸王举鼎。

2. 瓦楞前推　右仰掌上提至胸化立掌而出，四指并拢，指端朝上，拇指外分，手心内凹成瓦楞掌，肘臂运劲竖掌前推（图2–3–44）。

3. 握拳出掌　右掌推足后旋腕握拳，拳背朝上，蓄劲而收，收回于腰部，化拳为仰掌；左掌行“瓦楞前推”动作，反复数次（图2–3–45）。

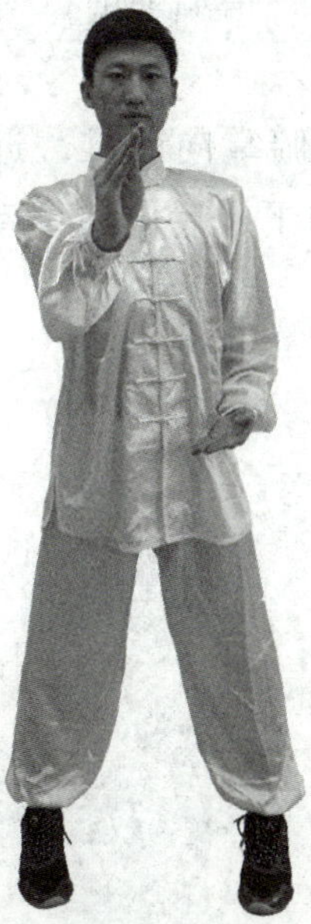

图2-3-44 瓦楞前推

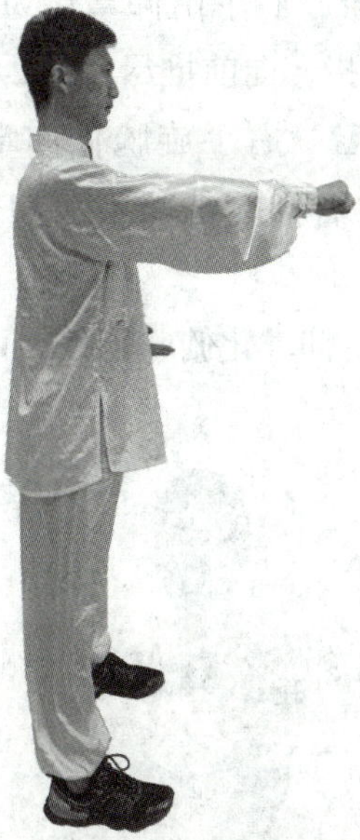

图2-3-45 握拳出掌

4. 收势 左掌旋腕握拳，收回腰部，化拳为仰掌；双掌化俯掌下按，两臂后伸，变回原裆势。

［动作要领］仰掌上托，竖掌胸前，形似瓦楞，肘臂运用劲前推，握拳蓄劲回收。单练此势时，可练1~10分钟。

［作用］本势重点锻炼骨间肌、拇长伸肌以及蚓状肌等肌群，通过左右臂交替运劲锻炼，增强前臂、肘及掌指的力量。久练可强筋壮骨、通经活络，有助于提高两手协调能力，使力透指尖，适合肘、腕关节功能障碍患者锻炼。

（十）平手托塔

［基本动作］

1. 预备 同霸王举鼎。

2. 平掌前推 两掌缓缓运劲前推，保持掌平，掌心向上，如托物状，推至手与肩平（图2-3-46）。

3. 外旋屈肘 四指着力，拇指运劲左右外旋，缓缓屈肘，蓄劲收回于两胁。

4. 收势 由仰掌化俯掌下按，两臂后伸，变回原裆势。

［动作要领］下肢运用霸力，仰掌运劲前推，拇指下压，手与肩平，如托物在手。单练此势时，可练1~10分钟。

［作用］本势重点锻炼冈下肌、小圆肌及手掌肌群等，以增强掌力、指力，有利于按、点、推、托等手法功力的提升。久练可增蓄气力、通经活络，适用于肘、腕关节功能障碍患者锻炼。

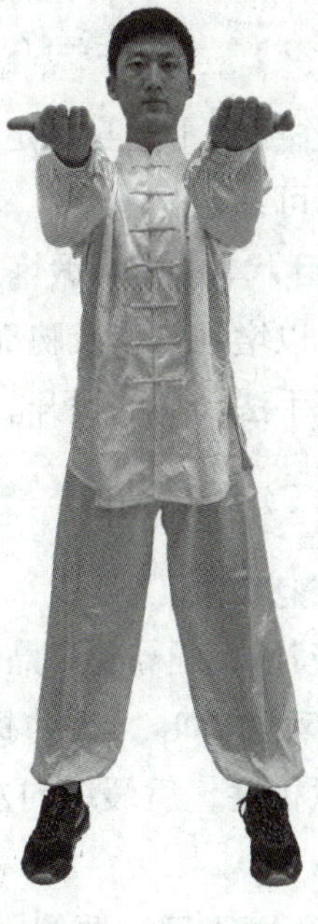

图2-3-46 平掌前推

（十一）运掌合瓦

［基本动作］

1. 预备 同霸王举鼎。

2. 右手前推 右手由仰掌化为俯掌，蓄力向左前方缓缓推出，指端朝前，拇指外分，掌心向下，运劲于臂，达于指，向前推尽（图2-3-47）。

3. 左手交替 右手旋腕化仰掌，缓缓收回，同时左仰掌化俯掌向前推，近胸时在右仰掌上交叉，掌心相合。右仰掌收回于腰侧，左掌继续缓缓前推，掌心向下，后同右掌动作收回于腰侧（图2-3-48）。

4. 收势 由仰掌化俯掌下按，两臂后伸，变回原裆势。

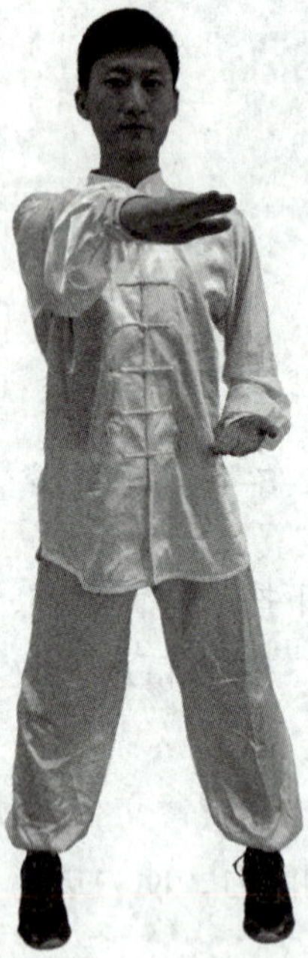

图2-3-47 右手前推

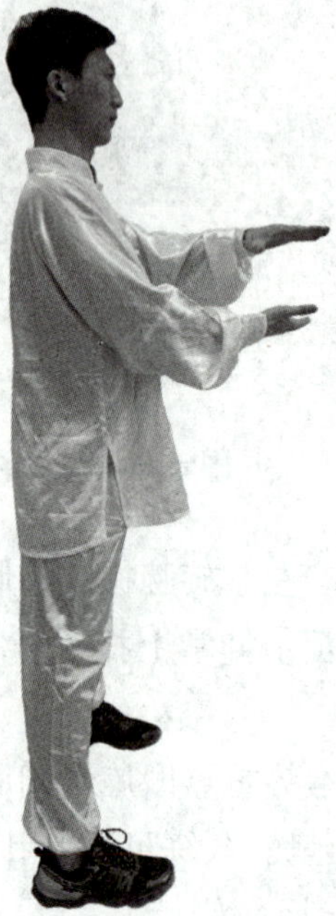

图2-3-48 左手交替

［动作要领］全身运足霸力，运劲于腰，贯劲于臂，发劲于指，两掌推收缓慢有力用劲勿松。单练此势时，可练1~10分钟。

［作用］本势重点锻炼旋前圆肌、旋前方肌和肱桡肌等肌群，以增强掌指及腕部的力量，有利于摩、擦、颤、推、拿等手法功力的提升。久练可疏肝利胆、增强臂力。

（十二）风摆荷叶

［习练步骤］

1. 预备 同霸王举鼎。

2. 风摆荷叶 运劲提两掌并前推，至胸前交叉，左上右下相叠，后缓缓向左右外分，至掌与肘肩平（图2-3-49）。

3. 合拢收回 两仰掌体前慢慢合拢，交叉后屈肘回收腰侧。

4. 收势 由仰掌化俯掌下按，两臂后伸，变回原裆势。

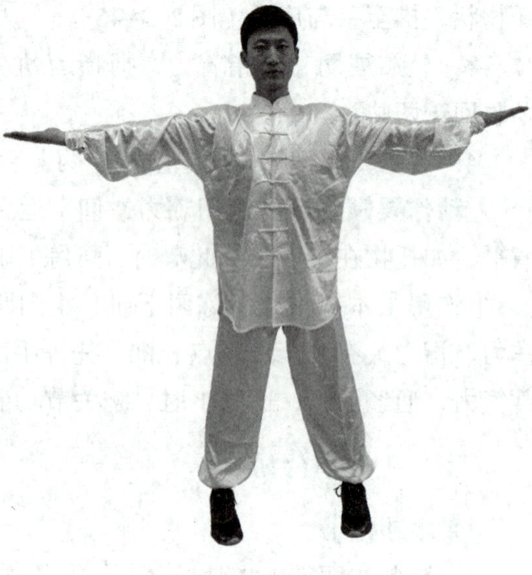

图2-3-49 风摆荷叶

［动作要领］下肢运用霸力，仰掌交叉前推，外旋挺肘拉开，肩、肘、腕、掌平齐。单练此势时，可练1~10分钟。

［作用］本势重点锻炼肱三头肌、三角肌和冈上肌等上臂肌群，可增强臂力。久练宽胸理气、气血自顺、元气自固，适合气喘、肺气肿、肺源性心脏病等患者锻炼。

（十三）顶天抱地

［基本动作］

1. 预备　取大裆势，两臂屈肘，仰掌护于腰侧。

2. 旋腕上举　指端相对，仰掌上托，至肩高势旋腕翻掌，掌根外展，前臂内旋，掌心朝上，徐徐上举，至两臂伸直（图2-3-50）。

3. 俯腰抱地　旋腕翻掌，两手缓缓向左右外分下抄，同时上身前俯，两掌逐渐合拢，两掌相叠（右上左下），掌心向上（图2-3-51）。

4. 收势　两手犹如抱物提至小腹，上身随势起立，两手仰掌收回腰侧，化俯掌下按，两臂后伸，变回原裆势。

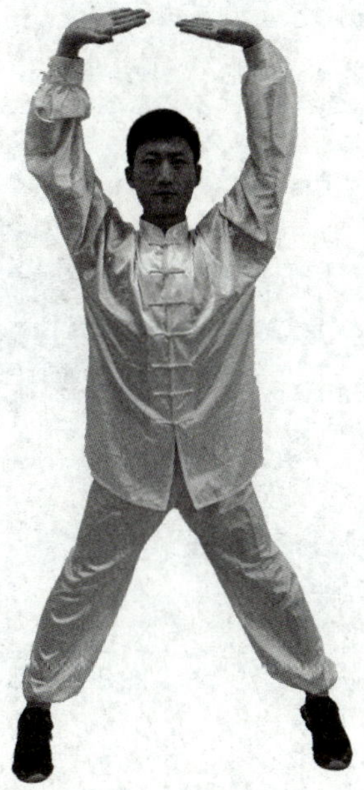

图2-3-50　旋腕上举

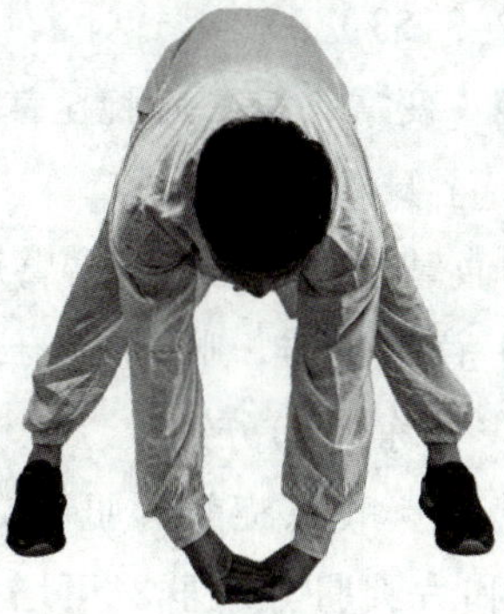

图2-3-51　俯腰抱地

［动作要领］下肢运用霸力挺直，手臂蓄劲上举，上身前俯，两手划弧下抄，掌背着地，两掌相叠如抱物上提。单练此势时，可练1~10分钟。

［作用］本势重点锻炼桡侧腕长伸肌、桡侧腕短伸肌、桡侧腕屈肌、尺侧腕屈肌等肌群，可强腰臂力量，增强推、按、揉、摩、摇等手法的功力。久练可强健筋骨、补肾壮腰，适合腰背酸痛、腰膝酸软者锻炼。

（十四）海底捞月

［基本动作］

1. 预备　同顶天抱地势。

2. **旋腕上举** 两手仰掌上提，经胸徐徐高举，并向左右分推，旋腕翻掌，掌心朝下。

3. **俯腰捞月** 腰向前俯，腿不可屈，脚静止性发力，两掌由上而下逐渐相拢，掌心向上似抱物，蓄劲待发（图2-3-52）。

4. **运劲上提** 两臂运劲，掌心指端着力，慢慢抄起，用抱力缓缓提到胸部或仰掌护腰，上身随势而直，目须平视。

5. **收势** 由仰掌化俯掌下按，两臂后伸，变回原裆势。

［**动作要领**］仰掌上提，经胸高举，左右分推，旋腕翻掌，腰向前俯，腿不可屈，脚用霸力，两臂运劲，指端着力，慢慢抄起。单练此势时，可练1~10分钟。

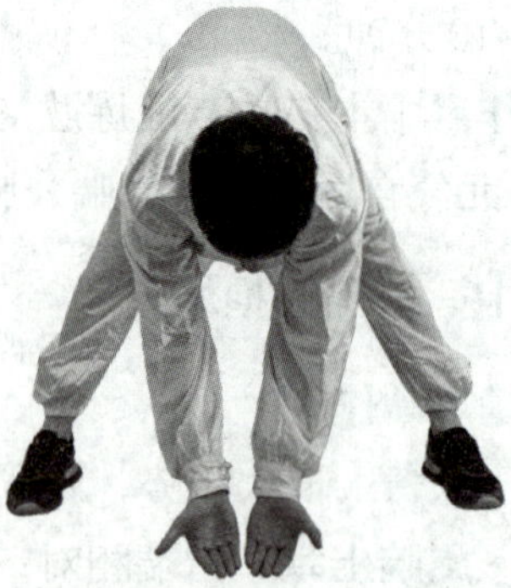

图2-3-52 俯腰捞月

［**作用**］本功法重点锻炼三角肌、前锯肌、斜方肌、冈上肌、腹肌、胸大肌和背阔肌等肌群，增强腰部及四肢肌力，有助于推、颤、旋、揉等手法功力的提升。久练可壮腰增力、通络补肾，适合腰背酸痛、肩周炎、失眠等患者锻炼。

（十五）饿虎扑食

［**基本动作**］

1. **预备** 取弓箭裆势，两臂屈肘，直掌护于腰侧。

2. **弓步扑食** 两掌前推，边推边内旋前臂，至虎口朝下，指端相对，掌心向前，上身随势前俯，前腿前似冲，后腿挺直勿松（图2-3-53）。

3. **握拳旋腕** 变掌为拳，旋腕至拳眼向上，缓缓屈肘收拳，化直掌护腰，上身随势而直。

4. **收势** 由直掌化俯掌下按，两臂后伸，变回原裆势。

［**动作要领**］直掌旋推，腰向前俯，劲注拳心，屈肘紧收。单练此势时，可练1~10分钟。

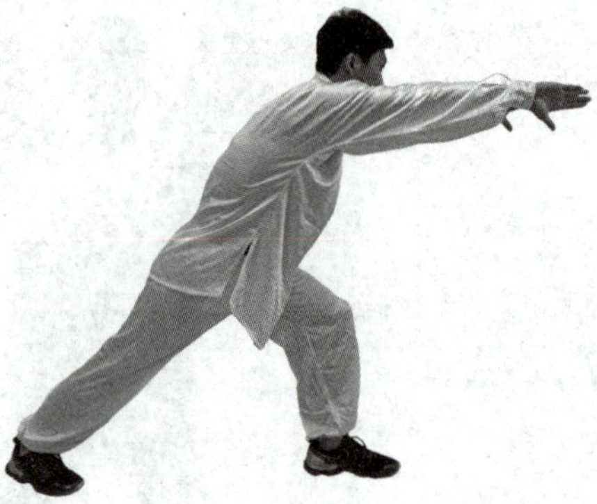

图2-3-53 弓步扑食

［**作用**］本势重点锻炼旋前圆肌、旋前方肌、肩胛下肌、胸大肌、背阔肌和大圆肌等肌群，可增强腰臂之力。久练强腰壮骨、气力倍增，适合肩臂酸痛、上肢无力、腰膝酸软等患者锻炼。

（十六）力劈华山

［**基本动作**］

1. **预备** 取马裆势，两臂屈肘，双手在胸前呈立掌交叉。

2. **左右分推** 两掌缓缓向左右分推，两肩放松，肘微屈，四指并拢，拇指外展，掌心向前，肩、臂、肘、腕、掌力求成水平线。

3. **力劈华山** 两臂运劲，上下劈动，连劈3次后化仰掌，屈肘收回腰侧（图2-3-54）。

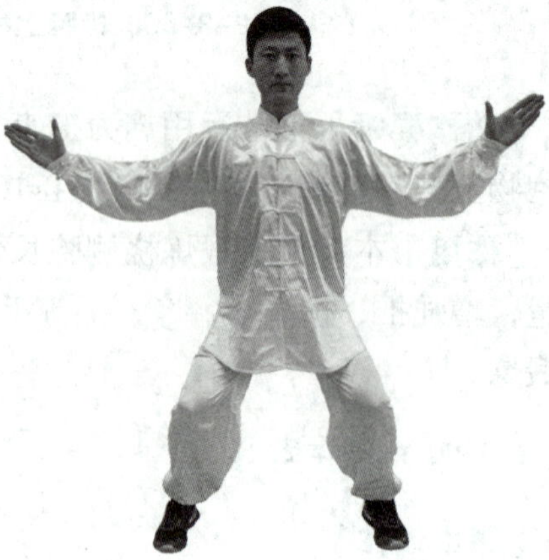

图2-3-54 力劈华山

4. **收势**　由仰掌化俯掌下按，两臂后伸，变回原裆势。

[动作要领] 头身正直，两目平视，两臂蓄劲，发力下劈。单练此势时，可练1~10分钟。

[作用] 本势重点锻炼上臂肌群、斜方肌、背阔肌、胸大肌、大圆肌及肩胛下肌等肌群，本动作可为扳、击、拍等手法的练习打下基础。久练可宽胸理气、平肝健肺、调整气机，适合肩背酸痛、腰膝酸软、失眠等患者锻炼。

（十七）乌龙钻洞

[基本动作]

1. **预备**　同饿虎扑食。

2. **乌龙钻洞**　两掌徐徐前推，掌心相对，边推边内旋前臂，成俯掌，掌心向下，指端朝前，上身随势前俯（图2-3-55）。

3. **蓄力回收**　两手屈肘，蓄力而收，边收边外旋前臂，使掌心向上，由俯掌化仰掌收回于腰部，上身随势而直。

4. **收势**　由仰掌化俯掌下按，两臂后伸，变回原裆势。

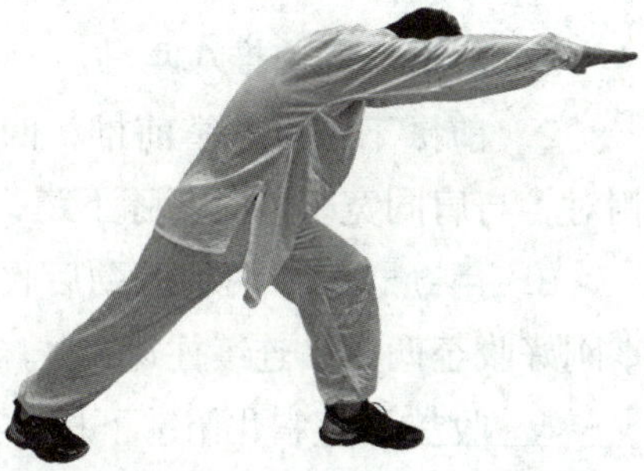

图2-3-55　乌龙钻洞

[动作要领] 两足尖内扣，五趾抓地，两手直掌并行，掌心相对，徐徐前推，上身随势前俯，推尽后蓄力而收。单练此势时，可练1~10分钟。

[作用] 本势重点锻炼大圆肌、旋前圆肌、旋前方肌、冈下肌、小圆肌和旋后肌等肌群，以增强肩、臂、背、掌、腿力。久练强筋壮骨、增强臂力，适合上臂酸痛无力、腰膝酸软等患者锻炼。

（十八）丹凤朝阳

[基本动作]

1. **预备**　同霸王举鼎。

2. **运劲朝阳**　右掌旋腕化俯掌，徐徐向左胸前上方运劲外展，眼看前方，缓缓运向右下方，后运劲上提作半圆形，收回于腰部（图2-3-56，图2-3-57）。

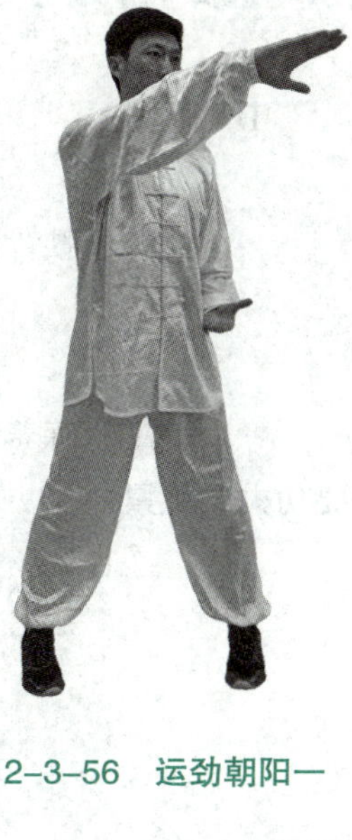

图2-3-56　运劲朝阳一

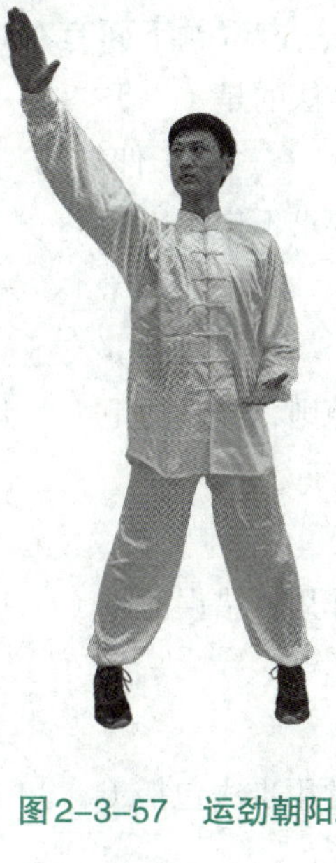

图2-3-57　运劲朝阳二

3. **两手交替** 左掌动作同右手，唯方向相反。

4. **收势** 下按由仰掌变俯掌，两臂后伸，变回原裆势。

[动作要领] 旋腕化掌，蓄力外展，缓缓下运，形似半圆。单练此势时，可练1~10分钟。

[作用] 本势重点锻炼三角肌、冈上肌、手臂肌群、胸大肌、背阔肌、三角肌、肱二头肌等肌群，以增强肩、背、上肢及腰的耐受力。久练可滑利关节、松解粘连，适合肩、肘关节功能障碍等患者锻炼。

（十九）三起三落

[基本动作]

1. **预备** 同前推八匹马。

2. **前推下蹲** 两掌前推，四指并拢，拇指运劲外展，掌心相对，与肩同宽。同时两膝下蹲，推至肘直（图2-3-58）。

3. **用劲起蹲** 两掌运劲后收，身体随势起立，待直立时两掌刚好收至两胁，连续往返3次。

4. **收势** 直掌化俯掌下按，两臂后伸，变回原裆势。

[动作要领] 指臂蓄力，前推下蹲，用劲后收，随之而起。单练此势时，可练1~10分钟。

[作用] 本势重点锻炼股直肌、阔筋膜张肌、缝匠肌、臀大肌、股二头肌、半腱肌、半膜肌及股四头肌等肌群。通过两臂前后运劲配合下肢屈伸锻炼，增强拇指和下肢力量，有助于点、按、推、压、抹、踩跷等手法功力的提升。久练可强筋壮骨、疏通经络，适合肩、膝、肘关节功能障碍患者锻炼。

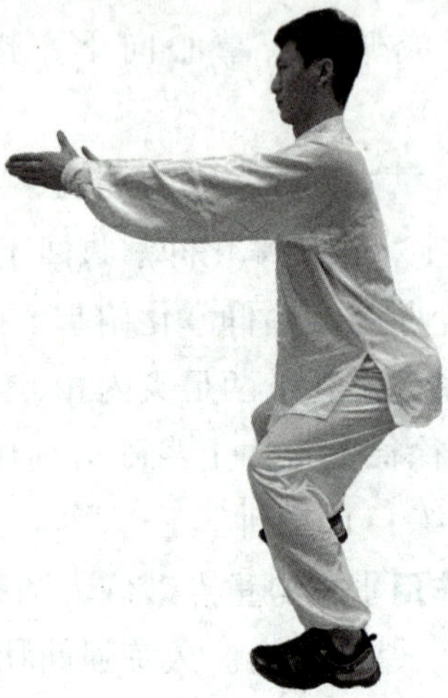

图2-3-58 前推下蹲

目标检测

答案解析

一、单项选择题（每一道试题下面有ABCDE五个备选答案，请从中选择一个最佳答案）

1. 以下不属于掌法的是（ ）

A. 立掌 B. 仰掌 C. 握固 D. 反掌 E. 瓦楞掌

2. 马裆势动作要求不包括（ ）

A. 两膝90° B. 两足尖内扣 C. 腰背挺直
D. 上身前俯 E. 自然呼吸

3. 呼吸锻炼的原则，错误的是（ ）

A. 顺其自然 B. 循序渐进 C. 练养结合
D. 追求深长 E. 深长细匀的呼吸需要功夫的积累

4. 推拿练功的作用，错误的是（ ）

A. 平衡阴阳 B. 养生益智 C. 调节脏腑
D. 增力添劲 E. 协助诊断

5. 推拿练功的常用步法包括（ ）

A. 大裆势　B. 马步　C. 马裆势　D. 站裆势　E. 悬裆势

6. 腹式呼吸法不包括（　）

A. 顺腹式呼吸法　B. 逆腹式呼吸法　C. 停闭呼吸法
D. 提肛式呼吸　E. 吸呼停法

7. 关于推拿练功前的准备，以下错误的是（　）

A. 室内要温暖　B. 练功要定时　C. 身心要放松
D. 空气要清新　E. 无明确要求

8. 推拿练功的禁忌不包括（　）

A. 忌汗出当风　B. 忌饥饱练功　C. 忌纵欲耗精
D. 忌纵口暴饮　E. 忌清晨练功

9. 推拿功法中的功是指（　）

A. 功夫　B. 功底　C. 功时　D. 功力　E. 气功

10. 推拿功法可“增力添劲”中的“劲”理解，正确的是（　）

A. 力气　B. 技巧　C. 内劲　D. 意念　E. 丹田

11. 以下不属于意念锻炼基本要求的是（　）

A. 区分正念与杂念　B. 把握其真意　C. 用意要轻
D. 用意要灵活　E. 意守下丹田

12. 推拿功法可“调和气血”，理解错误的是（　）

A. 凝滞气血　B. 引导气血运行　C. 促进气的生成
D. 促进血的生成　E. 推动气血运行

13. 以下按照动静进行分类的是（　）

A. 内功　B. 静功　C. 卧功　D. 站功　E. 外功

14. 关于推拿练功的意义不正确的是（　）

A. 增强体力　B. 补充临床治疗　C. 增强关节灵活性
D. 改善发力技巧　E. 调节情绪

15. 以下对易筋经的解释，不正确的是（　）

A. 易：改变、变化、改良
B. 易：简单、容易
C. 筋：筋脉
D. 经：方法、经验、学问
E. 经：经典

16. 易筋经是以下哪个推拿流派惯用的习练功法（　）

A. 一指禅推拿流派　B. 内功推拿流派　C. 点穴推拿流派
D. 㨰法推拿流派　E. 正骨推拿流派

17. 以下属于易筋经功法内容的是（　）

A. 前推八匹马　B. 倒拉九头牛　C. 丹凤朝阳
D. 九鬼拔马刀　E. 三起三落

18. 少林内功是以下哪个推拿流派惯用的习练功法（　）

A. 一指禅推拿流派　B. 内功推拿流派　C. 点穴推拿流派
D. 㨰法推拿流派　E. 正骨推拿流派

二、简答题

1. 简述推拿练功的作用。
2. 易筋经十二势的名称有哪些？

（曹利超）

书网融合……

知识回顾　　微课　　习题

第三章　成人推拿手法

PPT

学习目标

知识要求：

1. 掌握成人推拿手法的概念、操作方法、动作要领和注意事项。
2. 熟悉成人推拿手法的适用部位和作用。
3. 了解成人推拿手法的主治病证。

技能要求：

1. 熟练掌握成人推拿手法的动作要领，会规范进行成人推拿手法的操作。
2. 学会合理选用成人推拿手法治疗临床常见病证。

推拿手法是指术者用手或肢体的其他部位，按照特定的技巧动作，作用于受术者，从而实现其防病治病目的的方法。手法操作的规范性、准确性、熟练程度和合理运用都将影响推拿防治疾病的效果。手法是推拿防治疾病疗效的关键。成人推拿手法是与小儿推拿手法相对而言的，是推拿手法的基本内容。

为了达到更好的防治疾病效果，成人推拿手法操作时要达到基本的技术要求。其中，松解类手法主要作用于软组织，要求操作达到“持久、有力、均匀、柔和、深透”。所谓“持久”是指手法能够严格按照技术要求和操作规范，持续操作一定时间；所谓“有力”是指手法必须具备一定的力量、功力和技巧力，在力的具体运用上需根据操作对象的体质、病情和施术部位等灵活增减；所谓“均匀”是指手法操作要注意动作的节奏性和用力的平稳性，即动作频率不可时快时慢，用力不可时轻时重；所谓“柔和”是指手法应做到轻而不浮，重而不滞，刚中有柔，刚柔相济，用力宜缓和、灵活，讲究技巧力，不可生硬、粗暴，手法变换应自然协调，毫无涩滞；所谓“深透”是指手法在应用过程中所产生的功力不能局限于体表，必须内达深层组织及脏腑，起到祛除病邪、调节脏腑功能的作用，这是手法作用的最终效果。整复类手法主要作用于骨关节，为了保证手法的安全性和有效性，除上述对手法的基本要求外，要求操作做到稳、准、巧、快。即手法操作要平稳自然，因势利导，避免生硬粗暴；手法选择要有针对性，定位准确；手法施术时要使用技巧力，以柔克刚，不可使用蛮力、暴力；手法用力时要疾发疾收，即用所谓的“寸劲”。“稳、准、巧、快”要求贯穿于每一个整复手法操作的全过程。《医宗金鉴》曰：“一旦临证，机触于外，巧生于内，手随心转，法从手出。”

本章主要介绍成人推拿手法中的摆动类、摩擦类、振动类、挤压类、叩击类、运动关节类、复合类和其他类手法中的常用手法。小儿推拿手法将在第七章小儿推拿中介绍。

第一节　摆动类手法

摆动类手法是通过前臂及腕关节有节奏的摆动，使手法产生的力（或功力）轻重交替、持续不断地作用于体表施术部位的一类手法。其特点是手法缠绵，具有可持续操作性，刺激缓和舒适，适应范围广。

本类手法主要包括一指禅推法、㨰法和揉法3种。

一、一指禅推法

一指禅推法是指以拇指端或螺纹面着力，通过前臂的主动摆动带动腕和拇指关节有节律性的摆动，使其所产生的力通过拇指持续不断地作用于施术部位或穴位上的一种推拿手法，是一指禅推拿流派的代表手法。

（一）操作方法

手握空拳，大拇指自然伸直盖住拳眼，以拇指端或螺纹面着力于体表施术部位或穴位上。沉肩、垂肘、悬腕，前臂主动运动，带动腕关节有节律地左右摆动，使所产生的力通过拇指端或螺纹面轻重交替、持续不断地作用于施术部位或穴位上（图3-1-1）。前臂摆动产生的功力通过拇指轻重交替作用于施术部位，外摆和回摆时着力轻重为3∶1，即"推三回一"。

一指禅推法操作有屈伸拇指指间关节和不屈伸拇指指间关节两种术式。前者刺激柔和，后者着力较稳、刺激较强。若术者拇指指间关节较柔软，或治疗时要求较柔和的刺激，宜选用屈伸拇指指间关节的操作；若术者拇指指间关节较硬，或治疗时要求的刺激较强，宜选用不屈伸拇指指间关节的操作。

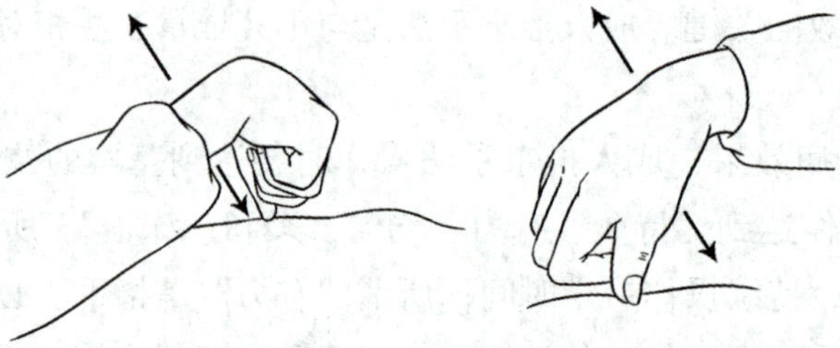

图3-1-1　一指禅推法

一指禅推法变化形成了一指禅偏峰推法和一指禅屈指推法的运用。其中，一指禅偏峰推法以拇指桡侧偏峰部着力，拇指自然伸直并内收，其余手指自然伸直。腕关节略微伸平或自然伸直，其运动过程与一指禅推法相同。

一指禅屈指推法需拇指屈曲，指端顶于食指桡侧缘，或螺纹面压在食指的指背上，余指握拳。以拇指指间关节桡侧或背侧着力于施术部位或穴位上，其运动过程亦与一指禅推法相同，此法亦称为"跪推"。

（二）动作要领

一指禅推法操作时要求做到沉肩、垂肘、悬腕、指实掌虚和紧推慢移。具体而言：

（1）沉肩是指肩关节自然放松，肩胛骨自然下沉，不能耸肩用力，以腋下空松能容一拳为宜。

（2）垂肘是指肘关节自然下垂、放松，略低于腕部。肘部不要向外支起，亦不宜过度夹紧内收。

（3）悬腕是指腕关节自然垂屈、放松，自然屈曲。腕部在外摆时，尺侧要低于桡侧，回摆到最大时，尺、桡侧持平。

（4）指实掌虚是指拇指端或螺纹面自然着实吸定于操作部位，其余手指及掌部放松，握虚拳。

（5）紧推慢移是指一指禅推法在体表移动操作时，前臂需维持较快的摆动频率，即每分钟120~160次，但拇指端或螺纹面在体表的移动速度宜缓慢。

（三）注意事项

（1）一指禅推法在操作时宜姿态端正，精神内守，肩、肘、腕各部位贯穿一个“松”字，做到蓄力于掌，发力于指，将功力集中于拇指端，使手法刚柔相济，形神俱备。

（2）一指禅推法操作中不可耸肩，不可将腕关节用力屈曲，拇指的着力部位在操作时不能滑动、摩擦或离开治疗部位，手掌与手指部位不能挺劲。

（四）临床应用

一指禅推法具有接触面小、刺激偏弱或中等、深透性好等特点，适用于全身各部，以经络、穴位应用较多。其中，以指端或螺纹面操作的多用于躯干或四肢部；以偏峰操作的多用于颜面部；以屈指推操作的多用于颈项部及关节骨缝处。

本法具有舒筋通络、行气活血、祛瘀消积、健脾和胃等作用，可用于内、外、妇、儿、五官、伤科等病证，如头痛、失眠、面瘫、胃脘痛、泄泻、近视、月经不调、颈项强痛、肩周炎等，也常用于保健推拿。

二、㨰法

㨰法是指以第五掌指关节背侧吸附于体表施术部位，通过腕关节的屈伸运动和前臂的旋转运动，使小鱼际与手背在施术部位上做持续不断地来回㨰动的一种推拿手法。本法为㨰法推拿流派的代表手法。

（一）操作方法

拇指自然伸直，其余四指自然屈曲，无名指与小指的掌指关节屈曲约呈90°，余指屈曲的角度依次减小，手背沿掌横弓排列呈弧面，以小指掌指关节背侧吸附于体表施术部位上。以肘关节为支点，前臂主动做推旋运动，带动腕关节做较大幅度的屈伸活动，使小鱼际和手背尺侧部在施术部位上持续不断地来回㨰动（图3–1–2）。

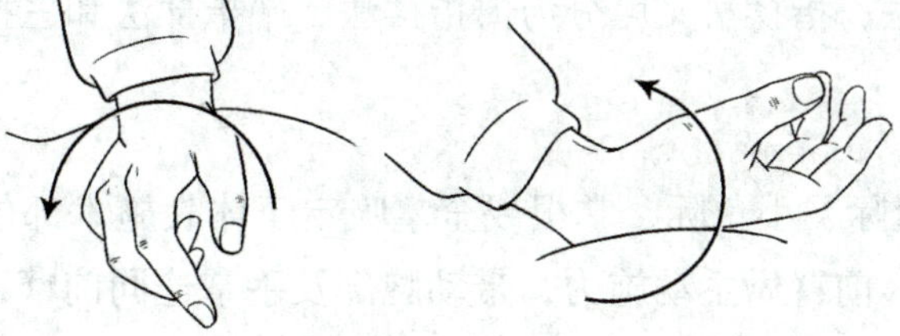

图3–1–2　㨰法

由㨰法变化而来的有掌指关节㨰法和拳㨰法。

掌指关节㨰法操作是以第五掌指关节背侧为吸定点，以小指、中指、无名指、食指的掌指关节背侧为滚动着力面，腕关节略屈向尺侧，其余准备形态同㨰法，其手法运动过程亦同㨰法。

拳㨰法操作时，拇指自然伸直，余指半握空拳状，以食指、中指、无名指和小指的第一节指背着力于施术部位上。肘关节屈曲，前臂主动施力，在无旋前圆肌参与的情况下，单纯进行推拉摆动，带动腕关节做无尺、桡侧偏移的屈伸活动，使食指、中指、无名指和小指的第一节指背、掌指关节背侧、指间关节背侧为㨰动着力面，在施术部位上进行持续不断地㨰动。

（二）动作要领

（1）肩关节放松下垂，肘关节自然屈曲，上臂中段距胸壁一拳左右，腕关节放松，手指自然弯曲，不能过度屈曲或挺直。

（2）操作过程中，腕关节屈伸幅度应在120°左右（即前㨰至极限时屈腕约80°，回㨰至极限时伸腕约40°），使掌背部分的1/2面积（尺侧）依次接触治疗部位。

（3）㨰法对体表产生轻重交替的刺激，前㨰和回㨰时着力轻重之比为3∶1，即“㨰三回一”。

（4）操作时压力、频率、摆动幅度要均匀，动作要灵活协调。手法频率每分钟120~160次。

（三）注意事项

（1）操作时应紧贴于治疗部位上㨰动，不宜拖动、跳动和空转。

（2）控制好腕关节的屈伸运动，避免出现折刀样的突变动作而造成跳动感。

（3）应注意腕关节的屈伸幅度，如腕关节屈伸幅度不够，会导致手背部的接触面积减少。

（4）应避免掌指关节的骨突部与脊椎棘突或其他部位关节的骨突处猛烈撞击。

（5）操作时，移动的速度不宜过快。

（四）临床应用

㨰法着力面积大，刺激平和舒适，主要用于颈项、肩背、腰臀、四肢等肌肉丰厚处。

本法具有活血祛瘀、舒筋通络、滑利关节、缓解肌肉痉挛等作用，适用面广，为伤科、内科、妇科的常用手法。临床主要用于颈椎病、肩周炎、腰椎间盘突出症、各种运动损伤、运动后疲劳、偏瘫、高血压、痛经、月经不调等病证。也是常用的保健推拿手法之一。

三、揉法

揉法是指以手指螺纹面、手掌大鱼际、小鱼际、掌根或全掌着力，吸定于体表施术部位上，做轻柔和缓的上下左右或环旋转动，且带动吸定部位的皮下组织一起运动的一种推拿手法。

揉法是推拿常用手法之一，根据操作时接触面的不同可分为掌揉法和指揉法。掌揉法又可分为大鱼际揉法、掌根揉法和全掌揉法；指揉法又可分为拇指揉法、中指揉法和三指揉法。

（一）操作方法

1. 掌揉法 用手掌大鱼际、小鱼际、掌根或全掌吸定于体表施术部位或穴位上，沉肩、垂肘、腕关节放松，以肘关节为支点，前臂做主动施力，带动腕部及手掌连同前臂，使手掌着力部在施术部位上做轻柔和缓的环形转动，并带动皮下组织一起运动（图3-1-3，图3-1-4）。

2. 指揉法 用拇指、中指或食中无名三指指腹吸定于体表施术部位或穴位上，腕关节微屈，以肘关节为支点，前臂做主动施力，带动腕和掌指，使着力的指腹在施术部位上做轻柔和缓的环形转动，并带动皮下组织一起运动（图3-1-5）。

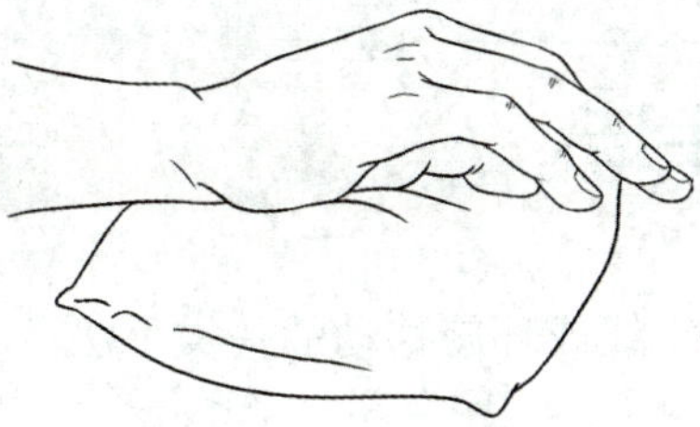

图3-1-3 大鱼际揉法

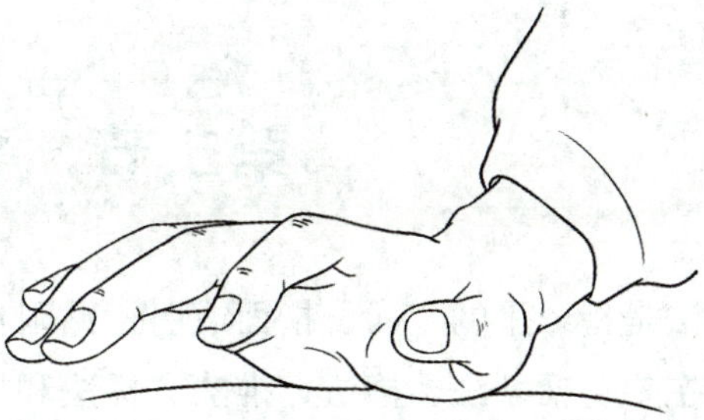

图3-1-4 掌根揉法

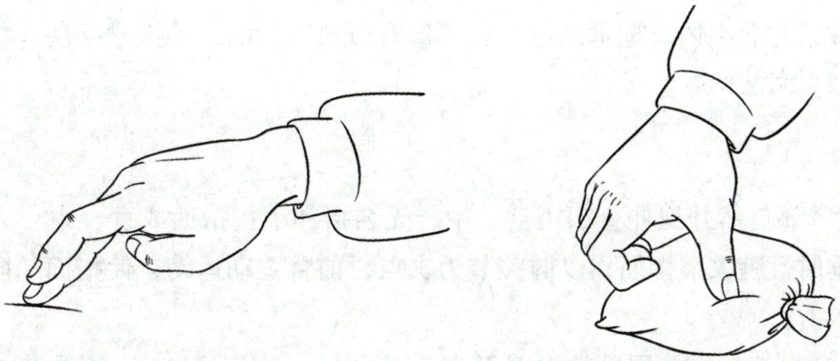

图3-1-5 指揉法

（二）动作要领

（1）所施压力要小。

（2）动作要灵活而有节律性，频率一般为每分钟120~160次。

（3）往返移动时应在吸定的基础上进行。

（4）大鱼际揉法操作时前臂要有推旋动作，腕部宜放松。指揉法操作时则腕关节要保持一定紧张度，且轻快。掌根揉法操作时则腕关节要略有背伸，松紧适度，压力可稍重些。

（三）注意事项

（1）揉法操作时注意吸定于施术部位，带动吸定部位的组织一起运动，不能在体表形成摩擦。

（2）操作时向下的压力不可太大，要适中，以刚好能带动被操作部位一起回旋转动为度。

（四）临床应用

揉法轻柔缓和，刺激平和舒适，接触面可大可小，适用于全身各部位。其中，大鱼际揉法主要适用于头面、胸胁等肌肉浅薄或骨突比较明显的部位；掌根揉法主要适用于腰背及四肢等面积大且平坦的部位；全掌揉法主要适用于脘腹部等；拇指揉法和中指揉法主要适用于全身各部穴位，小儿推拿常用；三指揉法主要适用于小儿颈部。

本法具有醒神明目、宁心安神、宽胸理气、消积导滞、健脾和胃、活血祛瘀、缓急止痛、调节胃肠功能等作用。临床主要用于头痛、面瘫、胸闷胁痛、便秘、泄泻、软组织损伤、儿科等病证，也是保健推拿 常用手法之一。

揉法刺激轻柔，为加强刺激，临床上常和按法结合使用而形成按揉法。

第二节　摩擦类手法

摩擦类手法是指以手的掌面、指面或肘臂贴附在体表，做直线或环旋移动的一类手法。本类手法主要包括摩法、擦法、推法、搓法和抹法等手法。

一、摩法

摩法是指用指或掌附着在体表施术部位上做环形有节律摩动的一种推拿手法。根据操作时着力部位的不同分为指摩法和掌摩法两种。

（一）操作方法

1. 指摩法　指掌部自然并拢伸直，用食、中、无名指和小指指面或食、中、无名指指面附着于施术部位上，沉肩、垂肘，腕关节微屈，以肘关节为支点，前臂主动运动，使指面随同腕关节做环形或直线往返摩动（图3-2-1）。

2. 掌摩法　手掌自然伸直，用手掌附着于施术部位上，沉肩、垂肘，腕关节放松并略背伸，将手掌平放于体表施术部位上。以肘关节为支点，前臂主动运动，使手掌连同腕关节一起做环形或直线往返摩动（图3-2-2）。

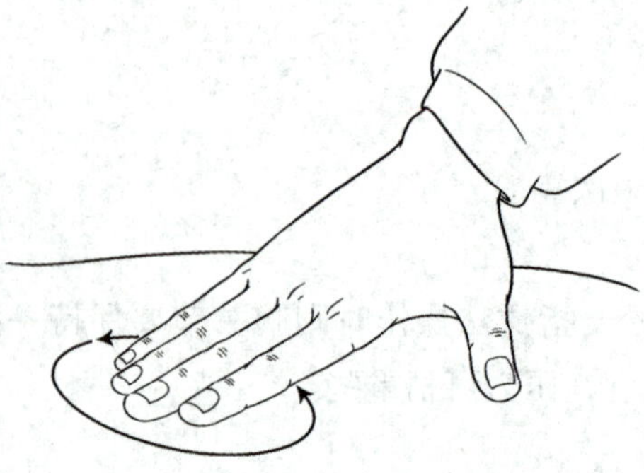
图3-2-1　指摩法

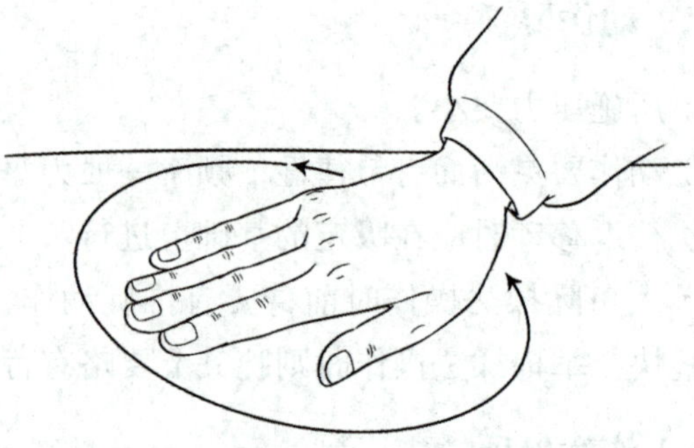
图3-2-2　掌摩法

（二）动作要领

（1）肩臂部放松，肘关节屈曲。指摩法时腕关节要保持一定的紧张度，掌摩法时则腕部要放松。

（2）指摩法力量较轻，腕关节自然屈曲，形成摩动的力量主要源于前臂，且速度宜稍快；掌摩法腕关节微背伸，主要以掌心、掌根部接触施术部位皮肤，操作时肩、肘、腕关节动作要协调，力量和速度宜稍重缓。

（3）摩动的速度、压力宜均匀。《厘正按摩要术》曰："摩法较推则从轻，较运则从重。"

（三）注意事项

（1）摩法操作时，速度不宜过快，也不宜过慢。

（2）摩法操作时，不可用力下压，要求压力不宜过轻，也不宜过重。

（3）摩法要根据病情的虚实来决定手法的摩动方向，临床一般以环摩应用较多，直摩应用相对较少。就环摩而言，传统以“顺摩为补，逆摩为泻”，故虚证宜顺时针方向摩动，实证宜逆时针方向摩动。现代应用时，常以摩动部位的解剖结构及病理状况决定顺逆摩的方向。

（4）摩法与揉法均是环形操作，应注意两者的区别。

（四）临床应用

摩法刺激量较小，轻柔而舒适，适用于全身各部，尤以腹部、胸胁部应用较多。

本法具有和中理气、消积导滞、宽胸理气、疏肝解郁、疏通经络、行气活血、缓急止痛等作用。临床主要用于脘腹胀满、消化不良、泄泻、便秘、肝郁气滞、咳嗽、气喘、月经不调、痛经、阳痿、遗精、外伤肿痛等病证。本法也为保健推拿常用手法之一。

二、擦法

擦法是指用指或手掌掌面、大鱼际、小鱼际贴附于体表一定部位，做快速的直线往返运动，使之摩擦生热的一种推拿手法。本法可分为指擦法、掌擦法、大鱼际擦法和小鱼际擦法。

（一）操作方法

以食指、中指、无名指和小指指面或掌面、大鱼际、小鱼际置于体表施术部位。沉肩，屈肘，腕关节伸直，以肘或肩关节为支点，前臂或上臂做主动运动，使手的着力部分在体表做均匀的上下或左右直线往返摩擦移动，使施术部位产生一定的热量。用食指、中指、无名指和小指指面着力称指擦法；用全掌面着力称掌擦法（图3–2–3）；用大鱼际着力称大鱼际擦法（图3–2–4）；用小鱼际着力称小鱼际擦法（图3–2–5）。

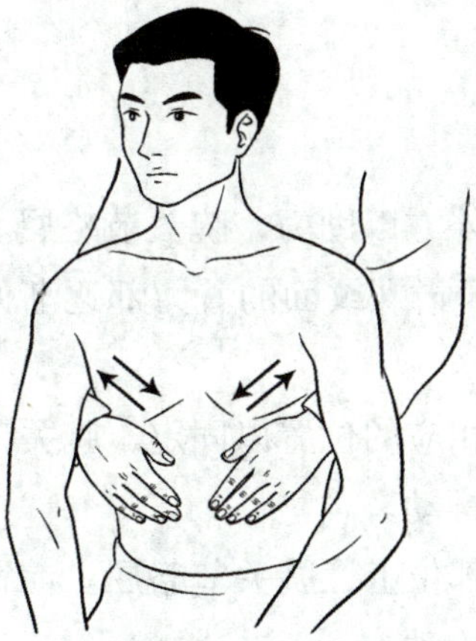

图3–2–3　掌擦法

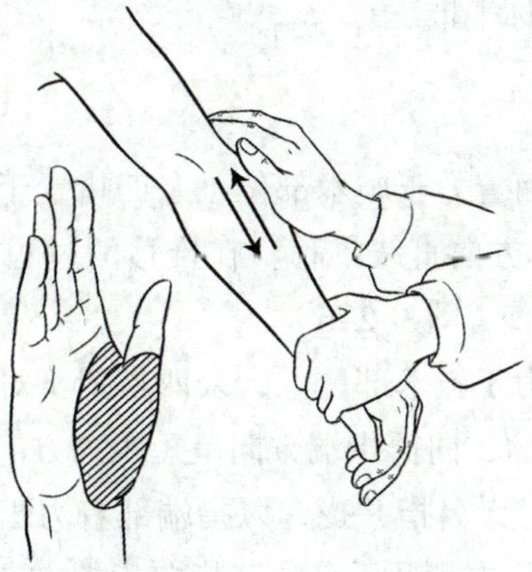

图3–2–4　大鱼际擦法

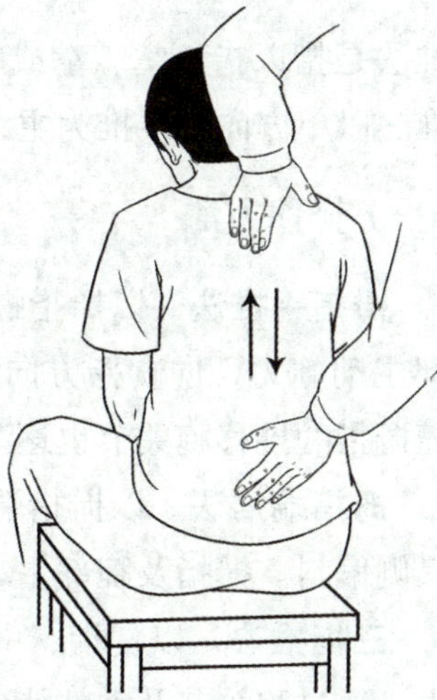

图3–2–5　小鱼际擦法

（二）动作要领

（1）肩关节宜放松，肘关节宜自然下垂并内收。

（2）操作时，着力部分要紧贴体表，压力要适度，需直线往返运行，往返摩擦线路要直，每次擦的路线重叠，往返的距离多数情况下应尽力拉长，而且动作要连续不断，犹如拉锯状。

（3）指擦法时应以肘关节为支点，前臂为动力源，擦动的往返距离宜小，属擦法中的特例。掌擦法、大鱼际擦法及小鱼际擦法均以肩关节为支点，上臂为动力源，擦动的往返距离宜大。

（4）擦法操作时，以局部深层组织得热为度，即所谓“透热”。

（三）注意事项

（1）擦法操作时，腕关节不能活动，以保持手掌面的稳定。掌擦法和大、小鱼际擦法均以肩关节为支点，上臂为动力源。

（2）操作时呼吸宜自然，不可屏气操作，擦动时运行的线路不可歪斜，忽左忽右，往返距离尽量拉长。

（3）擦法操作时施术部位应充分暴露，擦时速度宜先慢后快，不可擦破皮肤，可涂少许润滑剂，防止擦破皮肤。

（4）操作时压力不可过大，也不可过小。

（5）擦法运用后，皮肤潮红，不宜在被擦部位再施用其他手法，以免损伤皮肤。

（四）临床应用

擦法适用于全身各部。其中，指擦法主要适用于面积小的颈项、肋间等；掌擦法主要适用于面积大的肩背、胸腹和腰骶部；大鱼际擦法主要适用于四肢部，尤以上肢常用；小鱼际擦法主要适用于脊柱两侧及腰骶部。

本法具有温经通络、散寒除湿、行气活血、消肿止痛、宽胸理气、调理脾胃、温肾壮阳等作用。临床主要用于呼吸系统、消化系统及运动系统疾病的治疗，如风湿痹痛、咳嗽、胸闷、腹泻、消化不良、阳痿、遗精、带下等。本法一般作为结束手法，也为保健推拿常用手法之一。

三、推法

推法是指以指、掌、拳或肘部着力于体表一定部位，做单方向的直线或弧形推动的一种推拿手法。成人推法以单方向直线推为主，又称平推法。

（一）操作方法

1. 拇指平推法 以拇指螺纹面着力于施术部位，余四指置于其前外方以助力，腕关节略屈。拇指及腕部主动施力，向食指方向呈单方向直线推移。在推移的过程中，拇指螺纹面的着力部逐渐偏向桡侧，随拇指的推移腕关节也逐渐伸直（图3-2-6）。

2. 拇指端推法 以拇指端着力于施术部位上，余四指置于对侧或相应的位置以固定，腕关节略屈并向尺侧偏斜。拇指及腕部主动施力，向拇指端方向呈短距离方向直线推动。

3. 三指推法 以食指、中指、无名指并拢，以指端部着力于施术部位上，腕关节略屈。前臂部主动施力，通过腕关节及掌部使食指、中指及无名指三指向指端方向直线推动。

4. 掌推法 以全掌或掌根部着力于施术部位，全掌推时腕掌部伸直，掌根推时腕关节略背伸，肘关节伸直。以肩关节为支点，上臂部主动施力，通过肘、前臂、腕、掌，使全掌或掌根部向前方做单方向直线推动（图3-2-7）。

5. 拳推法 手握实拳，以食、中、无名及小指四指的第一指间关节突起部着力于施术部位，腕关节挺劲伸直，肘关节略屈。以肘关节为支点，前臂主动施力，向前呈单方向直线推动（图3-2-8）。

6. 肘推法 屈肘，以肘关节尺骨鹰嘴突起部着力于施术部位，可用另一手掌部扶握屈肘侧拳顶以固定助力。以肩关节为支点，上臂部主动施力，做缓慢的单方向直线推动（图3-2-9）。

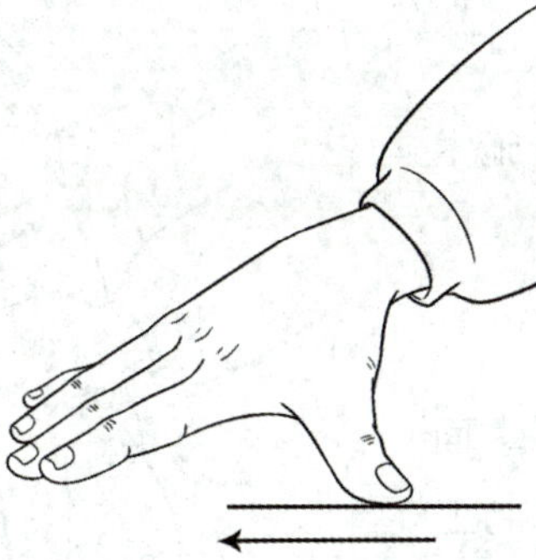

图3-2-6　拇指平推法

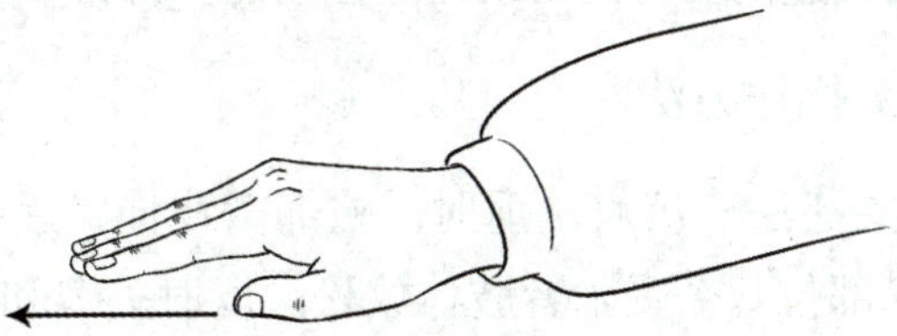

图3-2-7　掌推法

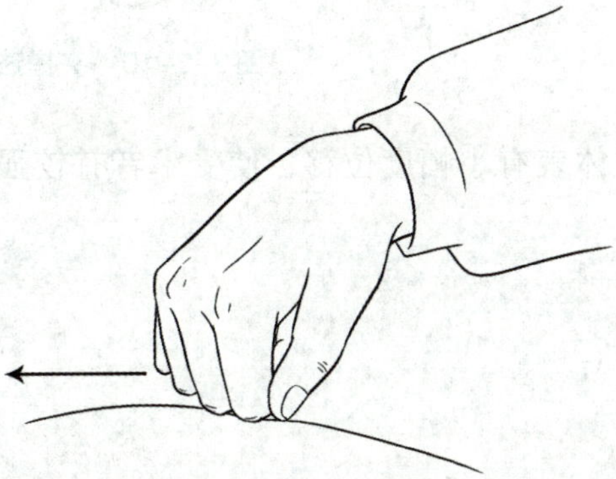

图3-2-8　拳推法

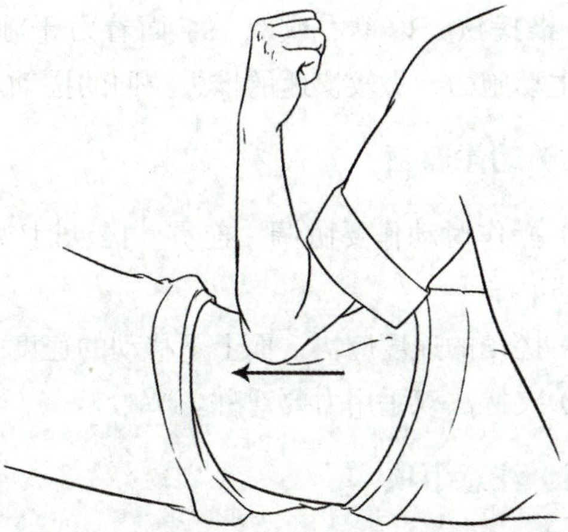

图3-2-9　肘推法

（二）动作要领

（1）着力部位要紧贴体表，呈单方向直线推移。

（2）推进的速度宜缓慢均匀，压力要平稳适中。

（3）拳、肘推法宜顺肌纤维走行方向推进。

（4）拇指端推法与拇指平推法推动的距离宜短，属推法中的特例。其他推法则推动的距离宜长。

（三）注意事项

（1）不可推破皮肤。为了防止推破皮肤，一般要使用润滑剂，多用冬青膏、凡士林和滑石粉等。

（2）推法操作时不可耸肩，不可左右滑动，忽快忽慢。

（3）不可歪曲斜推。

（四）临床应用

推法是临床常用手法之一，适用于全身各部。其中，指推法主要适用于头面部、颈项部和手足部；掌推法主要适用于胸腹、背腰和四肢部；拳推法主要适用于背腰及四肢部；肘推法主要适用于背腰和脊椎两侧部。

本法具有疏通经络、行气活血、消肿止痛、舒筋缓急、调和营卫、宽胸理气、健脾和胃等作用。临床主要用于头痛、头晕、失眠、项强、腰腿痛、肌肉痉挛、风湿痹痛、腰腹胀满、胸胁胀痛、痛经、软组织损伤、局部肿痛等病证。本法也是保健推拿常用手法之一。

四、搓法

搓法是指用双手掌面对称地夹住肢体或以单手、双手掌面着力于施术部位，做快速的交替搓动或往返搓动的一种推拿手法。

（一）操作方法

1. 夹搓法 沉肩、垂肘，腕部微背伸，手指自然伸直，以双手掌面夹住施术部位，令受术者肢体放松。以肘关节和肩关节为支点，前臂与上臂部主动施力，做相反方向的较快速搓动，同时缓慢地做上下移动（图3-2-10）。

2. 推搓法 以单手或双手掌面着力于施术部位。以肘关节为支点，前臂部主动施力，做较快速的推去拉回的搓动。

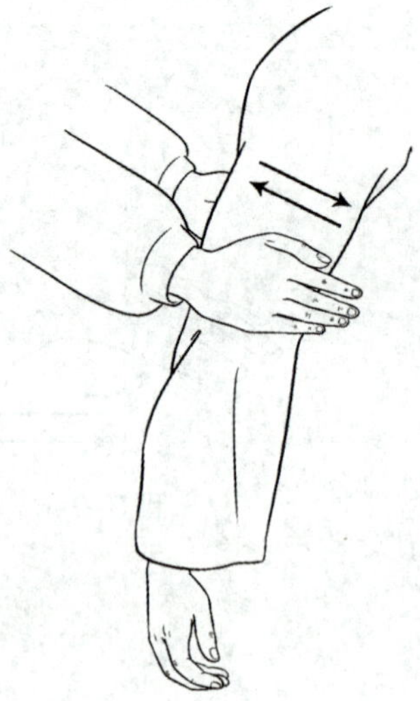

图3-2-10 夹搓法

（二）动作要领

（1）操作时动作要协调、连贯。搓动时掌面在施术部位体表有小幅度位移，使受术者有较强的疏松感。

（2）搓动的速度应快，而上下移动的速度宜慢。

（3）夹搓法双手用力要对称。

（三）注意事项

（1）施力不可过重，以带动肢体旋转为度。

（2）操作时两手夹持不宜太紧，避免造成手法呆滞。

（3）操作过程中要气沉丹田，呼吸自然，不可屏气发力。

（四）临床应用

搓法是一种刺激较为温和的手法。夹搓法主要适用于四肢、胸胁等，以上肢部最为常用。推搓法主要适用于腰背部和下肢后侧部。

本法具有舒筋通络、调和气血、疏肝理气、滑利关节、消除疲劳等作用。临床常用于肢体酸痛、关节活动不利及胸胁屏伤等病证。本法常与抖法、捻法配合使用作为四肢部推拿的结束手法。

五、抹法

抹法是指以拇指螺纹面或掌面在体表一定部位，做上下或左右或弧形曲线抹动的一种推拿手法，是一指禅推拿流派的辅助手法。主要分为指抹法与掌抹法。

（一）操作方法

1. 指抹法 以单手或双手拇指螺纹面置于一定的施术部位，余指置于相应的位置以固定助力。以拇指的掌指关节为支点，拇指主动施力，做上下或左右、直线或弧形曲线的抹动（图3-2-11）。

2. 掌抹法 以单手或双手掌面置于一定的施术部位。以肘关节为支点，前臂部主动施力，腕关节放松，做上下或左右、直线或弧形曲线的抹动。

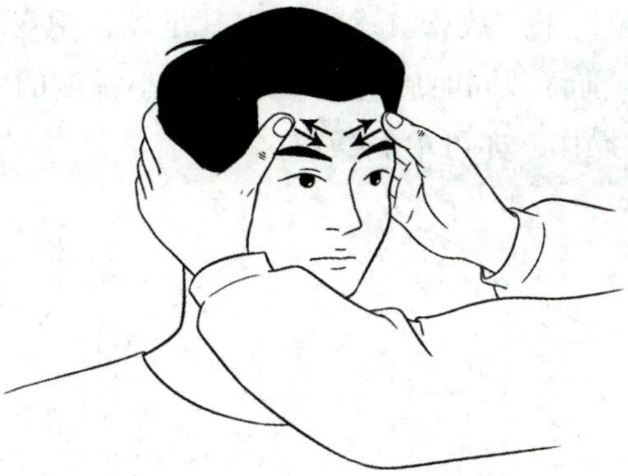

图3-2-11　指抹法

（二）动作要领

（1）操作时手指螺纹面或掌面要贴紧施术部位皮肤。

（2）用力要均匀适中，动作要和缓灵活，即重而不滞，轻而不浮，连贯性要强。

（三）注意事项

（1）注意抹法与推法相区别。通常所说的推法是指平推法，其运动是单向、直线，而抹法则是或上或下，或左或右，或直线往来，或曲线运转，可根据不同的部位灵活变化运用。

（2）抹动时，不宜带动深部组织。

（3）抹动时施力既不可过轻，也不可过重。

（四）临床应用

指抹法主要适用于面部、手足部；掌抹法主要适用于背腰、四肢部。

本法具有清醒头目、疏肝理气、消食导滞、活血通络、解除痉挛等作用。临床主要用于感冒、头痛、眩晕、面瘫、胸胁胀满及肢体酸痛等病证。本法也常用于手足保健及面部保健推拿。

第三节　振动类手法

振动类手法是以较高的频率进行节律性的轻重交替刺激，持续作用于人体，使受术部位产生振动或抖动等运动形式的一类手法。主要包括抖法和振法。

一、抖法

抖法是指用双手或单手握住受术者肢体远端，做连续不断的、小幅度的上下抖动的一种推拿手法。

（一）操作方法

1. 抖上肢法　受术者坐位或站立位，肩臂部放松。术者站在其前外侧，身体略为前俯。沉肩、垂肘，肘关节屈曲，腕部自然伸直，术者用双手握住受术者腕部，慢慢将被抖动的上肢向前外方抬起至60°左右，然后两前臂微用力做连续的小幅度的上下抖动，使抖动所产生的抖动波传递到肩部（图3-3-1）。

2. 抖下肢法 受术者仰卧位，下肢放松。术者站立其足端，用双手握住受术者足踝部，将下肢抬起，离开床面约30cm，然后上、前臂部同时施力，做连续的小幅度的上下抖动，使其下肢及髋部有舒松感（图3-3-2）。两下肢可同时操作，亦可单侧操作。

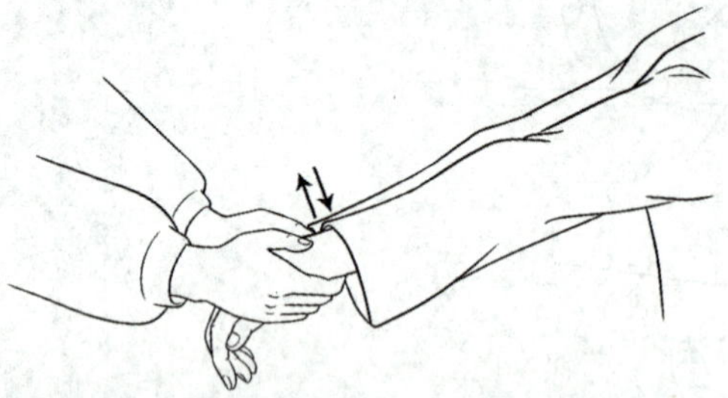

图3-3-1 抖上肢法

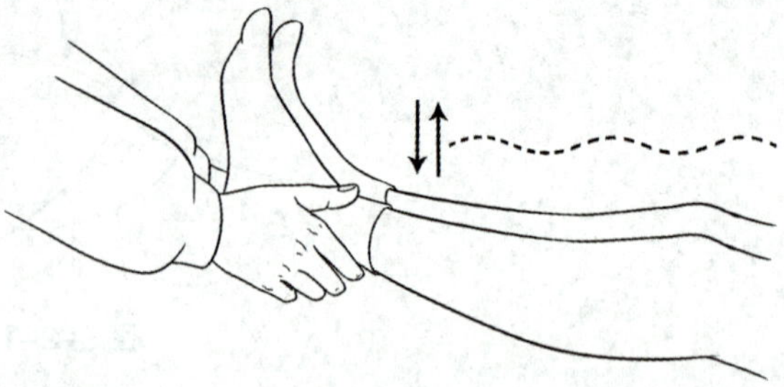

图3-3-2 抖下肢法

3. 抖腰法 抖腰法非单纯性抖法，它是牵引法与短阵性较大幅度抖法的结合应用。受术者俯卧位，两手拉住床头或由助手固定其两腋部。以两手握住其两足踝部，两臂伸直，身体后仰，与助手相对用力，牵引其腰部。待其腰部放松后，身体前倾，以准备抖动。其后随身体起立之势，瞬间用力，做1~3次较大幅度的抖动，使抖动之力作用于腰部，使其产生较大幅度的波浪状运动。

（二）动作要领

（1）被抖动的肢体要自然伸直，并应使其肌肉处于最佳松弛状态。

（2）抖动所产生的波应从肢体的远端传向近端，使被抖动肢体有疏松感。

（3）抖动的幅度要小，频率要快，一般抖动幅度控制在2~3cm以内；上肢部抖动频率在每分钟250次左右，下肢部抖动频率宜稍慢，一般在每分钟100次左右即可。

（4）抖腰法属于复合类手法，要以拔伸牵引和较大幅度的短阵性抖动相结合，使受术者腰部放松后再行抖动，要掌握好发力时机。

（三）注意事项

（1）抖法操作时，嘱受术者放松患肢，术者不可屏气。

（2）抖动的幅度要由小缓慢增大，抖动所产生的抖动波应从肢体远端传向近端。

（3）受术者肩、肘、腕有习惯性脱位者禁用此法。

（4）受术者腰部疼痛较重，活动受限，肌肉不能放松者禁用抖腰法。

（四）临床应用

抖法主要适用于四肢部和腰部，尤以上肢最为常用。

本法具有调和气血、舒筋活络、放松肌肉、滑利关节等作用。临床常作为肩周炎、颈椎病、髋部伤筋、腰椎间盘突出症等颈、肩、臂、腰、腿部位疼痛病证的辅助治疗手法。

二、振法

振法是指以掌或指在施术部位上做连续不断的高频率振动的一种推拿手法。一般认为振法属内功流派手法。根据着力部位不同，一般分为掌振法和指振法两种。

（一）操作方法

术者沉肩、垂肘，肘关节微屈曲，腕部放松，以中指指面或手掌面置于施术部位上，注意力集中于掌或指部，前臂和手部的肌肉做强有力的静止性发力，产生快速而强烈的振动，使受术部位产生温热感或疏松感（图3-3-3）。指振法以中指指面着力，食指置于中指背面；掌振法以手掌面着力。

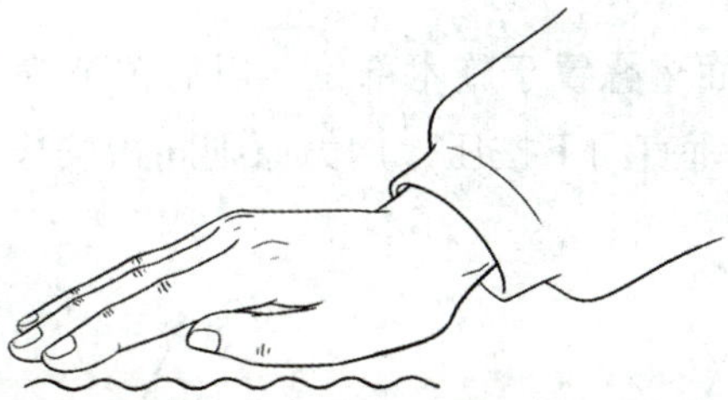

图3-3-3　掌振法

（二）动作要领

（1）操作时以掌指部自然压力为准。

（2）操作时前臂与手部必须静止性用力。

（3）操作时注意力高度集中于掌或指部，在意念和静止力的结合下，前臂和手部肌肉收缩形成振动。

（4）操作要有较高的振动频率，每分钟600~800次。

（三）注意事项

（1）操作时手臂部不要主动运动，不可故意摆动，也不要向受术部位施加额外压力。

（2）操作中术者不可屏气发力。

（3）振动需连续，不可断断续续。

（四）临床应用

指振法适用于全身各部穴位，掌振法主要适用于胸腹部。

本法具有镇静安神、温中散寒、行气活血、消食导滞、宽胸理气、止咳平喘、舒筋通络、祛瘀镇痛等作用。临床主要用于头痛、眩晕、失眠、胃下垂、胃脘痛、消化不良、咳嗽、气喘、月经不调、痛经等病证。

第四节　挤压类手法

挤压类手法是术者用指、掌或肢体其他部位在所施部位上做按压或相对挤压的一类手法。本类手法主要包括按法、点法、捏法、拿法、捻法和拨法。

一、按法

按法是指以指或掌按压体表一定部位，逐渐用力、按而留之的一种推拿手法。

（一）操作方法

1. **指按法** 以拇指螺纹面着力于施术部位，余四指自然张开，置于相应部位以支撑助力，腕关节屈曲40°~60°。以腕关节为支点，拇指主动施力，垂直向下按压。当按压力达到所需的力度后，稍停片刻，即所谓的"按而留之"，然后松劲撤力，再做重复按压，使按压动作既平稳又有节奏性（图3-4-1）。

2. **掌按法** 以单手或双手掌面重叠置于施术部位。以肩关节为支点，利用身体上半部的重量，通过上、前臂及腕关节传至手掌部，垂直向下按压，用力原则同指按法（图3-4-2）。

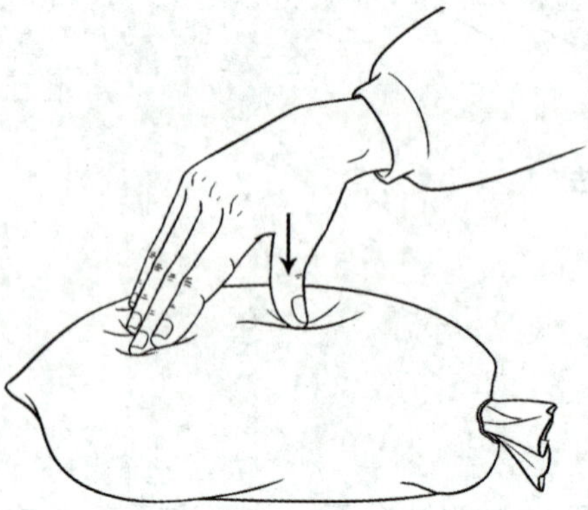

图3-4-1 指按法

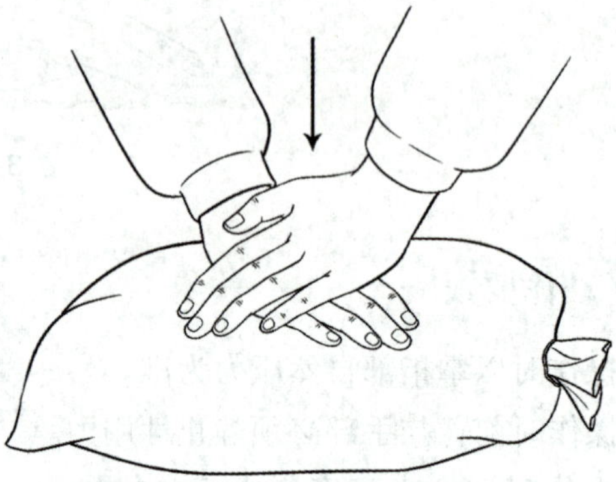

图3-4-2 掌按法

（二）动作要领

（1）指按法宜悬腕，按压部位或穴位要准确，着力部位紧贴体表，按压的用力方向多为垂直向下或与受力面相垂直。

（2）掌按法应以肩关节为支点。当肩关节成为支点后，身体上半部的重量很容易通过上、前臂传到手掌部，使术者不易疲劳，用力又沉稳着实。

（3）用力要由轻到重，稳而持续，使刺激充分达到机体组织的深部，力度一般以局部得气为度，维持时间视病情而定。

（4）操作要有缓慢的节奏性。

（三）注意事项

（1）指按法接触面积小，刺激较强，常在按后施以揉法，组成"按揉"复合手法，有"按一揉三"之说。

（2）不可突施暴力，其用力原则均是由轻而重，再由重而轻，按压到一定深度后，需在受术部位停留一定时间。结束时，指、掌不可突然撤力。

（3）掌按法操作时需要注意受术者骨质情况，特别是腰部和胸部。

（四）临床应用

指按法适用于全身各部，尤以经络、穴位常用；掌按法主要适用于背部、腰部、下肢后侧及胸、腹部。

本法具有活血止痛、疏通经络、开通闭塞、解痉散结、调节脏腑、矫正畸形等作用。临床常用于头痛、胃痛、腰背痛、痛经、下肢痛等各种痛证及软组织损伤病证。

二、点法

点法是指用指端或屈曲的指间关节突起部着力于施术部位，持续地进行点压的一种推拿手法。本法包括拇指端点法、屈拇指点法和屈食指点法。

（一）操作方法

1. 拇指端点法　手握空拳，拇指伸直并紧靠于食指中节，以拇指端着力于施术部位上，前臂与拇指主动发力，进行持续点压（图3-4-3）。

2. 屈拇指点法　屈拇指，拇指端抵于食指中节桡侧缘，以拇指指间关节桡侧着力于施术部位，用力原则同拇指端点法。

3. 屈食指点法　屈食指，其他手指相握，以食指第1指间关节突起部着力于施术部位或穴位上，拇指末节尺侧缘紧压食指指甲部以助力。前臂与食指主动静止性发力，进行持续点压（图3-4-4）。

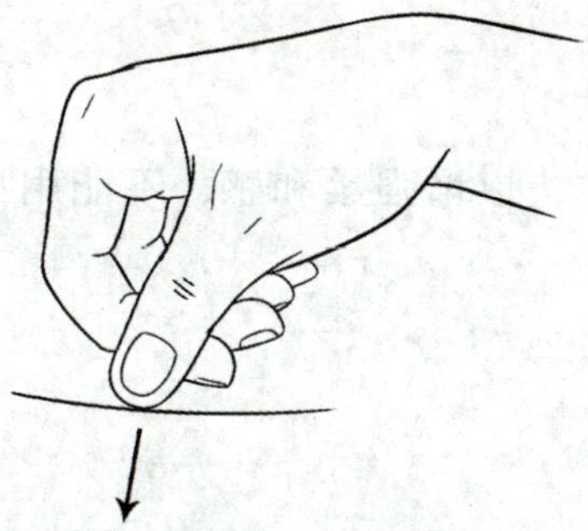

图3-4-3　拇指端点法

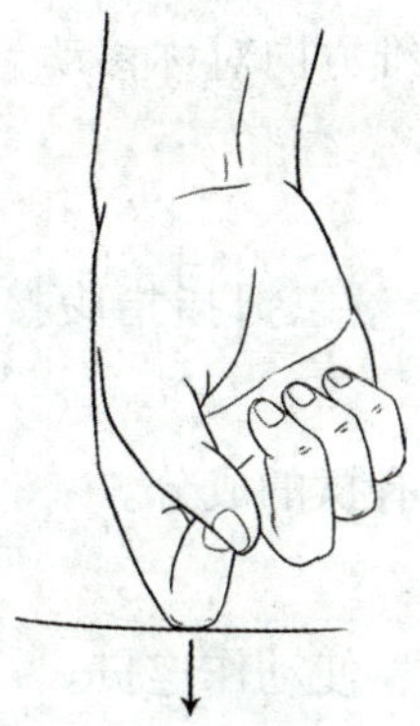

图3-4-4　屈食指点法

（二）动作要领

（1）拇指端点法宜手握空拳，拇指螺纹面应贴紧食指中节外侧。屈拇指点法，拇指端应抵在食指中节桡侧缘。屈食指点法，宜手指相握成实拳，拇指末节尺侧缘要紧压在食指指甲部。

（2）用力要稳而持续，要使刺激充分到达机体的组织深部，要有“得气”的感觉，或以受术者能忍受为度。

（3）用力方向宜与受力面相垂直。

（三）注意事项

（1）操作时点取部位、穴位要准确，用力平稳，以“得气”或受术者能耐受为度，不可久点。

（2）点后宜加揉，以免造成气血积聚和局部软组织损伤。

（3）操作时，术者要呼吸自然，不可屏气发力，也不可施用暴力或蛮力。

（4）年老体弱、久病虚衰的受术者慎用点法，心功能较弱者忌用点法。

（四）临床应用

点法是从按法演变而来，它较之按法作用面更小，刺激量更大。适用于全身各部穴位。

本法具有解痉止痛、开通闭塞、舒筋活络、补泻经气、调整脏腑功能等作用。临床主要应用于各种痛症和需要点穴位的病症。

三、捏法

捏法是指用拇指和其余手指在施术部位做对称性的挤压的一种推拿手法。因拇指与其他手指配合的情况，分为三指捏法和五指捏法等。

（一）操作方法

用拇指和食、中指指面，或用拇指和其余四指指面夹住施术部位，相对用力挤压，随即放松，再用力挤压、放松，重复以上挤压、放松动作，并循序移动（图3–4–5）。

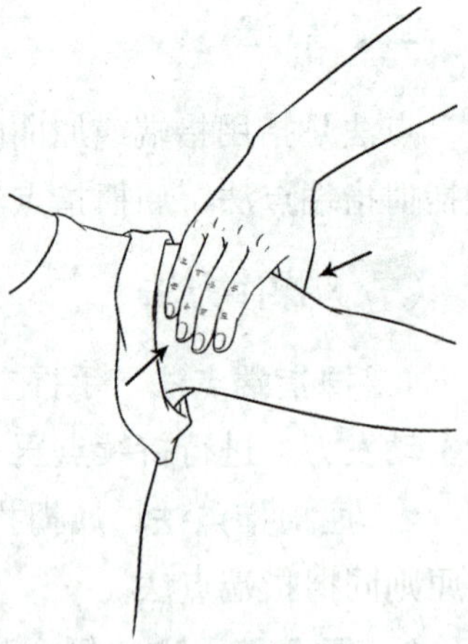

图3–4–5　捏法

（二）动作要领

（1）拇指与其余手指要以指面着力，施力时双方力量要对称。

（2）动作要连贯而有节奏性，用力要均匀而柔和，宜由轻到重。

（3）挤捏时沿肌纤维方向对称移动，一般由近端向远端。

（三）注意事项

（1）捏法操作时尽量以拇指指腹接触被治疗部位，以增强柔和感，不能用指端着力，形成手指内扣。

（2）操作时不能含有揉的成分。

（3）禁止指端内扣。

（4）要注重节奏性，使动作连贯。

（四）临床应用

捏法主要适用于头部、颈项部和四肢部。

本法具有舒筋通络、行气活血等作用。临床常用于疲劳性四肢酸痛、颈椎病、风湿痹痛、肢体麻木等病证。

四、拿法

拿法是指用拇指和其余手指相对用力，有节律性地提捏或揉捏施术部位的一种推拿手法。

（一）操作方法

以拇指与其余手指的指面相对用力，腕关节放松，在腕关节与掌指关节的协调活动下，捏住施术部位的肌肤并逐渐收紧、提起，以拇指同其他手指的对合力进行轻重交替、连续不断有节奏的提捏，并施以揉动。

以拇指与食、中指指面为着力部的称三指拿法；以拇指与食、中、无名指面为着力部的称四指拿法；以拇指与其余四指为着力部的称五指拿法（图3–4–6）。

（二）动作要领

（1）操作时宜用拇指与其余手指的指面着力。

（2）腕部要放松，动作柔和而灵活，连绵不断，且富有节奏感。

（3）操作时要相对用力提拿，带有揉捏动作，用力要由轻渐重，即所谓的“捏而提起谓之拿”。

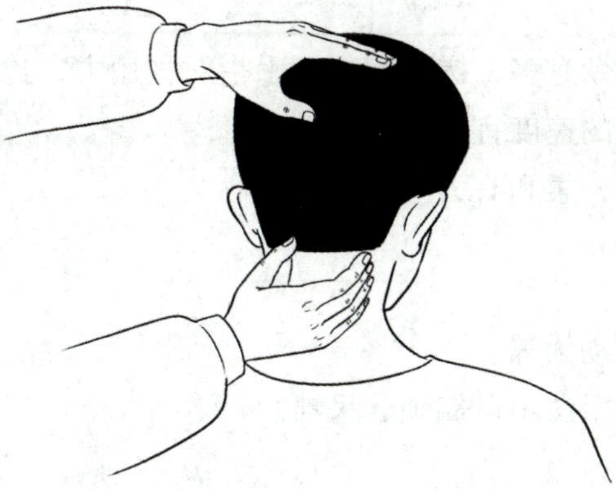

图3-4-6　拿法

（三）注意事项

（1）操作时不能用指端内扣施力。

（2）拿法应注意动作的协调性，不可死板僵硬。初习者不可用力久拿，以防伤及腕部与手指的屈肌肌腱及腱鞘。

（3）操作时注意吸定，不可在提放过程中让皮肉在指下滑出。

（4）拿取腧穴要准确。

（四）临床应用

拿法主要适用于头部、颈项部、肩部和四肢部。

本法具有舒筋通络、行气活血、祛风散寒、解痉止痛等作用。临床常用于颈椎病、落枕、肩周炎、头痛恶寒、肢体酸痛等病证。本法也常用于穴位的操作，称拿穴位，如拿风池。

五、捻法

捻法是指用拇、食指夹住施术部位进行较快速捏揉捻动的一种推拿手法。

（一）操作方法

用拇指螺纹面与食指桡侧缘或螺纹面相对捏住施术部位，拇指与食指做相反方向主动运动，稍用力做较快速的捏、揉捻动，如捻线状（图3-4-7）。

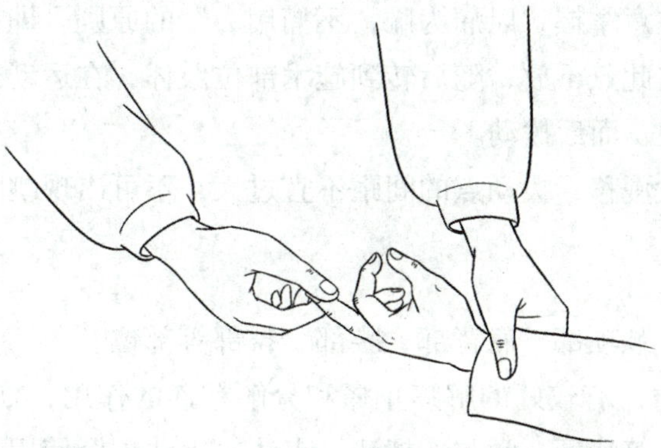

图3-4-7　捻法

（二）动作要领

（1）拇指与食指在捻动时揉劲宜多，搓劲宜少，手指对称用力，捻动的方向相反。

（2）捻动的速度宜快，移动的速度宜慢。

（3）捻动时动作要灵活连贯，柔和有力。

（三）注意事项

（1）操作时以揉动为主，搓动为辅。

（2）操作时不要使用浊力，手法不可僵硬、呆滞。

（四）临床应用

捻法主要适用于四肢小关节。

本法具有理筋通络、消肿止痛、滑利关节等作用。临床常配合其他手法用于指（趾）关节疼痛、肿胀或屈伸不利、指间关节扭伤、屈指肌腱腱鞘炎等病证。本法常与搓法、抖法、拍法等一起用于四肢部治疗的结束阶段。

六、拨法

拨法是指用拇指或肘尖深按于施术部位，做与相应组织走向相垂直的单向或往返拨动的一种推拿手法，又称指拨法、拨络法。

（一）操作方法

拇指伸直，以指端着力于施术部位，余四指置于相应位置以助力。拇指适当用力下压至一定深度，待有酸胀感时，再做与肌纤维或肌腱、韧带、经络等相应组织成垂直方向的单向或来回拨动。若单手指力不足时，亦可以双拇指重叠或肘尖进行操作。

（二）动作要领

（1）拨动时拨动方向应与按压方向相互垂直。

（2）拨动时应带动肌纤维或肌腱、韧带一起拨动。

（3）用力要由轻而重，实而不浮。

（三）注意事项

（1）拨动时拇指不能在受术部位皮肤表面有摩擦移动。

（2）拨法在操作时，应注意掌握“以痛为腧，不痛用力”的原则。即在施术部位先找到某一体位时最疼痛的一点，以拇指端按住此点不放，随后转到施术部位肢体，在运动过程中，找到并保持在指面下的痛点由痛变为不痛的新体位，而后拨动。

（3）操作过程中，应紧拨慢移，拨动点的间距不宜过大，不可出现跳跃。

（四）临床应用

拨法主要适用于四肢部、颈项部、肩背部、腰部、臀部等部位。

本法力量沉实，拨动有力，有较好的解痉止痛和分解粘连的作用，临床中主要用于落枕、肩周炎、腰肌劳损、网球肘、关节扭伤等病证。常与按揉法、点法等手法配合使用。

岗位情景模拟 2

陈某，女性，51岁，右肩周围疼痛伴活动受限半年，加重2天。遂到医院就医，自述半年前右肩夜卧受凉后出现疼痛，穿衣困难，怕吹风，吃了止痛药、贴了膏药，疼痛减轻不明显。经其他患者介绍，前来进行推拿治疗。

经医生四诊检查，该患者右肩持续性胀痛，外展、后伸均受限。肩关节X线片未见异常。诊断为肩周炎。

问题与思考

1. 如你是该患者的治疗医生，考虑选取哪些腧穴？如果采取指按法操作，请简述指按法的操作方法、动作要领和注意事项。

2. 在操作中，你如何才能做到精益求精、关爱患者？

答案解析

第五节　叩击类手法

叩击类手法是以手或特制的工具有节律地叩击人体体表，使局部产生振荡感的一类手法。本类手法主要包括拍法、击法和叩法。

一、拍法

拍法是指用虚掌或拍子有节奏地拍打体表的一种推拿手法。

（一）操作方法

五指并拢，掌指关节微屈，使掌心空虚。腕部放松，前臂主动运动，上下挥臂平稳而有节奏地用虚掌拍击施术部位。拍法可单手操作，亦可双手同时交替有节律地操作（图3-5-1）。

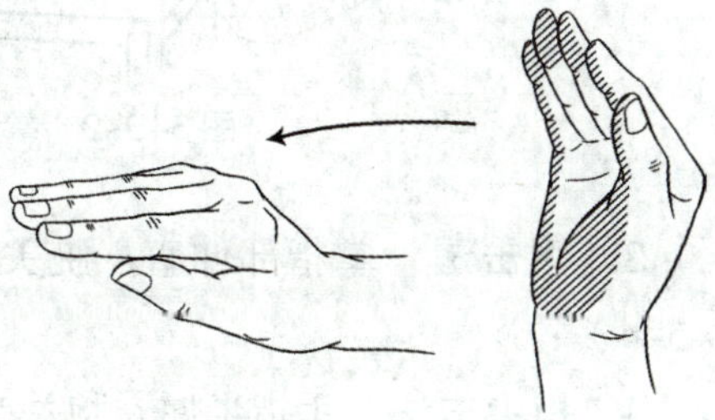

图3-5-1　拍法

（二）动作要领

（1）操作时动作要平稳，使整个掌、指周边同时接触体表，形成清脆声音。

（2）腕关节放松。上下挥臂时，力量通过放松了的腕关节传递到掌部，使刚劲化为柔和。

（3）动作要均匀、灵活、连贯、快起快落。

（4）直接接触皮肤拍打时，用力宜先轻后重，以皮肤轻度充血发红为度。

（三）注意事项

（1）拍打后虚掌应迅速提起，不要在拍打部位停顿。

（2）掌握好适应证，对结核、肿瘤、冠心病等禁用拍法。

（四）临床应用

拍法主要适用于肩背部、腰骶部及下肢后侧。

本法具有消除疲劳、解痉止痛、疏经通络、行气活血、振奋阳气等作用。临床上常用于治疗慢性劳损、急性损伤、风湿痹痛、肌肉痉挛等病证。本法常作为推拿结束手法使用，也是保健推拿常用手法之一。

二、击法

击法是指用拳背、掌根、小鱼际、指尖或特制的工具有节律地击打体表一定部位的一种推拿手法。

（一）操作方法

1. 拳击法 手握空拳，肘关节屈曲，腕关节伸直，前臂主动施力，用拳背节律性平击施术部位（图3-5-2）。

2. 掌击法 手指自然松开，腕关节背伸，前臂主动施力，用掌根节律性击打施术部位（图3-5-3）。

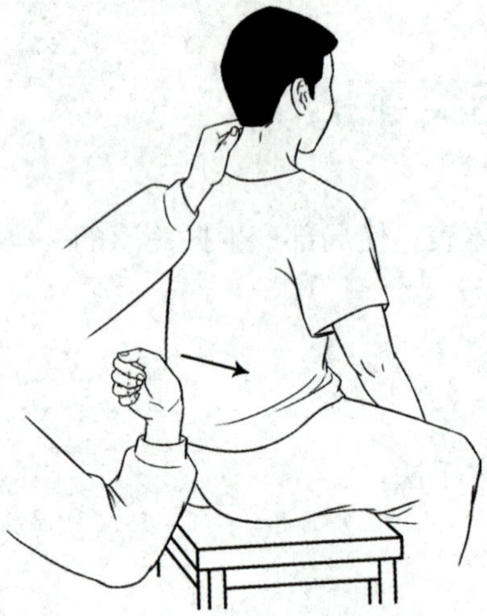

图3-5-2 拳击法

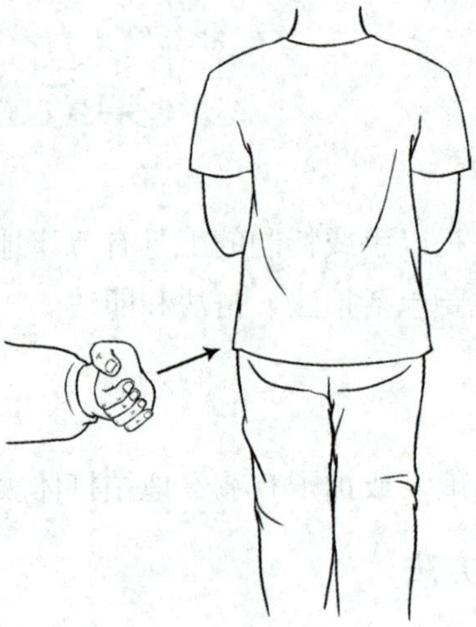

图3-5-3 掌击法

3. 侧击法 掌指部伸直，腕关节略背伸，前臂主动运动，用小鱼际部节律性击打施术部位（图3-5-4）。

4. 指尖击法 手指半屈，腕关节放松，前臂主动运动，以指端节律性击打施术部位（图3-5-5）。

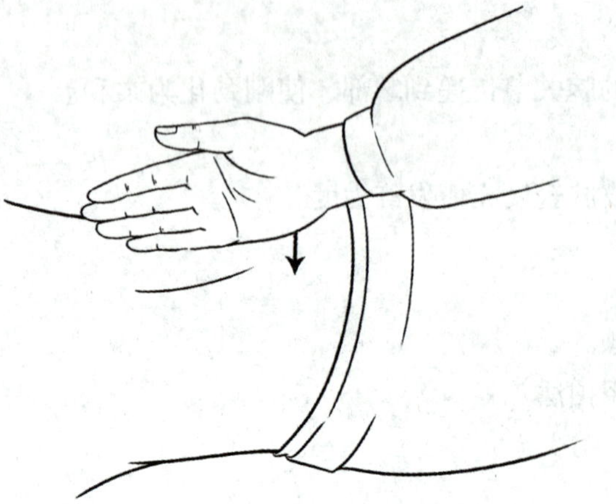

图3-5-4 侧击法

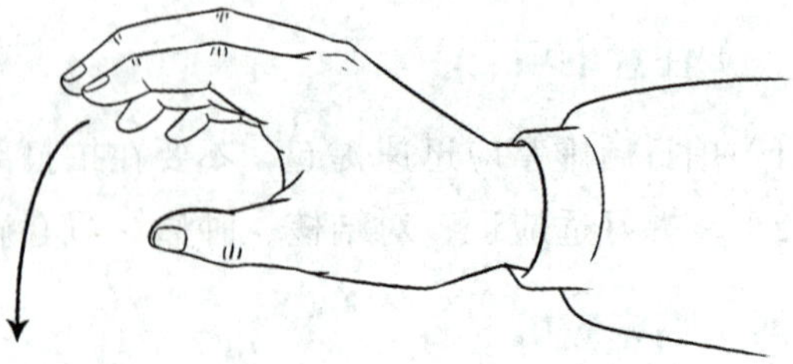

图3-5-5 指尖击法

5. **棒击法**　手握桑枝棒一端，前臂主动运动，用棒体节律性击打施术部位（图3-5-6）。

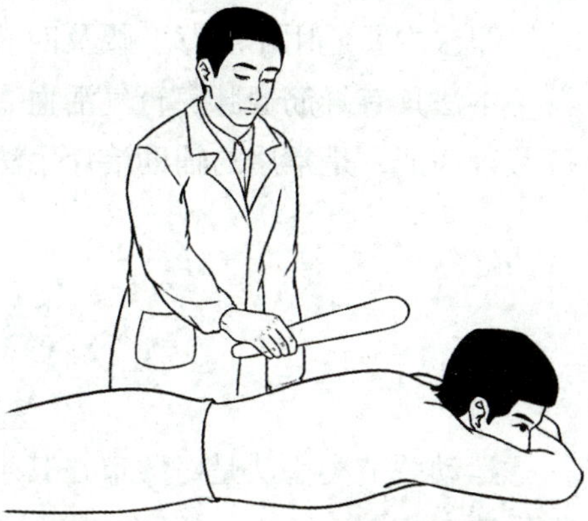

图3-5-6　棒击法

（二）动作要领

（1）击打时用力要稳，力量由轻到重，要含力蓄劲，收发自如，适可而止。

（2）击打时要有反弹感。

（3）击打动作要连续而有节奏，快慢要适中。

（4）击打的力量要适中，应因人、因病而异。

（三）注意事项

（1）应避免暴力击打，避开骨性突起。

（2）当击打至胸背部时，宜嘱受术者张口呼吸。

（3）击打时一触及受术部位后应迅速弹起，不可停顿或拖拉。

（4）应严格掌握击法的适用部位和适应证。需根据受术者体质、耐受力等具体情况审慎使用。对久病体虚、年老体弱者慎用。

（5）棒击时，棒体与施术部位面接近平行，不宜形成角度。

（四）临床应用

拳击法主要适用于腰骶部；掌击法主要适用于腰骶及下肢肌肉丰厚处；侧击法主要适用于肩背、四肢部；指尖击法适用于头部；棒击法主要适用于背腰、下肢部。

本法具有舒筋通络、调和气血、振奋阳气、缓解痉挛、祛瘀止痛等作用。临床主要用于头痛、风湿痹痛、肢体酸痛麻木、肌肉萎缩、脊背疼痛等病症。本法也是保健推拿常用手法之一。

三、叩法

叩法是指以手指的小指侧或空拳的尺部有节律性击打体表一定部位的一种推拿手法。叩法的刺激程度较击法为轻，有“轻击为叩”之说。

（一）操作方法

1. **小指侧叩**　手指自然分开，腕关节略背伸。前臂主动运动，用小指桡侧节律性击打施术部位。

2. **拳叩**　手握空拳，腕关节略背伸，前臂主动运动。以拳的小鱼际部和小指部向施术部位节律性击打施术部位。

（二）动作要领

（1）腕关节应充分放松，动作要连续、协调。

（2）叩击时节奏感要强，快起快落，施力要适中，可闻及清脆的空气爆鸣声。

（三）注意事项

（1）不要施重力，否则就失去了叩法的作用。

（2）腕关节应充分放松不可僵硬。

（四）临床应用

叩法主要适用于肩背、腰及四肢部。

本法具有舒筋通脉、行气活血、消除疲劳等作用。临床上常用于颈椎病、肩周炎、局部酸痛、倦怠疲劳等病证，是常用的辅助治疗手法和保健推拿手法。

第六节　运动关节类手法

运动关节类手法是对关节在其生理活动范围内做屈伸、旋转、内收、外展或拔伸等被动性活动的一类手法。

本类手法主要包括摇法、扳法和拔伸法。

一、摇法

摇法是指对关节做被动的缓和环转运动的一种推拿手法。

（一）操作方法

1．颈项部摇法　受术者取坐位，颈项部放松。术者站于其背后或侧后方，以一手扶按其头顶后部，另一手托扶于下颌部，两手臂协调运动，以相反的方向施力缓缓地使头颈部按顺时针或逆时针方向进行环形摇转（图3-6-1）。

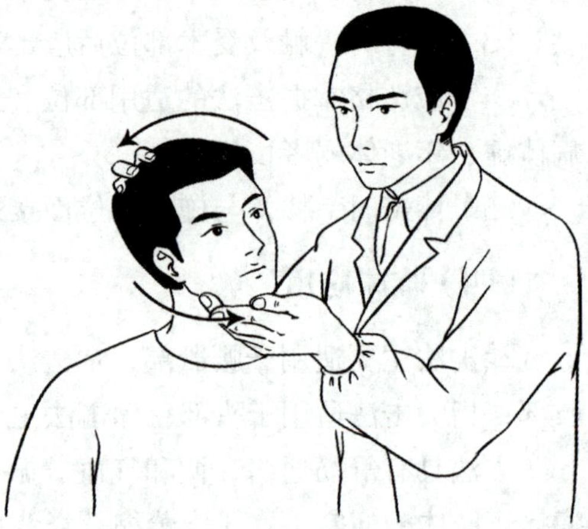

图3-6-1　颈项部摇法

2．肩关节摇法

（1）握手摇肩法　受术者取坐位，肩关节放松，术者位于其侧方，以一手扶住其肩关节上部，另一手握住手部，做肩关节顺时针或逆时针方向的环转摇动（图3-6-2）。

（2）托肘摇肩法　受术者取坐位，肩关节放松，术者位于其侧方，术者一手扶住受术者肩关节上部，另一手托其肘部，使其前臂放在术者前臂上，做肩关节顺时针或逆时针方向的环转摇动（图3-6-3）。

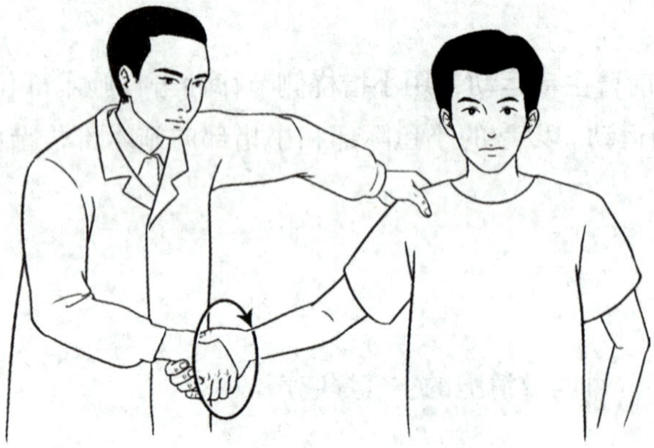

图3-6-2　握手摇肩法

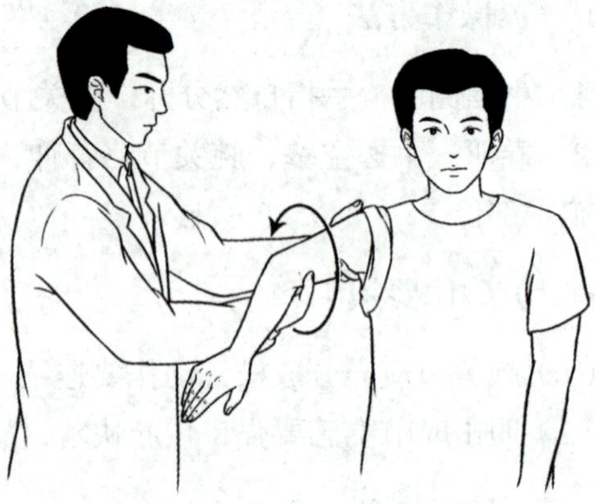

图3-6-3　托肘摇肩法

（3）大幅度摇肩法　受术者取坐位，两肩部放松。术者站于其前外侧，两足呈丁字步，两掌相合，夹持住受术者上肢的腕部，牵伸并抬高其上肢至其前外方约45°时，将其上肢慢慢向前外上方托起。位于下方的一手逐渐翻掌，当上举至160°时，即可虎口向下握住其腕部。另一手随其上举之势由腕部沿前臂滑移至肩关节上部。略停顿后，两手再协同用力，即按于肩部的一手将肩关节略向下按并固定之，握腕一手则略上提，使肩关节伸展。随即握腕一手握腕摇向后下方，经下方复于原位，此时扶按肩部手已随势沿上臂、前臂滑落于腕部，呈动作初始时两掌夹持腕部状。此为大幅度摇肩法摇转一周，可反复操作数次（图3-6-4）。

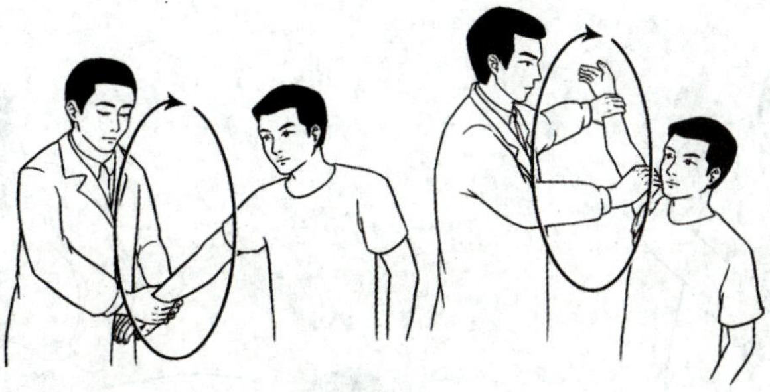

图3-6-4　大幅度摇肩法

3. 肘关节摇法　受术者取坐位，屈肘约45°左右。术者以一手托握住其肘后部，另一手握住其腕部，使肘关节做顺时针或逆时针方向的环转摇动（图3-6-5）。

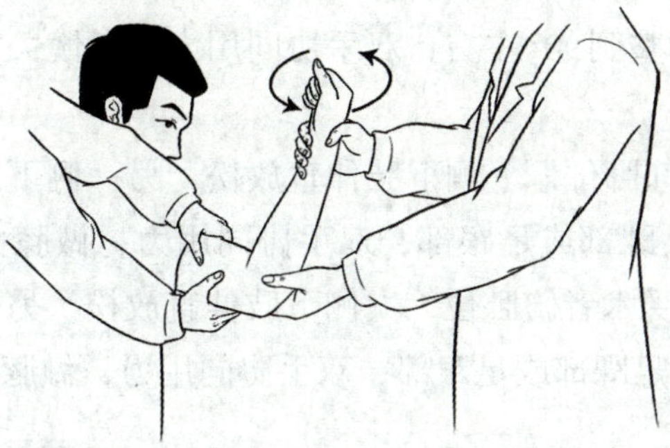

图3-6-5　肘关节摇法

4. 腕关节摇法　受术者取坐位，掌心朝下。术者双手合握其上掌，以两手拇指扶按于腕背侧，余指端扣于大小鱼际部，两手协同用力，在微拔伸下做腕关节顺时针或逆时针方向的环转摇动（图3-6-6）。

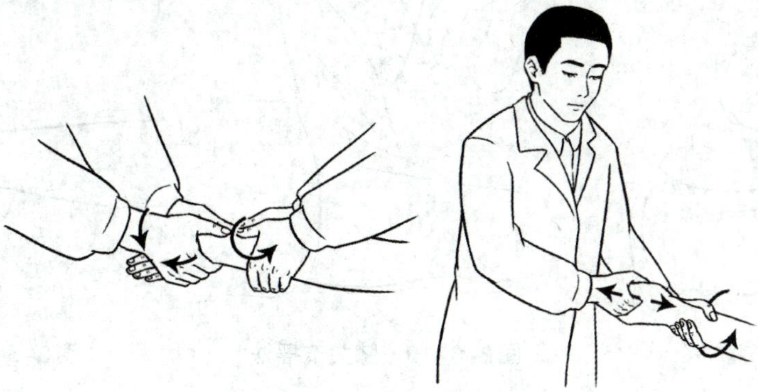

图3-6-6　腕关节摇法

5. 腰部摇法

（1）仰卧位摇腰法　受术者取仰卧位，两下肢并拢，屈髋屈膝。术者双手分按其两膝部或一手按膝，另一手按于足踝部，双手协调用力，做顺时针或逆时针方向的环转摇动（图3-6-7）。

（2）俯卧位摇腰法　受术者取俯卧位，两下肢伸直。术者一手按压其腰部，另一手托住双下肢膝关节上方，双手协调用力，做顺时针或逆时针方向的环转摇动（图3-6-8）。

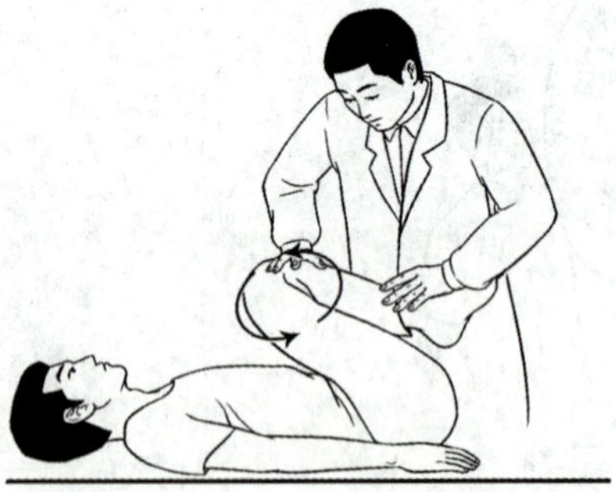

图3-6-7　仰卧位摇腰法

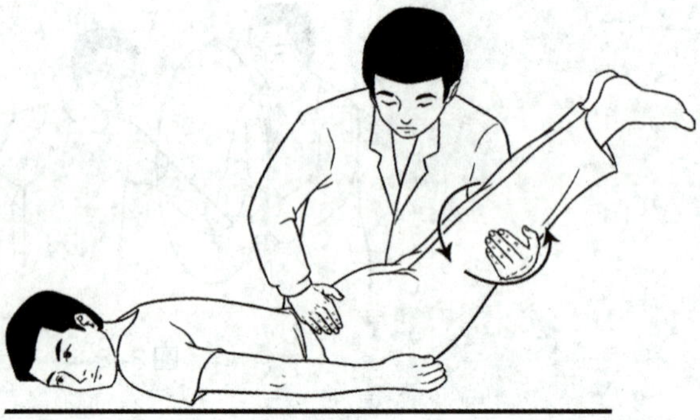

图3-6-8　俯卧位摇腰法

6. 髋关节摇法　受术者取仰卧位，一侧屈髋屈膝。术者一手按其膝部，另一手握其足踝部或足跟部，将其髋、膝屈曲的角度均调整到90°左右，双手协同用力，做髋关节顺时针或逆时针方向的环转摇动（图3-6-9）。

7. 膝关节摇法　受术者取仰卧位，一侧下肢伸直放松，另一侧下肢屈髋屈膝。以一手托扶其屈曲侧下肢的腘窝部，另一手握其足踝部或足跟部，双手协同用力，做膝关节顺时针或逆时针方向的环转摇动（图3-6-10）。另一方法，受术者俯卧位，一侧下肢伸直放松，另一侧下肢屈膝。以一手按在膝关节稍上方大腿后侧，另一手握其足踝部或足跟部，双手协同用力，做膝关节顺时针或逆时针方向的环转摇动。

8. 踝关节摇法　受术者取仰卧位，下肢自然伸直。术者坐位于其足端，用一手托住足跟，另一手握住足趾部，在稍用力拔伸的情况下做踝关节顺时针或逆时针方向的环转摇动（图3-6-11）。

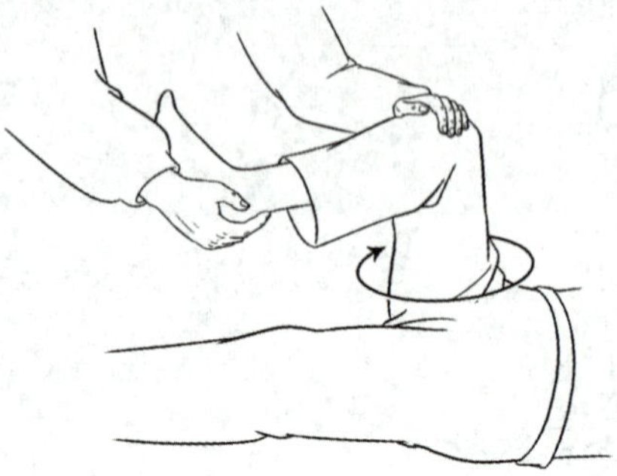

图3-6-9　髋关节摇法

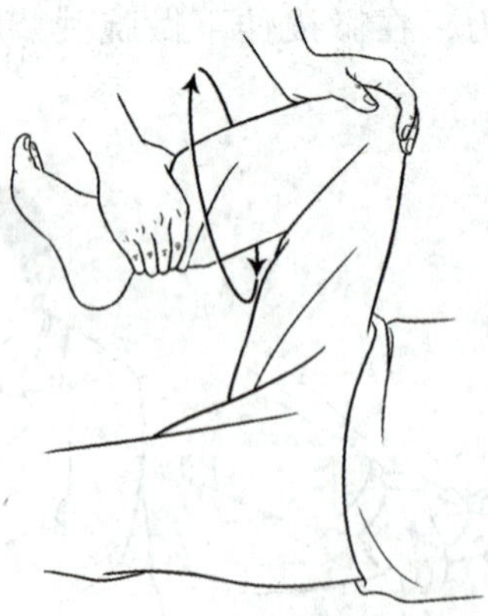

图3-6-10　膝关节摇法

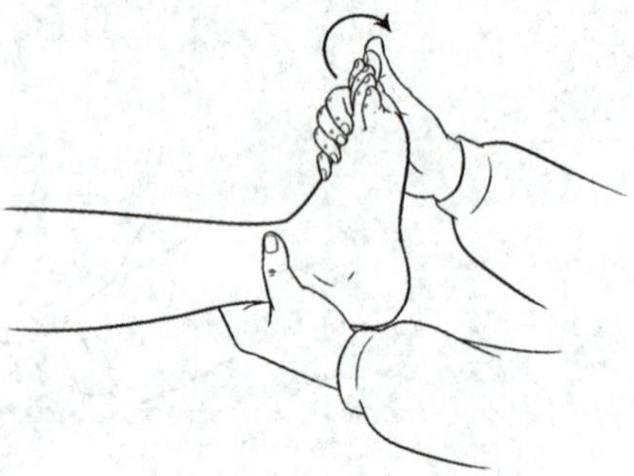

图3-6-11　踝关节摇法

（二）动作要领

（1）摇转的幅度要在人体生理活动范围内进行。

（2）摇转速度宜慢，尤其刚开始操作时的速度要缓慢，可随摇转次数的增加及受术者的逐渐适应稍微加快速度。

（3）摇动时施力要协调、稳定，力量应由小到大，逐渐增加。同时，应直接作用于被摇关节。

（三）注意事项

（1）被摇的关节要放松。摇转的方向一般以顺、逆方向各半为宜。

（2）操作时除被摇的关节、肢体运动外，其他部位不应随之晃动。

（3）操作时力量和速度应做到因势利导，适可而止，切忌使用暴力。

（4）对习惯性关节脱位及椎动脉型颈椎病、脊髓型颈椎病、颈部外伤、颈椎骨折等病证应慎用或禁用摇法。

（四）临床应用

摇法适用于全身各关节。

本法具有舒筋活血、缓解痉挛、松解粘连、滑利关节等作用，临床主要适用于各种软组织损伤及运动功能障碍等病证，本法也是保健推拿的常用手法之一。

二、扳法

扳法是指用两手分别固定关节的远、近端或肢体的一定部位，做相反方向或同一方向的用力扳动，使关节产生伸展、屈曲或旋转等运动的一种推拿手法。

（一）操作方法

1. 颈项部扳法

（1）颈项部斜扳法　受术者坐位，颈项部放松，头颈略前倾或置于中立位。术者位于受术者侧后方，以一手扶其头顶后部，另一手扶托其下颌部，两手协同用力，使其头部向侧方旋转，当旋转至最大限度时，随即用“巧力寸劲”，做一突然的有控制的快速扳动，常可听到“喀”的弹响声，之后可按同法向另一侧方向扳动（图3-6-12）。

（2）颈项部旋转定位扳法　受术者坐位，颈部放松，术者位于受术者侧后方，以一手拇指顶按住其病变颈椎棘突旁，另一手托住其对侧下颌部，令受术者低头，屈颈至拇指下感到棘突活动，关节间隙张开时，即可保持，再使其向患侧屈至最大限度，然后将其头部慢慢旋转，当旋转到最大限度时，随即用“巧力寸劲”做一突然的有控制的稍大幅度的快速扳动。顶住棘突的拇指亦同时施力推按。此时常可听到“喀”的弹响声，拇指下亦有棘突跳动感（图3-6-13）。

（3）寰枢关节旋转扳法　受术者坐位，颈部放松，术者位于受术者侧后方，以一手拇指顶按其病变颈椎棘突旁，另一手以肘弯部托住其下颌。肘臂部协调用力，缓慢地将颈椎向上拔伸。同时使头部向患侧旋转，当旋转到最大限度时，随即用“巧力寸劲”做一突然的有控制的稍大幅度的快速扳动。顶住棘突的拇指亦同时施力推按。此时常可听到“喀”的弹响声，拇指下亦有棘突跳动感，表明手法复位成功。

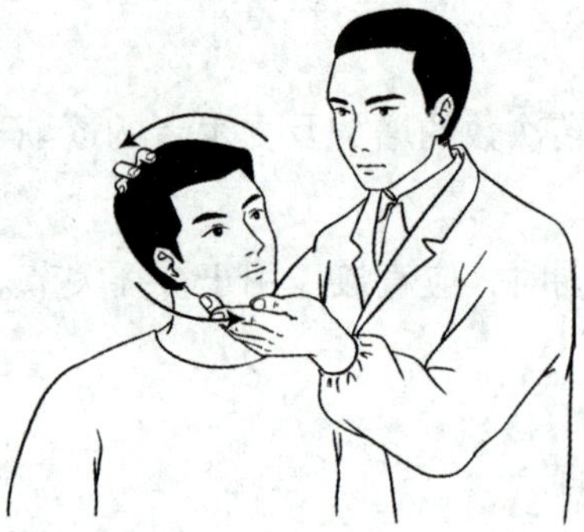

图3-6-12　颈项部斜扳法

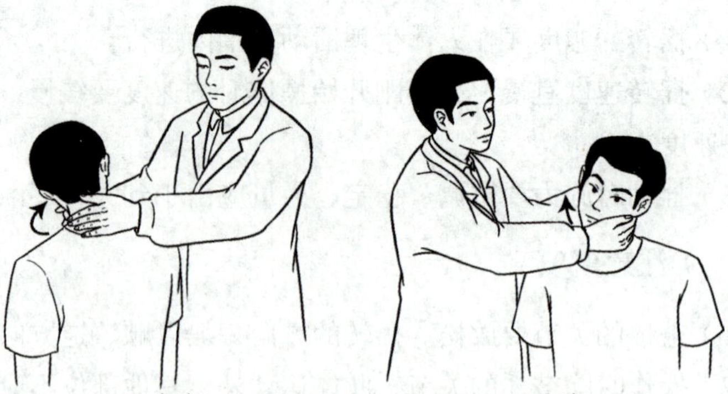

（1）　（2）

图3-6-13　颈项部旋转定位扳法

2. 胸背部扳法

（1）扩胸牵引扳法　受术者取坐位，两手十指交叉扣住并抱于枕后部。术者站于其后方，以一侧膝部抵住其背部病变处，两手分别握扶住受术者的两肘部。嘱受术者做前俯后仰运动，并配合深呼吸。如此活动数遍，待受术者身体后仰至最大限度时，术者将其肘部向后方突然拉动，与此同时膝部向前顶抵，常可听到“喀”的弹响声（图3-6-14）。

（2）胸椎对抗复位法　受术者取坐位，两手交叉扣住并抱于枕后部。术者站于其后方，两手臂自受术者两腋下伸入，并握住其两前臂下段，一侧膝部顶压住病变胸椎处，然后握住前臂的两手用力下压，而两前臂则用力上抬，将其脊柱向上向后牵引，顶压患椎的膝部也同时向前向下用力，与前臂的上抬形成对抗牵引。持续牵引片刻后，两手、两臂与膝部协同用力，用“巧力寸劲”做一突然的可控制的稍大幅度的快速扳动，常可听到“喀”的弹响声（图3-6-15）。

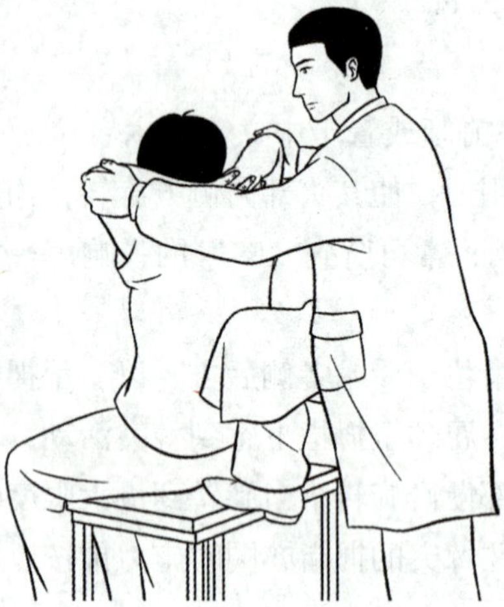

图3-6-14　扩胸牵引扳法

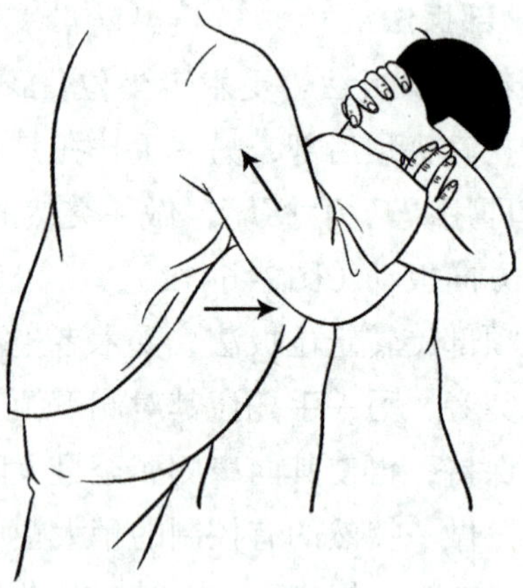

图3-6-15　胸椎对抗复位法

3. 腰部扳法

（1）腰部斜扳法　受术者取侧卧位，健侧下肢在下，自然伸直；患侧下肢在上，屈髋屈膝。术者面向受术者站立，以一手或肘抵住其肩前部，另一肘或手按于臀部。两手、肘协同用力，先做数次扭转活动以放松腰部，当腰部扭转至最大限度有明显阻力时，随即施以“巧力寸劲”做一突然的可控制的稍大幅度的快速扳动，常可听到“喀”的弹响声（图3-6-16）。

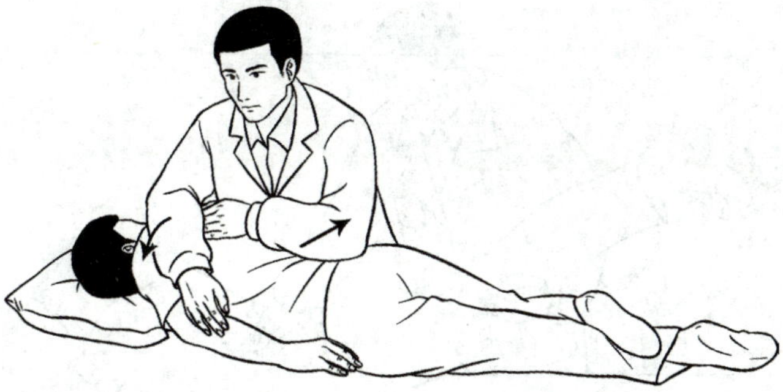

图3-6-16　腰部斜扳法

（2）腰部旋转复位法　受术者取坐位，腰部放松，两臂自然下垂。以右侧为患侧为例。助手位于受术者左前方，用两下肢夹住其左小腿部，双手按压于左大腿部以固定左侧肢体。无助手亦可令受术者双腿夹住按摩床床脚部。术者位于受术者右后方，以左手拇指端或螺纹面顶按于腰椎偏歪的棘突侧方，右手臂从受术者右腋下穿过并以右掌按于对侧颈肩部。嘱受术者向前做弯腰活动至最大限度后，再向右侧侧屈至一定幅度有阻力时，术者按于颈肩部的手压肩部，同时肘部上抬（即抬肩压肘），按于棘突旁的拇指同时推按棘突，两手协同用力，施以“巧力寸劲”做一突然的可控制的稍大幅度的快速扳动，常可听到“喀”的弹响声（图3-6-17）。

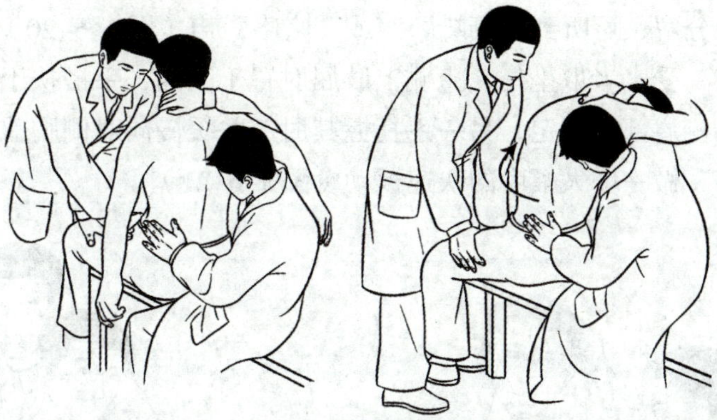

图3-6-17　腰部旋转复位法

（3）直腰旋转扳法　受术者取坐位，两下肢分开，与肩同宽，腰部放松。以向右侧旋转扳动为例。术者位于受术者的左侧后方，以两下肢夹住受术者的左下肢以固定。术者左手抵住其左肩后部，右臂从其右腋下伸入并以右手抵住肩前部。然后两手协调用力，以左手前推其左肩后部，右手向后拉其右肩，且右臂部同时施以上提之力，至最大限度时，随即施以“巧力寸劲”做一突然的可控制的稍大幅度的快速扳动，常可听到“喀”的弹响声（图3-6-18）。

（4）腰部后伸扳法　受术者取俯卧位，两下肢并拢。术者一手按压于腰部，另一手臂托抱住其两下肢膝关节上方并缓缓上抬，使其腰部后伸。当后伸至最大限度时，两手协同用力，施以“巧力寸劲”做一可控制的增大幅度的下按腰部与上抬下肢的相反方向的扳动（图3-6-19）。

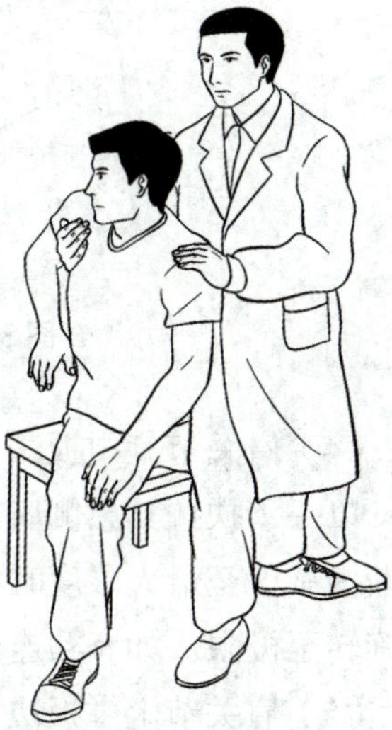

图3-6-18　直腰旋转扳法

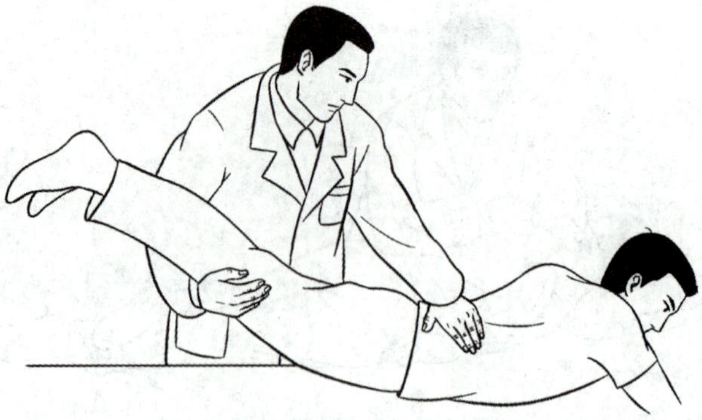

图3-6-19 腰部后伸扳法

4. 肩关节扳法

（1）肩关节前屈扳法 受术者取坐位，患侧肩关节前屈30°~50°。术者半蹲于患肩前外侧，以两手自前后方向将其患肩锁紧、扣住，患侧上臂置于术者内侧的前臂上。手臂部协调用力，将其患臂缓缓上抬，至肩关节前屈至最大限度时，略停片刻，施以“巧力寸劲”做增大幅度的快速扳动。

（2）肩关节外展扳法 受术者坐位，患侧手臂外展45°左右。术者半蹲于其患肩的外侧。将其患侧上臂的肘关节上部置于一侧肩上，以两手从前后方向将患肩扣住、锁紧。然后术者缓缓立起，使其肩关节外展，至有阻力时，略停片刻，双手与肩部协同施力，施以“巧力寸劲”做一肩关节外展位增大幅度的快速扳动，如粘连得到分解，可听到“嘶嘶”声或“咯咯”声（图3-6-20）。

（3）肩关节内收扳法 受术者取坐位，患侧上肢屈肘置于胸前，手搭扶于对侧肩部。术者站于其身体后侧。以一手扶按于患侧肩部以固定，另一手托握其肘部并缓慢向对侧胸前上托，至最大限度时，略停片刻，施以“巧力寸劲”做一增大幅度的快速扳动（图3-6-21）。

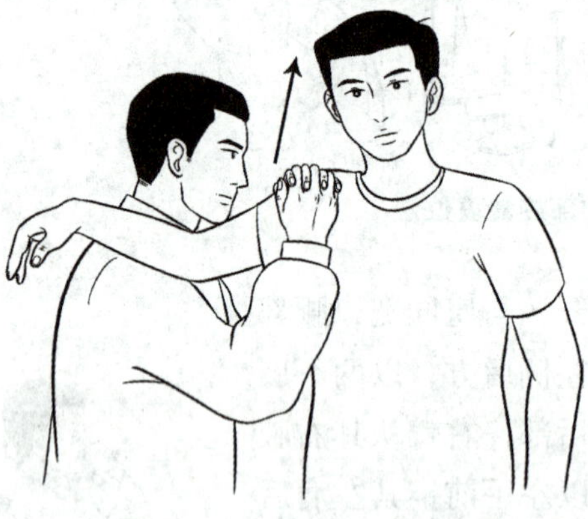

图3-6-20 肩关节外展扳法

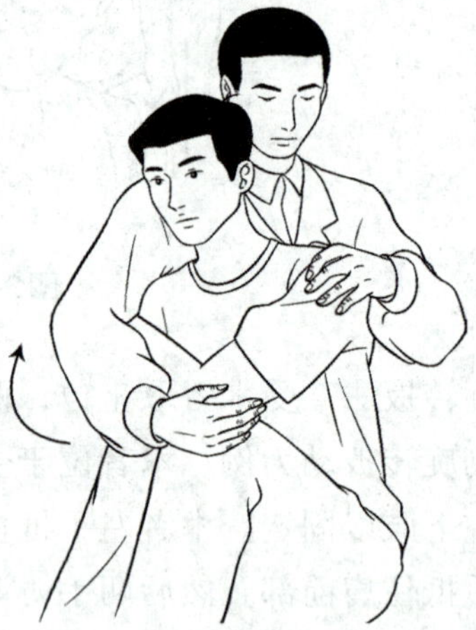

图3-6-21 肩关节内收扳法

（4）肩关节旋内扳法 受术者取坐位，患侧上肢的手与前臂置于腰部后侧。术者站于其患侧的侧后方。以一手扶按其患侧肩部以固定，另一手握住其腕部将患肢前臂沿其腰背部缓缓上抬，以使其肩关节逐渐内旋，至最大限度时，随即施以“巧力寸劲”做一较快速的小幅度的上抬其前臂动作，以使其肩关节旋转至极限。如有粘连分解时，可听到“嘶嘶”声（图3-6-22）。

（5）肩关节上举扳法 受术者取坐位，两臂自然下垂。术者站于其身体后方，以一手托握住患肩侧上臂下段，并自前屈位或外展位缓缓向上抬起至120°~140°时，以另一手握住其前臂近腕关节处。两手协同用力，向上逐渐拔伸牵引，至最大限度时，随即施以“巧力寸劲”做一较快速的小幅度的向上拉扳（图3-6-23）。

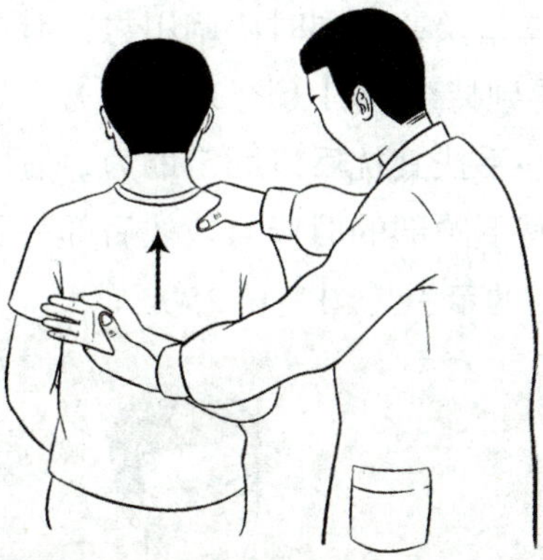

图3-6-22　肩关节旋内扳法

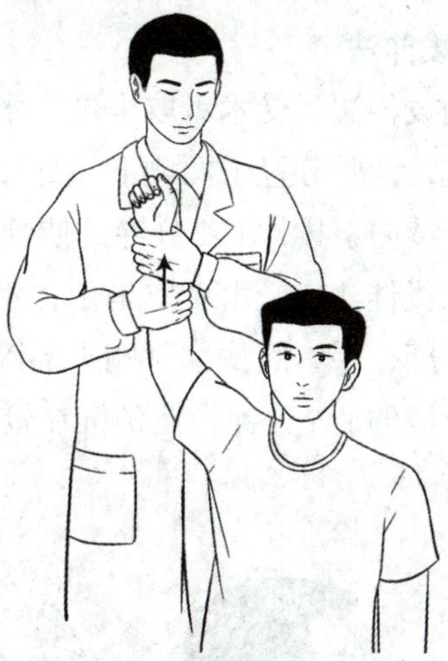

图3-6-23　肩关节上举扳法

（二）动作要领

（1）要顺应、符合关节的生理功能。把握好各关节的结构特征、活动范围、活动方向及其特点，宜顺应、符合各关节的各自运动规律来实施扳法操作。

（2）操作时要分阶段进行。扳法操作第一步是使关节放松；第二步是将关节极度地伸展或屈曲、旋转，在保持这一位置的基础上，第三步再实施小幅度、快速的扳动。

（3）扳法所施之力须为“巧力寸劲”。所谓“巧力”即指手法的技巧力，是与蛮力、浊力相对而言；所谓“寸劲”指短促之力。即所施之力比较快速，能够充分地控制扳动幅度，作用得快、消失得也快，做到中病即止。

（4）扳动发力的时机要准，用力要适当。

（三）注意事项

（1）扳法操作时，应因势利导，不可逾越各关节的正常生理活动范围。

（2）不可使用暴力及蛮力，以免造成不良后果。

（3）扳动时不可强求关节弹响，若反复扳动，易使关节紧张度增大，有可能造成不良后果。

（4）诊断不明的脊柱外伤及带有脊髓症状体征者、老年人伴有较严重的骨质增生、骨质疏松、骨关节结核、骨肿瘤者禁用扳法。

（四）临床应用

扳法适用于全身各关节部。

本法具有舒筋通络、理筋整复、松解粘连、滑利关节、矫正畸形等作用。临床常用于颈椎病、落枕、肩周炎、腰椎间盘突出症、脊椎小关节紊乱、小关节错位等病证。

三、拔伸法

拔伸法是指固定关节或肢体的一端，应用对抗的力量牵拉另一端，使关节或半关节得到伸展的一种推拿手法。

（一）操作方法

1. 颈椎拔伸法

（1）掌托拔伸法　受术者取坐位，术者站于其后方，以双手拇指端和螺纹面分别顶按住其两侧枕骨下方风池穴处，两掌分置于两侧下颌部以托夹助力，然后掌指及臂部同时协调用力，拇指上顶，双掌上托，缓慢地持续向上拔伸1~2分钟，使颈椎在较短时间内得到持续牵引（图3-6-24）。

（2）肘托拔伸法　受术者取坐位，术者站于其后方。一手扶其枕后以固定助力，另一侧上肢的肘弯部托住其下颌部，手掌侧扶住对侧头部以加强固定。托住其下颌部的肘臂与扶枕后部一手协同用力，缓慢地持续向上拔伸1~2分钟，使颈椎在较短时间内得到持续的牵引（图3-6-25）。

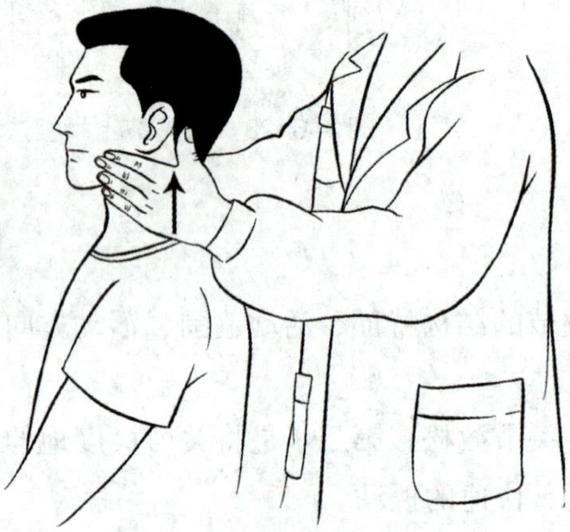

图3-6-24　掌托拔伸法

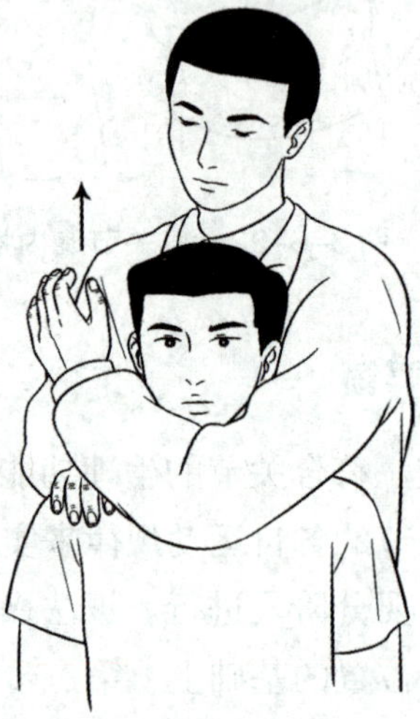

图3-6-25　肘托拔伸法

2. 肩关节拔伸法

（1）肩关节上举拔伸法　受术者取低坐位，术者站于其身后。一手托住其患肩侧上臂下段，并自前屈位或外展位将其手臂缓慢抬起，另一手握住其前臂近腕关节处，同时握上臂一手上移其下。两手协同用力，向上缓慢牵拉，至阻力位时，以钝力持续进行牵引1~2分钟。

（2）肩关节对抗拔伸法　受术者取坐位。术者站于其患侧，以两手分别握住其腕部和肘部，于肩关节外展位逐渐用力牵拉。同时嘱受术者身体向另一侧倾斜，或请助手协助固定其身体上半部，与牵拉之力相对抗，持续拔伸1~2分钟（图3-6-26）。

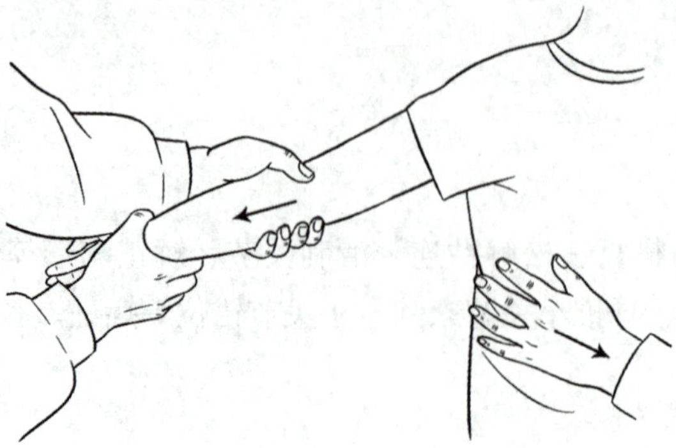

图3-6-26　肩关节对抗拔伸法

（3）腕关节拔伸法　受术者取坐位，术者站于其侧方。一手握住其前臂中端，另一手握住其手掌部。双手同时反方向用力，缓慢持续地进行拔伸，持续拔伸1~2分钟（图3-6-27）。

（4）指间关节拔伸法　术者以一手握住受术者腕部，另一手捏住患指末节，两手同时相反方向用力，做持续拔伸牵引（图3-6-28）。

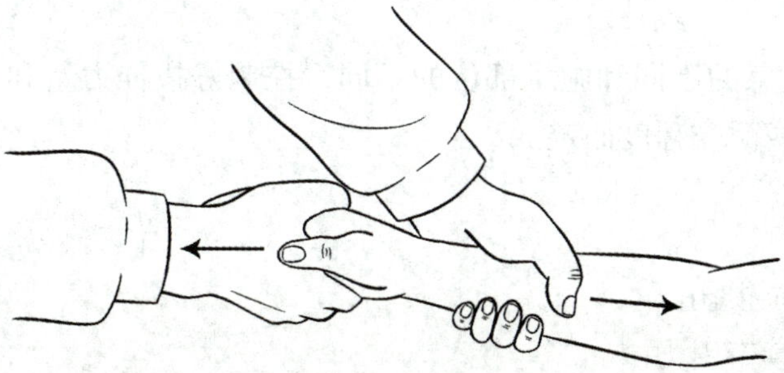

图3-6-27　腕关节拔伸法

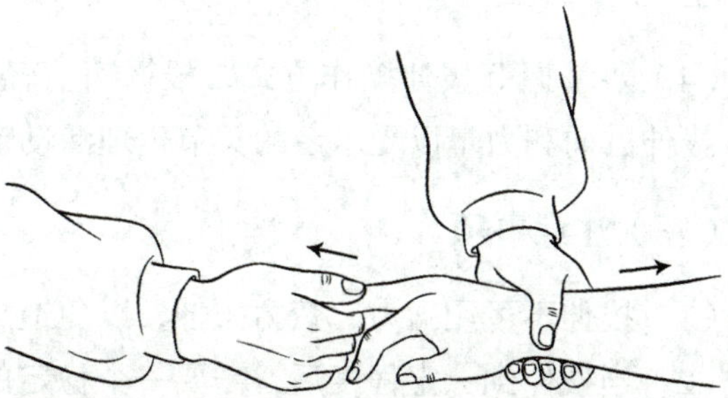

图3-6-28　指间关节拔伸法

（5）腰部拔伸法　受术者俯卧，用双手抓住床头，或让一助手协助固定其身体上半部。术者站于其足端，两手分别握住其两踝部，两手同时用力，向下逐渐用力持续牵引（图3-6-29）。在牵引过程中，身体上半部应顺势后仰，以加强牵拉拔伸的力量。

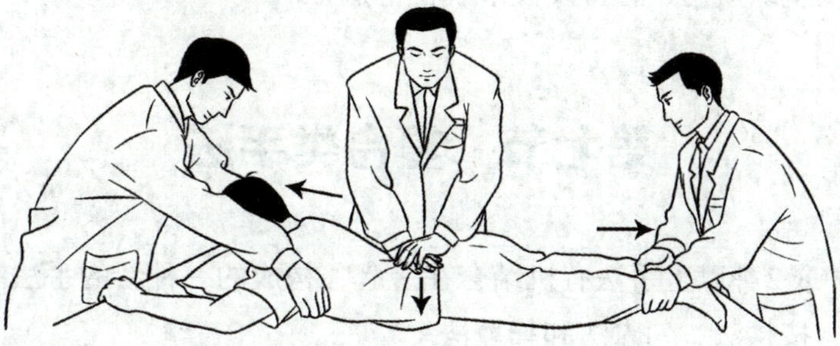

图3-6-29　腰部拔伸法

（6）踝关节拔伸法　受术者取仰卧位，术者以一手握住其患侧的小腿下段，另一手握住其足掌前部。两手协同用力，向相反方向牵拉拔伸。或术者一手托握受术者的足跟部，一手拇指和余四指分握其足之掌背部，利用受术者自身的重量做反牵拉力，双手同时用力向下持续牵拉。在拔伸过程中，可配合进行踝关节的屈伸活动（图3-6-30）。

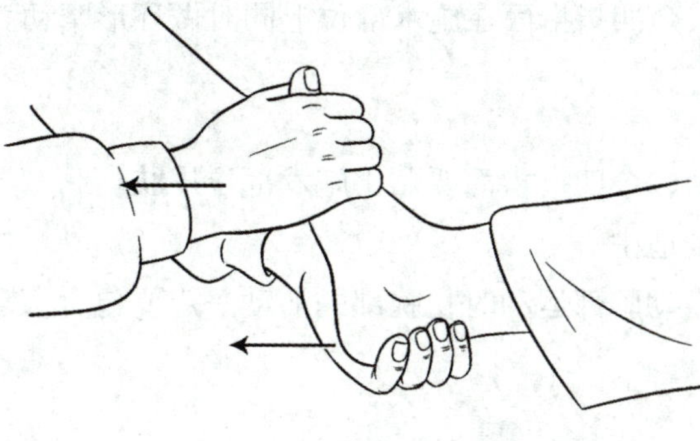

图3-6-30　踝关节拔伸法

（二）动作要领

（1）被操作关节要充分放松。

（2）拔伸动作要稳而缓，用力要均匀而持续。

（3）在拔伸的开始阶段，用力要由小到大，逐渐增加，拔伸到一定程度后，则需要一个稳定的持续牵引力。

（4）要掌握好拔伸操作方式，根据病情轻重缓急的不同和施术部位的不同，控制好拔伸力量和方向，拔伸方向和力量以受术者的关节生理活动范围或耐受程度而定。

（三）注意事项

（1）拔伸不可用猛力、蛮力拔伸，以免造成牵拉损伤。

（2）当拔伸到一定程度后，需要一个稳定的持续牵引力。

（3）关节复位时不可在疼痛、痉挛较重的情况下拔伸，以免手法失败和增加患者痛苦。

（四）临床应用

拔伸法适用于全身各关节部。

本法具有舒筋活血、理筋整复、松解粘连、滑利关节、矫正畸形等作用。临床常用于颈椎病、腰椎间盘突出症、肩周炎、软组织损伤、骨折及关节脱位等病证。

第七节　复合类手法

复合类手法是指2种或2种以上手法有机结合在一起，构成的一种新的手法。

本节仅介绍推摩法、按揉法、勾点法和扫散法。

一、推摩法

推摩法是指由一指禅推法与指摩法复合而成的一种推拿手法。

（一）操作方法

将拇指螺纹面或桡侧偏峰着力于治疗部位，其余四指并拢，掌指部自然伸直，将四指的指面着力于相应的施术部位上，腕关节放松，屈曲25°左右，前臂主动运动，使腕关节做旋转运动并同时左右摆动，以带动拇指一指禅推法，其余四指指面在施术部位上同时做环形摩动。

（二）动作要领

（1）拇指要以桡侧偏锋着力，余四指指面要贴于施术部位皮肤。

（2）推摩应自然着力，速度适中。

（3）在前臂进行主动运动带动腕部运动时，腕部的活动一定要包含旋动和摆动2种运动形式。

（三）注意事项

（1）指面不可悬空。

（2）推摩的速度不宜过快，用力不宜过大。

（3）要注意动作的连贯性，协调性，宜经久练习，方可熟练运用。

（四）临床应用

推摩法主要适用于胸腹部、胁肋部和项背部等面积较大的部位。

本法具有宽胸理气、化痰止咳、健脾和胃、疏肝解郁等作用，临床主要用于咳嗽、脘腹胀痛、胸胁胀满、消化不良、月经不调、痛经等病证。

二、按揉法

按揉法是指由按法和揉法复合而成的一种推拿手法。

（一）操作方法

以单手或双手的拇指或手掌着力在施术部位，拇指、前臂、上臂主动施力，力量由轻渐重、由浅而深地向下按压，同时带动受术部位皮肤做小幅度回旋揉动，从而进行节律性按压揉动。双掌按揉法可以将上半身前倾，将上半身的重量传导到手部。

（二）动作要领

（1）指按揉法腕宜悬。拇指按揉法可以直腕操作，但多数情况应悬腕60°左右，前臂与拇指易于发力，同时腕关节容易做出一个小的旋动，余指也易于助力。

（2）单掌按揉法以肘和肩为支点。

（3）双掌按揉法宜巧用身体上半部重量，以肩关节为支点，将身体上半部的重量依节律性的前倾后移，通过上、前臂传到手部。

（4）按揉法宜按揉并重，将按法和揉法有机结合，做到按中含揉，揉中寓按，刚柔并济，缠绵不绝。

（三）注意事项

（1）操作时按与揉不可失之偏颇，既不可偏重于按，也不可偏重于揉。

（2）注意按揉法的节奏性，既不可过快，也不可过慢。

（3）用力重实缓和，刺激量不宜过重。

（4）操作时压力不可过大，过大则手法易僵，应以柔和为主。

（5）双掌按揉法忌手臂部单独用力。操作时身体的前倾后移幅度不可过大，手掌部不可离开施术部位。

（四）临床应用

按揉法适用于全身经穴和部位。单拇指按揉法主要适用于经络腧穴；双拇指按揉法主要适用于颈项部、背部、腰部、臀部和下肢部；单掌按揉法主要适用于肩部、背部和下肢后侧；双掌按揉法主要适用于背部、腰部、臀部和下肢后侧。

本法具有行气活血、柔筋缓急、解痉止痛等作用，临床可用于头痛、颈椎病、肩周炎、腰椎间盘突出症和腰肌劳损等病证。

三、勾点法

勾点法是指由勾法和点法复合而成的一个推拿手法。本法实属指按法的临床变化应用，是用中指指端勾住施术部位做点压。

（一）操作方法

中指掌指关节伸直或微屈，指间关节屈曲，使中指形如钩状，其他手指相握。以中指端勾住施术部位或穴位，掌指部主动用力，使中指端做持续点按。

（二）动作要领

（1）中指形如勾状，指间关节宜屈。掌指关节宜直，亦可略屈。

（2）除中指外其余四指要握紧，以使掌部紧张坚挺。

（3）当所需勾点的力量较小时，仅中指部施力屈曲按压即可，力量较大时，掌指部需同时用力。

（4）勾点时施力的方向应视治疗部位而定，或上或下，或左或右。

（三）注意事项

勾点法所施的部位或穴位较敏感，不可突施暴力，要遵循点按法的施力原则进行操作。

（四）临床应用

勾点法主要适用于天突、廉泉等穴位或部位。

本手法的作用与操作穴位有密切关系，临床多用于舌强语謇、口噤失语、喘、咳、喉痹等病证。

四、扫散法

扫散法是指以拇指偏峰及其余四指指端在颞、枕部进行擦动的一种推拿手法。

（一）操作方法

受术者取坐位，术者站于一侧，以一手扶按受术者一侧头部以固定，另一手拇指伸直，以桡侧面置于额角处，其余四指并拢、微屈，指端置于耳后高骨处，食指与耳上缘平齐。前臂主动运动，腕关节挺劲，使拇指桡侧缘在头颞部做较快的单向擦动，范围是额角至耳上，同时，其余四指在耳后至乳突范围内快速擦动，左右两侧交替进行，每侧扫散约50次。

（二）动作要领

（1）拇指偏峰与其余四指指端宜贴紧皮肤。

（2）以肘为支点，前臂主动运动，腕关节保持一定的紧张度。

（3）动作宜平稳，轻度刺激。

（三）注意事项

（1）操作时不可施用压力，手法刺激不宜过重，要体现“扫散”之意。

（2）操作时腕关节需注意保持一定的紧张度。

（3）对长发者，须将手指插入发间操作，以避免牵拉头发作痛。

（4）操作时要固定好头部，避免受术者头部随手法操作而出现俯仰晃动。

（四）临床应用

扫散法一般只适用于颞枕部。

本法具有清脑醒神、止痛安神、平肝潜阳、疏风解表等作用，临床主要用于偏头痛、高血压、神经衰弱、外感等病证的辅助治疗。

第八节　其他类手法

其他类手法是指散在的、难以归类的一些手法，多为辅助性治疗手法。

本节主要介绍理法、梳法、拂法和托法。

一、理法

理法是指用手对肢体进行节律性握捏的一种推拿手法。

（一）操作方法

术者以一手握住受术者肢体远端，另一手以拇指与余指及手掌部握住其近端，指掌部主动施力，做一松一紧的节律性握捏，并循序由肢体的近端移向远端。两手交替操作，反复多次。也可双手同时操作，即用双手同时对握住受术者肢体近端，向远端进行节律性握捏。

（二）动作要领

（1）操作时指掌部要均匀施力，要有握和捏的体现。

（2）操作要轻快而有节奏性，移动应自然流畅。

（三）注意事项

手法操作力量不宜太大，手法操作不可缓慢呆滞，移动间距不可太大。

（四）临床应用

理法主要适用于四肢部。

本法具有舒筋活血、理顺调整的作用，是推拿的辅助手法，临床中常作为四肢部推拿操作的结束手法，用以缓解其他手法的过重刺激。

二、梳法

梳法是指用手指做梳理动作，形如梳头的一种推拿手法，又称为疏法。

（一）操作方法

五指微屈，自然展开，以螺纹面置于施术部位。腕关节放松，前臂主动运动，带动五指做轻柔的单向滑动梳理。

（二）动作要领

（1）腕部放松，以前臂为动力源。

（2）手指的滑动梳理动作协调自然，柔和舒适。

（3）操作用力适中。

（三）注意事项

避免指部单纯用力。发力不可过轻，也不可过重。

（四）临床应用

梳法主要适用于头部、胁肋部等。

本法具有安神定志、健脑益智、疏肝理气等作用。临床中主要用于失眠、健忘、头痛、胸胁胀满等病证。

三、拂法

拂法是指以指面在体表做轻快的擦掠的一种推拿手法。

（一）操作方法

手指自然伸直，以食指、中指、无名指和小指等四指的螺纹面置于施术部位。前臂主动运动，通过腕部带动手指在施术部位做轻快的擦掠，状如拂尘，轻轻擦掠而过。

（二）动作要领

操作时手法宜轻快。

（三）注意事项

（1）指部不能施力，不可带动皮肤及皮下组织运动。

（2）操作不可太快，有如拂尘而不扬。

（四）临床应用

拂法主要适用于胸腹部、背腰部、臀部及股内侧等。

本法具有安神催眠作用，主要用于神经衰弱、失眠和保健。本法是推拿治疗操作的辅助方法，亦是常用的保健手法。

四、托法

托法是指用双手或单手将施术部位由下向上托起的一种推拿手法。本法一般用于胃下垂，故又称托胃下垂法。

（一）操作方法

用拇指外的四指并拢伸直，以食指、中指、无名指及小指的螺纹面和手掌的小鱼际部着力于施术部位，腕关节背伸。以肘为支点，前臂部主动施力，使手指螺纹面和手掌小鱼际部向下深按于下垂的胃底部并随受术者深呼气向上徐徐赶动，循逆时针方向上托，呈波浪式用力，即当受术者深呼气时，开始用力赶动、上托，当呼气停止，开始吸气时，应停止操作，要深按片刻，然后再随深呼气时进行下一段距离的托举移动。

（二）动作要领

（1）上托时要配合受术者的呼吸进行操作。

（2）操作时手掌小鱼际侧向上托举的运动速度要较快，手指螺纹面部分的运行速度要相对较慢。

（三）注意事项

托法宜空腹时操作，对胃的体表投影应准确把握，不要在饱餐后操作。

（四）临床应用

托法主要适用于腹部、胃脘部。

本法具有升阳举陷的作用，临床中主要用于胃下垂。本法常配合插法应用。

实训实练一　成人推拿手法

【实训目的】

通过实训实练让学生掌握成人推拿手法的动作要领，使学生能规范进行成人推拿手法的操作，尤其是熟练进行㨰法、揉法、按法、推法、拿法、抖法、捏脊法和搓法等8个中医执业助理医师实践技能考试要求手法的操作。

【实训内容与学时】

1. 摆动类手法　2学时
2. 摩擦类手法　2学时
3. 振动类手法　1学时
4. 挤压类手法　2学时
5. 叩击类手法　1学时
6. 运动关节类手法　2学时
7. 复合类手法　1学时
8. 其他类手法　1学时

【实训用品】

多媒体、模型、米袋、推拿床、推拿巾、按摩乳和精油等。

【实训方法】

1. 教师讲解与示教，提出要求。
2. 学生观看操作视频。
3. 教师口令指导，一令一动，统一练习。
4. 学生分组练习，教师巡视指导。
5. 抽查考核，指出学生操作问题。

【注意事项】

1. 推拿手法操作规范，掌握手法的动作要领。
2. 与岗位要求对接。
3. 加强学生沟通和语言表达能力的训练。
4. 强化操作中的人文关怀。

答案解析

目标检测

一、单项选择题（每一道试题下面有ABCDE五个备选答案。请从中选择一个最佳答案）

1. “一旦临证，机触于外，巧生于内，手随心转，法从手出”见于（　）
   A.《医宗金鉴》　B.《黄帝岐伯按摩十卷》　C.《小儿按摩经》
   D.《黄帝内经》　E.《小儿推拿广意》
2. 以下对滚法的叙述，不正确的是（　）
   A. 滚法属于摆动类手法
   B. 对滚法操作的频率要求是120~160次/分
   C. 手法操作时可以拖动
   D. 手法操作时要沉肩、垂肘
   E. 滚法刺激柔和
3. 以下对推法的叙述，不正确的是（　）
   A. 推法是单方向的直线运动
   B. 着力要求紧贴体表的治疗部位
   C. 用力深沉、平稳，速度宜缓慢、均匀
   D. 推法可以分为指推、掌推和肘推
   E. 推法速度快
4. 以下对抖法的叙述，正确的是（　）
   A. 抖动幅度小，频率快　B. 抖动频率慢，着力稍重　C. 前臂边抖动边用力下击
   D. 短时间屏气操作　E. 须与滚法结合使用
5. 摇法的幅度要求是（　）
   A. 由小到大，在正常关节生理范围内
   B. 由小到大，稍大于正常关节生理范围
   C. 由大到小，在正常关节生理范围内
   D. 由大到小，稍大于正常关节生理范围
   E. 幅度不变，在正常关节生理范围内
6. 下列哪项都属于挤压类手法（　）
   A. 按、点、推、拿、捻
   B. 按、点、捏、捻、拨
   C. 按、点、捏、拿、推
   D. 按、点、抹、搓、捻
   E. 按、点、抹、搓、推
7. 为了缓解指按法的刺激，常与揉法配合使用，其操作比一般为（　）
   A. 1∶1　B. 1∶2　C. 1∶3　D. 1∶4　E. 1∶5
8. 在下列手法中，刺激量最强的是（　）
   A. 拿法　B. 捏法　C. 揉法　D. 拨法　E. 按法

9. 在下列手法中，通过前臂静止性发力的手法是（　）

A. 拿法　B. 揉法　C. 振法　D. 一指禅推法　E. 推法

10. 具有升提胃腑、健脾和胃作用的手法是（　）

A. 摩法　B. 擦法　C. 拍法　D. 摇法　E. 托法

11. 治疗病理性条索状软组织病变最适宜的手法是（　）

A. 指揉法　B. 拨法　C. 捏脊法　D. 点法　E. 按法

12. 与抖法合用作为治疗结束手法的是（　）

A. 搓法　B. 平推法　C. 扫散法　D. 捻法　E. 勾抹法

13. 整复类手法操作的要求是（　）

A. 稳、轻、巧、快　B. 稳、狠、巧、快　C. 稳、准、巧、缓

D. 稳、准、刚、按　E. 稳、准、巧、快

14. 患者腰痛，第三腰椎一侧横突尖部明显压痛，扪及痛性筋结，伴下肢疼痛，行走不便，肌肉萎缩，最有效手法为（　）

A. 揉法　B. 拨法　C. 拿法　D. 按法　E. 抹法

15. 横擦肾俞、命门、腰阳关等穴，所具有的功效是（　）

A. 温补肾阳　B. 疏通经络　C. 活血祛瘀　D. 滋补肝肾　E. 温经通络

16. 以拇指桡侧少商处着力的手法是（　）

A. 拘揉法　B. 偏峰推法　C. 跪推法　D. 螺纹推法　E. 按点法

17. “按而留之”是指哪一种手法的操作（　）

A. 按法　B. 拿法　C. 掐法　D. 捏法　E. 揉法

18. 抖法的操作要求是（　）

A. 抖动幅度要大，频率要快　B. 抖动幅度要大，频率要慢

C. 抖动幅度要小，频率要慢　D. 抖动幅度要小，频率要快

E. 抖动幅度大小交替，频率要慢

二、简答题

1. 简述一指禅推法的动作要领。

2. 简述成人推拿手法的基本技术要求。

（张训浩　马劼旎　易志龙）

书网融合……

知识回顾　微课　习题

中篇
常见疾病推拿治疗

第四章 骨伤科常见疾病

PPT

学习目标

知识要求：

1. 掌握常见骨伤科疾病的推拿治疗方法。
2. 熟悉常见骨伤科疾病的临床表现和体征。
3. 了解常见骨伤科疾病的病因病机。

能力要求：

1. 熟练运用推拿手法治疗常见骨伤科病证。
2. 具有中医基础理论，能运用中医临床思维处理常见病证。

第一节 颈椎病

颈椎病又称颈椎综合征，是指由于颈椎间盘退行性改变、颈椎骨质增生以及颈部损伤等原因引起脊柱内、外平衡失调，刺激或压迫颈神经根、椎动脉、脊髓或交感神经而引起的一组综合征。本病发病年龄30~60岁。

目前，将颈椎病分为颈型、神经根型、椎动脉型、交感神经型和脊髓型5种。同时出现2种以上称混合型。

【病因病机】

本病依据主要症状分别属中医学痹证、痿证、项强、眩晕等范畴，其病因病机可归纳为经脉瘀阻、痰湿阻络、寒湿痹阻、气血亏虚、肝肾不足等。

1. **急慢性损伤** 各种急、慢性外伤可造成椎间盘、韧带、后关节囊等组织不同程度的损伤，从而使脊柱稳定性下降，促使颈椎发生代偿性增生，增生物如直接或间接压迫神经、血管，就产生症状。

2. **颈椎退行性变化** 椎间盘退变是本病普遍的内因。颈椎间盘一般从30岁后开始退变。椎间盘的退变从软骨板开始，软骨板逐渐骨化，其通透性逐渐降低，进而造成髓核逐渐脱水，以致纤维化，椎间盘厚度减小，椎间隙变窄，脊柱稳定性下降，因此使后关节囊松弛，关节腔变小，关节面易磨损而发生增生；同时钩椎关节面也因间隙变小而易发生磨损，造成关节突增生；由于前纵韧带、后纵韧带的松弛，使椎体稳定性下降，从而促使椎体发生代偿性增生；因椎间盘厚度下降，使椎间孔上下径变窄，使各增生部位更易压迫神经、血管而产生症状。

【诊断】

1. 临床表现

颈型颈椎病：颈部活动受限、反复出现“落枕”现象；平时肩胛骨内上角和内侧缘常有酸胀疼痛感。

神经根型颈椎病：一侧或两侧颈肩部疼痛，上肢及手指出现放射性疼痛、麻木、无力，颈部活动受限。

椎动脉型颈椎病：眩晕，恶心，耳鸣，视物不清，常因头部转动或侧屈到某一位置而诱发或加重。

交感神经型颈椎病：慢性头痛或偏头痛，头痛往往呈持续性；视觉、听觉异常；交感神经功能异常：咽喉部不适，干渴，有异物感，嗳气，有时伴有恶心、呕吐；心前区疼痛，胸闷，心悸，头颈部转动时症状可加重；肢体发凉，局部皮温降低，也可有指端苍白、发热或痛觉过敏。

脊髓型颈椎病：颈肩部不适；四肢感觉、运动障碍；进行性双下肢麻木、发冷、无力、走路不稳，如“踩棉花”感，易绊倒，不能跨越障碍物，休息后缓解，紧张劳累后加重。有些患者下肢肌肉可出现无规律性抽搐；严重者可出现胸胁部束带感，二便功能障碍。

2. 体征

颈型颈椎病：有压痛点；颈椎活动范围减小。

神经根型颈椎病：颈椎生理前凸减少或消失；在病变节段棘突旁及受累神经分布区可触及压痛，并伴有上肢放射痛加重或麻木感；皮肤感觉异常；腱反射减弱；椎间孔挤压试验阳性，臂丛神经牵拉试验阳性，颈椎分离试验阳性。

椎动脉型颈椎病：病变节段椎弓板、关节突、横突周围深层软组织压痛，并可触及肌紧张；椎动脉扭转试验阳性。

脊髓型颈椎病：病变节段深部软组织压痛；可触及病变椎骨棘突偏歪，两侧关节突后方不对称、横突不对称。

3. 辅助检查

颈型颈椎病：X线片可见椎体边缘及关节骨质增生，可见颈椎曲度变直。

神经根型颈椎病：颈椎正位X线片可见钩椎关节增生，棘突偏歪；侧位片可见椎体边缘骨质增生，椎间隙变窄，颈椎生理曲度减小、消失或反弓；更具有诊断意义的是，颈椎斜位X线片可见病变节段患侧椎间孔变窄。

椎动脉型颈椎病：经颅彩色多普勒超声（TCD）检查显示椎基底动脉供血不足；椎动脉造影检查可见椎动脉扭曲、狭窄或中断状；颈部MRI血管成像检查可显示椎动脉粗细、扭曲、狭窄等征象；颈椎CT动脉造影检查可清晰显示椎动脉形态及与周围毗邻结构的关系。

脊髓型颈椎病：CT检查可见颈椎间盘变性，颈椎增生，椎管前后径缩小，脊髓受压等改变；MRI检查可显示受压节段脊髓有信号改变，脊髓受压呈波浪样压迹。

【推拿治疗】

（一）方法一

1. 治疗原则　舒筋活血，解痉止痛，整复错位。

2. 取穴及部位　风池、风府、太阳、百会、肩井、天宗、缺盆、极泉、小海、手五里、曲池、手三里、合谷、内关及颈项部。

3. 操作方法　㨰法、一指禅推法、点法、揉法、扳法、搓法等。

（1）㨰拿颈项放松　患者取坐位，医者立于其后。先用㨰法放松患者颈肩背部，再用拇指指腹与示、中二指指腹对称用力，由上而下拿捏颈项两旁的软组织。

（2）颈项揉推拨筋　用一指禅推法沿项部督脉及两侧膀胱经脉部位操作；再以拇指点揉法及拨法依经脉部位顺次放松颈部筋肉。

（3）点揉疏经　点揉风池穴，以酸胀感向头顶部放射为佳；再点揉太阳、百会、风府、肩井、天宗等穴，以酸胀感为度。

（4）拔伸牵引摇颈　医者两前臂尺侧分别置于患者两侧肩上，双手拇指托扶其枕骨后方，其余四指及手掌托住两侧下颌部。以前臂尺侧与肩接触点为支点，医者两肘尖向下移动，双手向上用力拔伸颈椎。在拔伸颈椎的基础上，使头颈部前屈、后伸及左右旋转，其活动度由小逐渐加大。

（5）拔伸旋转整复　病变节段关节错缝者，可根据患者颈椎椎骨错缝情况施以关节整复手法。切忌暴力蛮劲，以防发生意外。

（6）弹拨点穴通经　弹拨缺盆、极泉、手五里、小海、曲池、手三里、合谷、内关。脊髓型患者可点拨肾俞、志室、环跳、委中、髀关、风市、阳陵泉、足三里、膝关、三阴交、太冲。

（7）搓抖上肢结束　从上到下搓患侧上肢2~3次，最后抖患侧上肢结束。

（二）方法二

1. 治疗原则　舒筋活血，理筋整复。

2. 取穴及部位　风池、天鼎、缺盆、肩井、肩中俞、肩外俞、肩髃、曲池、手三里、合谷、小海、内关、外关、神门等穴及颈项部。

3. 操作方法　多采用㨰、按、揉、拿、拔伸（或牵引）、拔伸旋转、搓擦等手法。

（1）按揉穴位　患者正坐，医者先分别按揉风池、天鼎、缺盆、肩井、肩中俞、肩外俞、肩髃、曲池、手三里、合谷、小海、内关、外关、神门等穴。

（2）㨰法放松　医者站于患者背后，用㨰法放松颈肩部、上背部及上肢的肌肉。

（3）拿、揉、推颈项肩臂　取上述姿势，医者拿揉颈项肩臂部，并配合推桥弓，推肩臂部。

（4）颈项部拔伸法　临床常用的拔伸法有两种，一种是医者站在患者背后，两前臂尺侧放于患者两侧肩部向下用力，双手大拇指顶在风池穴上方，切勿用力过猛，以免引起患者头晕。其余四指及手掌托起下颌部，并向上用力，前臂与手同时向相反方向用力，把颈椎牵开，边牵引边使头颈部前屈、后伸及向左右旋转。另一种拔伸法是嘱患者正坐，医者站于患侧，右肘关节屈曲并托住患者下颌，手扶健侧颞枕部，向上缓缓用力拔伸。并做颈部左右旋转活动。

（5）按揉压痛点　在拔伸颈部的同时，一手拇指置于患处相应椎旁，随颈部的活动在压痛点上施按揉法。

（6）提拿肩井、搓法结束　提拿两侧肩井并搓患肩至前臂反复数次结束。

临床上治疗本病手法繁多，根据病情表现不同，可自行运用各种不同的手法。

【按语】

除脊髓型外，颈椎病各型预后良好。推拿手法治疗可增大颈椎椎间隙，纠正椎骨错缝，可有效缓解颈椎病症状。颈椎整复类手法的操作，切忌暴力、蛮力和动作幅度过大，以免发生意外。患者日常生活中应注意避风寒，适劳逸，适当进行锻炼。临床上，颈椎病的推拿治疗常配合针灸、拔罐、中药熏蒸、理疗、内服中药、外用敷贴等其他疗法。神经根型颈椎病的治疗常需配合颈椎牵引疗法；急性期颈疼痛剧烈者可适当使用脱水药物、消炎止痛药物。椎动脉型、交感神经型颈椎病可适当配合改善脑循环、营养脑神经药物。

第二节　落　枕

落枕，又名“失枕”，是指由于睡眠姿势不当等原因，导致颈部肌肉痉挛、僵直、酸胀、疼痛以致转动失灵，似身虽离床而颈尚留落于枕，故而得名，是常见颈部软组织损伤之一。好发于青壮年，男多于女，冬、春季节多发。

【病因病机】

中医学认为，本病的发生多由素体亏虚，气血不足，循行不畅，舒缩活动失调，或夜寐肩部外露，颈肩复受风寒侵袭，致使气血凝滞，肌筋不舒，经络痹阻，不通则痛，故而拘急疼痛、活动失灵。

1. 静力性损伤　本证多由于体质虚弱劳累过度，睡眠时枕头高低或软硬不宜，以及躺卧姿势不良等因素，致使颈部一侧肌群在较长时间内处于过度伸展牵拉位，在过度紧张状态下发生静力性损伤，使伤处肌筋僵硬不舒，颈项活动受限。

2. 感受风寒　因夜眠时肩部暴露，颈肩部当风，感受风寒，气血凝滞，经络痹阻而发生拘急疼痛。

3. 急性扭伤　有少数因颈部突然扭转、甩头或肩扛重物，致使颈部软组织损伤，小关节错缝而致病者。若落枕症状反复出现，常提示颈椎病可能。

【诊断】

1. 临床表现

（1）晨起突感颈后部、上背部疼痛不适，以一侧为多，或有两侧俱痛者，或一侧重，一侧轻者。多数患者可回想到前夜睡眠位置欠佳或受凉等因素。

（2）颈项活动不适，不能自由旋转，因此向后看时，头颈不敢向后旋转，必须整个躯干向后旋转，说明颈项已处于明显僵直状态。严重者俯仰亦有困难，甚至头部强直于异常位置，使头偏向病侧。

2. 体征

（1）肌痉挛　常在胸锁乳突肌、斜方肌、肩胛提肌处发生痉挛，可触及条索状结节。

（2）压痛　常在上述肌肉处有压痛。胸锁乳突肌痉挛者，在胸锁乳突肌处有肌张力增高和压痛；斜方肌痉挛者，在锁骨外1/3处或肩井穴处或肩胛骨内侧缘有肌紧张感和压痛；肩胛提肌痉挛者，在上4个颈椎横突处和肩胛骨内上角处有肌紧张感和压痛。

3. 辅助检查　根据临床症状及体征即可诊断，一般不需要影像学检查，X线检查一般无特殊发现，或仅有生理曲度的改变。但若反复落枕，需行X线检查，多见颈椎退行性变、失稳，关节突关节错缝等。

【推拿治疗】

1. 治疗原则　舒筋活血，温经通络。

2. 取穴及部位　风池、风府、风门、肩井、天宗、肩外俞、阿是穴及颈项部。

3. 操作方法　㨰法、一指禅推法、拿法、拨法、摇法、扳法。

（1）㨰推颈项　患者取坐位，医者立于其后，用轻柔的㨰法、一指禅推法在患侧颈项及肩部施术约

3~5分钟，以松解颈项部肌肉。同时做颈部轻微的屈伸和侧屈运动。

（2）提拿弹拨颈肌　用拿法提拿颈项及肩部，以患侧为重点部位，并弹拨紧张的肌肉，以疏通气血、解痉止痛。

（3）摇转扳动颈部　若滑膜嵌顿或关节突关节错缝，可嘱患者自然放松颈项部肌肉，医者左肘托起下颌，右手扶持后枕部，使颈略前屈，下颌内收。双手同时用力向上提拉拔伸，并缓慢左右旋转患者头部，以活动颈椎关节突关节，减轻软组织紧张。然后，在颈部微前屈的状态下，迅速向患侧加大旋转幅度，手法要稳而快，手法的力度和旋转的角度必须在患者可以耐受的限度内，切忌暴力蛮动，以防发生意外。

（4）按揉腧穴拿颈　按揉风池、风府、风门、肩井、天宗、肩外俞、阿是穴等，以酸胀为度。手法由轻到重。然后轻拿颈椎棘突两侧肌肉。

（5）擦颈通脉结束　在颈项部加用擦法治疗，达到透热为度。

【按语】

本病所施手法要根据患者颈部肌肉损伤的程度和损伤的时间等因素辨证、辨病、辨病程相结合。若患者疼痛剧烈，多为软组织损伤严重，局部渗出、水肿，宜以轻柔缓和的手法放松肌肉。若患者不能耐受手法，应该在24小时或48小时以后再行手法治疗。扳法是治疗落枕的有效手法，操作时要求诊断准确，用力稳妥，切忌粗暴行事。睡眠时枕头要高低、软硬适中，不宜睡高枕、硬枕。注意颈部保暖，不过度疲劳，平素加强颈部功能锻炼。推拿治疗本病疗效显著，一般1~2次即可痊愈，痊愈后可配合颈部功能锻炼，以减少复发。

临床上，落枕治疗常以推拿和针灸、热敷、中药熏蒸、敷贴等配合应用。

第三节　腰椎间盘突出症

腰椎间盘突出症是指腰椎间盘发生退行性变，在外力作用下，使纤维环部分或全部破裂，髓核突出，刺激或压迫脊神经根而引发的以腰痛及下肢放射痛为主要症状的临床综合征，是临床最常见的腰腿痛原因之一。本病好发于20~40岁的青壮年，男性多于女性，以$L_{4\sim5}$及L_5、S_1节段多发。

【病因病机】

本病属中医学痹证范畴，又称腰痛痹。多数患者因素体亏虚，在劳累、腰扭伤、受寒等情况下致使腰腿部气血运行不畅，经脉瘀阻而引发疼痛或麻木，少数可无明显外伤史。

发生本病的原因有内因和外因两个方面。内因是椎间盘本身退行性变或椎间盘有发育上的缺陷；外因则有损伤、劳损以及受寒着凉等。

1. 椎间盘退行性变　在正常情况下，椎间盘经常接受体重的压力，腰部又经常进行屈伸活动，其受的挤压应力及磨损很大，尤以下腰部为甚，所以30岁左右椎间盘即开始发生变性。人体随着年龄的增长，髓核中所含的水分逐渐减少，组织发生退变，严重者可以变为瘢痕样组织，甚至形成碎块，失去了原来的功能。纤维环也可以发生退变，失去其原有的弹性，并在反复压迫下逐渐变薄，甚至破裂，髓核可由破裂处突出。

2. 损伤和慢性劳损　患者多有损伤或反复劳损的病史，少数病员在外伤与出现症状之间有一段间隔时间。日常工作和生活中多次重复地轻微腰部损伤，如提举重物及经常弯腰活动时，对椎间盘可产生挤压作用，这些轻微的损伤不断地作用于椎间盘，即可由量变到质变，也可使纤维环发生退行性变化，在此基础上，再加上腰部外伤，更易造成纤维环的破裂而发病。

3. 感受风寒湿邪　有一部分腰椎间盘突出症的患者，既无外伤史，亦无明显过度疲劳和劳损史，仅某一次腰部“着凉”后诱发腰腿疼痛。

4. 精神紧张　在临床上也可见到因精神过度紧张而发生本病者，这是由于肌肉缺乏适当的松弛，增加了对椎间盘的压力，而使变性的椎间盘发生突出。

【诊断】

1. 临床表现

（1）腰痛和下肢放射痛　腰腿疼痛可在咳嗽、打喷嚏、用力排便等腹腔内压增高时加重，弯腰、步行等牵拉神经根的动作亦可诱发疼痛加剧，屈髋屈膝、卧床休息可使疼痛减轻。重者则卧床不起，翻身困难，活动受限。若为$L_{4\sim5}$或L_5、S_1椎间盘突出者，多表现为一侧下肢坐骨神经分布区域放射痛，疼痛由臀部开始，逐渐放射至大腿后侧、小腿外侧，有的可影响足背外侧、足跟或足掌。若突出影响双侧坐骨神经则下肢放射性疼痛可表现为双侧性或交替性。若为$L_{1\sim2}$或$L_{2\sim3}$或$L_{3\sim4}$椎间盘突出者，则一侧下肢可出现股神经和闭孔神经放射性疼痛。少数患者起始症状为腿痛，而腰痛不明显。随着病情发展下肢疼痛可转为麻木、冷感、无力等。中央型椎间盘突出可造成马尾神经压迫症状，如会阴部麻木、二便功能障碍等。

（2）主观麻木感　病程较久而神经根受压严重者，常有主观麻木感。多局限于小腿后外侧、足背、足跟或足掌。中央型突出者可发生会阴部马鞍区麻木。

（3）患肢温度下降　部分患者患肢感觉发凉、怕冷。

2. 体征

（1）腰部畸形　腰肌紧张，腰部生理曲度变浅或消失，甚至后凸，出现不同程度的脊柱侧屈。

（2）腰部压痛和叩击痛　L_4、L_5、S_1棘突旁常有压痛和叩击痛，并可沿患侧大腿后侧向下放射至小腿后侧、小腿外侧、足跟部或足背外侧，即沿坐骨神经分布区域有放射痛。

（3）腰部活动受限　各方向活动均可受限，尤以前屈和后伸为甚，急性发作期腰部活动受限明显。

（4）皮肤感觉异常　受累神经根支配区域皮肤感觉异常，早期为皮肤痛觉过敏，进而发展为麻木、刺痛、感觉减退。若为$L_{3\sim4}$椎间盘突出压迫第4腰神经根，可引起患侧小腿前内侧皮肤感觉异常；若为$L_{4\sim5}$椎间盘突出压迫第5腰神经根，可引起患侧小腿前外侧、足背前内侧和足底部皮肤感觉异常；若为L_5、S_1椎间盘突出压迫第1骶神经根，可引起患侧小腿后外侧、足背外侧皮肤感觉异常；中央型突出表现为马鞍区感觉异常。

（5）肌力减退或肌萎缩　受压神经根所支配肌肉出现肌力减退，日久可见肌萎缩。第3、4腰神经根受压，可引起股四头肌肌力减退、肌萎缩；第5腰神经根受压，可引起足趾背伸力减退；第1骶神经根受压，可引起足趾跖屈力减退。

（6）腱反射或浅反射减弱或消失　第4腰神经根受压，引起膝腱反射减弱或消失；第1骶神经根受压，引起跟腱反射减弱或消失。中央型突出压迫马尾神经，可出现肛周反射或提睾反射减弱或消失。

（7）其他试验　直腿抬高及加强试验、屈颈试验、挺腹试验、颈静脉压迫试验阳性等。

3. 辅助检查

（1）X线检查　正位片可清楚看到腰椎侧凸，椎间隙变窄或左右不等。侧位片显示腰椎前凸消失，甚至反张后凸。椎体缘可见许莫结节等病理性改变，或有椎体缘唇样增生等退行性改变。X线征象不能作为确诊的唯一依据，但可排除腰椎肿瘤、腰椎结核、脊椎滑脱、骨折、骨性关节炎等其他病变。

（2）CT检查　可清晰显示椎管形态、侧隐窝大小、关节突退变、髓核突出情况和硬膜囊神经根受压的情况，诊断意义重大，必要时可进行CT造影增强检查。

（3）MRI检查　可清晰显示椎间盘变性程度、髓核突出大小和硬膜囊神经根受压的情况。

【推拿治疗】

1. 治疗原则　舒筋通络，活血化瘀，松解粘连，理筋整复。

2. 取穴及部位　腰阳关、肾俞、居髎、大肠俞、环跳、承扶、委中、承山、阳陵泉、绝骨及腰、臀、下肢部等。

3. 操作方法　揉法、㨰法、拿法、点法、按法、弹拨法等。

（1）揉按腰臀部、下肢部位　患者取俯卧位，医者用揉、㨰、拿、点按、弹拨等手法在患者脊柱两侧膀胱经及臀部、下肢后外侧施术3~5分钟，以腰部为重点。然后，医者用双手掌重叠用力，沿脊柱由上至下按压腰臀部，反复2~3遍。此法作用在于改善血液循环，缓解腰背肌肉紧张，促进炎症吸收。

（2）点按穴位　患者取俯卧位，医者先用拇指或肘尖点压腰阳关、肾俞、居髎、环跳、承扶、委中、承山、阳陵泉及阿是穴，以解痉止痛。

（3）扳腰整复　患者取侧卧位，医者用腰部斜扳法，左右各1次，可调整后关节紊乱，松解粘连。然后，再让患者取仰卧位，医者用强制直腿抬高以牵拉坐骨神经、腘绳肌，以松解粘连，并可使脊椎后部和后纵韧带受到牵拉，增加了椎间盘外压力，相对降低椎间盘内压力。

（4）㨰揉擦结束　患者取俯卧位，医者用㨰、拿、揉、弹拨手法沿腰部及患侧坐骨神经分布区施术3~5分钟，然后擦热患处。改善血供，加速炎症吸收。

【按语】

腰椎间盘突出症早期急性发病、疼痛剧烈、腰部活动受限的患者，应以减少活动、卧床休息为主，注意腰部保暖，可适当配合脱水、消炎镇痛药或者口服活血化瘀中药；疼痛减轻后可施以推拿手法或其他疗法综合治疗；后期可逐步加强腰及下肢功能锻炼。对于中央型突出患者，推拿治疗操作时宜慎重，以免加重马尾神经损伤，造成二便功能障碍。本病的鉴别诊断很重要，实施推拿手法前一定要排除骨折、肿瘤、腰椎滑脱等疾病。

岗位情景模拟 3

患者，男性，42岁，腰部伴右侧下肢反复疼痛2年，加重2周前来就诊。患者自述2年前出现腰部及右侧下肢疼痛，呈酸胀样疼痛，以行走或站立时疼痛明显，卧位时疼痛明显缓解，翻身无明显困难，无明显麻木感，曾给予口服药物、物理治疗等治疗方式，疼痛有所缓解，后又反复发作，2周前患者明显出现臀部到右侧下肢的放射性疼痛，以小腿外侧疼痛明显。查体：直腿抬高试验20°。腰5、骶1椎间盘向左后突出并边缘骨质增生，左侧神经根受压。

诊断为腰椎间盘突出症。

问题与思考

1. 如你是该患者的治疗医生，考虑选择哪些推拿手法？请简述操作方法。
2. 在治疗中有什么注意事项吗？

答案解析

第四节　急性腰扭伤

急性腰扭伤是指腰部突然受到扭、挫、闪等外力作用而发生的腰部肌肉、筋膜、韧带、关节囊、椎间盘等软组织的急性损伤。本病又称“闪腰”，是临床最常见的腰痛病证之一。本病多见于成年人，以青壮年为多，男性多于女性。

本病多因腰部瞬间负荷超过腰部承受能力，或腰部运动不协调而发病。突然弯腰抬重物或腰部过大、过猛活动使一侧腰肌、筋膜、关节囊或韧带受到强烈牵拉而损伤。腰部慢性劳损者或有腰部陈旧损伤者，更易因腰部不协调运动而发病。

【病因病机】

本病属中医学腰部筋伤范畴。多因卒然受扭、闪等暴力而致腰部气滞血瘀，经络不通，

筋肉拘急，引发疼痛与活动不利。《金匮翼》上说：“瘀血腰痛者，闪挫及强力举重得之。盖腰者，一身之要，屈伸俯仰，无不由之。若一有损伤，则血脉凝涩，经络壅滞令人猝痛不能转侧，其脉涩，日轻夜重是也。”说明腰部伤筋之急性者，多由于猝然受暴力损伤而起。

急性腰扭伤多发生在腰骶、骶髂部和两侧骶棘肌。腰骶关节是脊柱运动的枢纽，骶髂关节是躯干与下肢的桥梁，体重的压力和外来的冲击力多集中在这些部位，故受伤机会较多。人体弯腰时，脊柱两旁的伸脊肌先收缩，以达到维持躯干的位置和抵抗体重的目的。这时如负重过大，迫使肌肉强力收缩，易造成肌纤维撕裂，当腰全屈时，伸脊肌即不再收缩，而主要靠韧带尤其是棘上、棘间韧带来支持躯干的位置。这时如负重过大或暴力冲击，易造成韧带损伤。

【诊断】

1. 临床表现

（1）腰部疼痛　常在扭伤后突然腰部发生疼痛，少数患者在伤后疼痛不重，尚能勉强继续工作，数小时或1~2天后，腰部疼痛逐渐加重。扭伤较重者，疼痛剧烈，深呼吸、咳嗽、喷嚏甚至大小便均使疼痛加重，疼痛以腰部一侧多见。

（2）牵涉痛　近半数患者有牵涉性疼痛，多出现在臀部、大腿根部或大腿后部等处。

（3）功能活动受限　有明显的功能活动障碍，可表现为单一方向，也可呈现为几个方向。患者腰部僵直，坐、卧、翻身困难，左右转侧不利，前后俯仰牵掣作痛。

2. 体征

（1）压痛点　多数患者有局限性压痛点。压痛点多在大肠俞、腰眼穴及第3腰椎横突尖、髂嵴后部、腰骶部等处。

（2）肌紧张　主要发生于一侧腰骶部的骶棘肌和臀大肌，这是对腰痛的一种保护性反应。

（3）腰脊柱生理曲度改变　约半数以上患者腰脊柱生理曲度有不同程度的改变和侧凸，多见患侧倾斜，凸向健侧。疼痛和痉挛解除后，畸形则自行消失。

3. 辅助检查　X线检查时多无阳性发现，有时可见到脊柱侧凸、生理曲度改变等，亦可见到棘突偏歪或关节紊乱。

【推拿治疗】

1. **治疗原则** 舒筋通络，活血止痛。

2. **取穴及部位** 肾俞、腰阳关、环跳、委中、大肠俞、殷门、承山、阿是穴及腰部等。

3. **操作方法** 点法、按法、揉法、拨法、拔伸法等。

（1）点按腧穴 患者俯卧位，医者用双手拇指分别点按两侧肾俞、大肠俞、腰阳关、环跳、委中、殷门、承山等穴，以行气活血、通络止痛。

（2）按揉弹拨腰部 患者取俯卧位，医者先用按揉法在患处周围及腰部疼痛部位施术，手法施力由轻到重。若局部疼痛明显，可先用㨰法放松，接着用拇指或肘部在腰部软组织痉挛处用弹拨法，以理筋通络、解痉止痛。

（3）拔伸牵引 患者取仰卧位，医者与助手分别握住患者两足踝部及两上肢腋窝处，做相反方向拔伸牵引，然后医师做腰部抖法。

（4）斜扳 患者取侧卧位，患侧在上，医者用双手分别扶住肩部及臀部做腰部斜扳法。

（5）屈膝屈髋旋腰 患者取仰卧位，医者一手扶其脚踝部位，协助患者膝、髋关节屈曲，然后用前臂扶住患者膝部做顺、逆时针方向回旋3~5次，以活动腰部。

（6）揉擦腰骶结束 患者取俯卧位，医者用掌揉法在患侧操作3~5遍，用擦法作用于骶棘肌及腰骶部，以透热为度。

【按语】

推拿治疗本病效果显著，可起到舒筋通络、活血散瘀、改善血液循环、修复损伤组织的作用，对关节突关节紊乱、滑膜嵌顿者，可纠正其紊乱，使嵌顿的滑膜复位，轻则2~3天，重则1周左右，症状逐渐消失。损伤早期要减少腰部活动，卧硬板床休息，以利损伤组织的修复，同时注意局部保暖，待病情缓解后，逐步加强腰部肌肉锻炼。

临床上可配合针灸、拔罐、刮痧、热敷等其他疗法辅助治疗。

第五节 慢性腰肌劳损

慢性腰肌劳损是指由于姿势不良或反复劳累而发生的腰部两侧肌肉、筋膜、韧带、关节囊等软组织的慢性累积性损伤，是腰痛疾病中最常见的病证之一，属中医学筋伤的范畴。根据劳损的解剖结构不同，又分为腰背肌筋膜炎、慢性腰部软组织损伤等。

本病多因人们在日常工作、劳动及运动中，腰部保持同一姿势时间过长，致使肌肉、筋膜及韧带过度疲劳，血供和代谢受到影响。肌肉筋膜韧带的慢性微小损伤及修复，导致局部组织变性、增厚及挛缩，并刺激相应的游离神经纤维而引起慢性腰痛。本病也常见于急性腰扭伤恢复不彻底，或遭受风寒湿邪，导致腰部经络不通，气血凝滞，筋肉拘急，而引发疼痛。

【病因病机】

中医学认为，腰为肾之府，腰部筋脉依赖肾精之濡养和肾阳之温煦。引起本病的主要原因是肾虚不能化精、生髓、充骨，而致骨骼发生退变。由于劳损于肾，肾的精气不能充养筋骨、经络，故患部多为气血不畅或瘀血滞留于经络；或因风寒湿乘虚袭人，阻滞经络，以致筋脉不和，气血运行失调，而引起腰痛。

1. 劳损　长期从事弯腰工作等，或由于习惯性的姿势不良，常可导致软组织的疲劳而引起腰背酸痛。

2. 扭伤　腰肌扭伤之后若不及时正确治疗，或治疗方法不当，使损伤的软组织未得到充分修复，局部无菌性炎症继续存在，产生的肌酸不能及时排出，刺激末梢神经引起症状。

3. 先天性畸形　如隐性骶椎裂，棘上韧带失去附着点，从而减弱了腰骶关节的稳定性，或小儿麻痹后遗症，下肢畸形，使走路时姿势不平衡，从而使腰肌劳损等。

4. 外伤骨折　脊柱骨折之后，由于脊柱内在平衡的破坏，从而引起外在平衡的失调，也会产生腰肌劳损。

总之，导致腰肌劳损的原因很多，但腰肌劳损的病理过程都是肌肉筋膜发生水肿、渗出等无菌性炎症，久则发生粘连及纤维性变，若再遭受风寒湿邪侵袭会使局部炎症加重。

【诊断】

1. 临床表现

（1）腰部酸痛　腰部酸痛，反复发作，缠绵难愈。劳累后加重，休息后减轻；受风寒后加重，得热则舒。

（2）臀腿牵涉痛　患者可有牵涉性疼痛，多出现在臀部、大腿后外侧或腹股沟处。

（3）腰部功能减退　患者一般没有腰部功能活动受限，但常因疼痛而影响正常活动，如患者不能长时间弯腰或弯腰至某个角度时突然出现不适。

2. 体征

（1）压痛点　腰部压痛广泛，通常可在腰部找到多处压痛点。压痛点多在肾俞、志室、大肠俞、关元俞及L_{2-3}椎间关节、第3腰椎横突端部等处，压痛点一般在损伤结构局部。按压痛点时，可诱发臀部、大腿部的牵涉痛。臀部也可出现压痛点。

（2）肌肉紧张　部分患者可有双侧腰骶部骶棘肌和臀大肌紧张。

3. 辅助检查　腰椎X线检查时，正侧位片多无阳性发现，有时可见腰椎骶化、骶椎腰化或隐性骶椎裂，亦可见棘突偏歪或椎间关节紊乱。

【推拿治疗】

1. 治疗原则　舒筋活血，理筋整复，疏通经络，温阳散寒。

2. 取穴及部位　肾俞、志室、命门、腰阳关、大肠俞、关元俞、委中、阿是穴及腰部等。

3. 操作方法　按法、㨰法、揉法、点法、拨法、扳法、擦法。

（1）㨰揉腰部　患者取俯卧位，医者先用按法、揉法或㨰法在腰部施术，手法施力由轻到重，放松腰部软组织。

（2）循经点拨　以拇指揉法循腰部督脉、膀胱经寻找压痛点及筋结，在阳性反应点施以点法或拨法，以理筋活血、通络止痛。

（3）点穴止痛　依次点按命门、腰阳关、肾俞、志室、大肠俞、关元俞、委中、阿是穴等穴，以通经活络镇痛。

（4）扳法整复　有椎间关节压痛及棘突偏歪者，可施以腰椎扳法。

（5）擦腰透热　以命门穴、腰阳关穴为中心施腰部、腰骶部擦法，以透热为度。

（6）屈膝屈髋牵拉　患者仰卧位，用双手扶住膝部做屈膝屈髋被动活动3~5次，以牵拉腰骶部软组织。

【按语】

推拿治疗本病效果明显，治疗后症状即可明显减轻。但需提醒患者改善生活或工作姿势，工作中应有间歇性休息，避风寒，加强腰部肌肉锻炼，以免腰痛症状反复发作。慢性腰部劳损可因轻微扭伤或外感风寒而急性发作，可按急性腰扭伤治疗。可配合针灸、拔罐、刮痧等其他疗法辅助治疗。

第六节　腰椎退行性脊柱炎

腰椎退行性脊柱炎是腰椎间盘退变引发的以椎间关节退变、椎体边缘唇样增生及小关节肥大为主要病变的脊柱慢性退行性疾病，又称为脊柱骨关节炎、增生性脊柱炎等。退行性脊柱炎是腰痛疾病中最常见的病证之一，属中医学筋伤范畴。本病好发于中年以后，运动员、体型肥胖者、体力劳动者易患本病。

【病因病机】

中医学认为，本病属本虚标实。本虚为肝肾亏虚，气血不荣筋骨；标实为局部感受风寒湿邪，气滞血瘀，经脉阻滞，经筋拘挛，常因劳作、感受风寒而急性发作或加重。

1. 退行性改变　退行性改变是本病发生的主要原因。椎间盘对脊柱具有连接、稳定、增加活动及缓冲震荡等作用，腰椎间盘承重较大，在日常生活和劳动中受到损伤的机会较其他组织为多，退变后修复较慢。椎间盘退变后，失去其固有的弹性和韧性，厚度变薄，椎间隙变窄，从而减弱了椎体对压力的抵抗，椎体和小关节不断受到冲击和磨损，因而渐渐产生了骨质增生，引发此病。

2. 慢性劳损　由于腰椎长时间负重或过度劳累，进一步加速退行性改变，日久形成骨质增生，引发此病。

【诊断】

1. 临床表现

（1）腰部疼痛　腰部酸痛不适，僵硬板紧，晨起或久坐后酸痛加重，稍加活动后减轻，但过度活动后又加重。急性发作者腰痛较明显，可牵涉患侧臀部及下肢；刺激脊神经根时可有下肢放射痛或麻木。

（2）腰部活动不利　腰部活动范围可正常，但活动不利，屈伸时行动缓慢。

2. 体征

（1）压痛点　腰部肌肉僵硬，多数患者有局限性压痛，但以酸痛为主。压痛点主要在椎间关节处、棘间或肌肉附着处，如命门、肾俞、志室、腰阳关、大肠俞皆可有压痛。

（2）腰脊柱生理曲度改变　多数患者腰脊柱生理曲度变小，但部分患者可有腰脊柱生理曲度加大。

3. 辅助检查

（1）X线检查　可见腰段脊柱生理曲度改变，并可见相应椎间隙变窄，椎间关节、椎体边缘骨质增生，韧带钙化等征象。也可见脊柱侧凸、棘突偏歪等。

（2）CT检查 可清晰显示椎间关节的退变情况。

（3）MRI检查 可显示椎间盘变性程度。

【推拿治疗】

1. 治疗原则 舒筋通络，滑利关节，活络止痛。

2. 取穴及部位 命门、肾俞、腰阳关、大肠俞、委中及腰部。

3. 操作方法 㨰法、揉法、点拨法、腰部斜扳法、擦法等。

（1）㨰揉腰部 患者取俯卧位，医者先用揉法或㨰法在腰部施术，放松腰部肌肉。

（2）点按穴位 患者取俯卧位，医者点按命门、肾俞、腰阳关、大肠俞、委中穴，以疏通经脉；并点拨局部椎间关节、阿是穴止痛。

（3）斜扳腰椎 患者取侧卧位，医者施以相应脊柱节段的腰部斜扳法，以滑利腰部椎间关节。

（4）掌擦腰骶 患者取俯卧位，医者沿患侧竖脊肌纤维方向施以擦法，或横擦两侧肾俞、腰骶部，以透热为度。

（5）被动活动关节 患者取仰卧位，医者用双手扶住膝部或握拿踝部做屈膝屈髋被动活动 3～5 次，以牵拉伸展腰脊柱，松解腰部肌肉。

【按语】

推拿治疗本病效果明显，经治疗后症状即可明显缓解。本病手法治疗应主要针对局部的软组织损伤及关节紊乱。症状缓解后，应指导患者进行适当的腰背部功能锻炼，注意腰部保暖，以避免腰痛反复发作。临床上可配合针灸、拔罐等其他疗法辅助治疗。

第七节 第三腰椎横突综合征

第三腰椎横突综合征是一种常见的慢性腰臀部疾病，最主要的表现是腰部疼痛，疼痛部位以第三腰椎横突部最为明显，局部可触及明显压痛点，有时也可累及臀部。由于第三腰椎横突易受外力影响，因此青壮年体力劳动者易发本病。

【病因病机】

中医学认为起居不慎，闪挫筋脉，而致气滞血瘀，或风寒湿邪客于腰部，经气不畅而痛，或肾虚不荣，筋脉失养而痛。

1. 外伤 第三腰椎横突是受力的重要传递点，因此当腰部受到外伤时，处在前屈或侧屈体位时，过度牵拉会使局部的肌肉筋膜发生撕裂性损伤。

2. 劳损 第三腰椎受力大于其他腰椎，而其横突又是最长的，长期的慢性劳损会使局部的肌肉处于长期牵拉的状态从而引发疼痛。

3. 风寒湿邪 当局部肌肉感受风寒湿邪之后，着于腰部，致使局部气血不畅，筋脉挛急，不通则痛，从而发为本病。

【诊断】

1. 临床表现

（1）腰部疼痛，尤其第三腰椎横突处最为明显，疼痛程度不一，严重者可迁延至臀部及腿部。

（2）腰部活动受到影响，尤其当健侧腰部做侧屈或旋转活动时，晨起弯腰时明显。

2. 体征

（1）压痛　第三腰椎横突处有最为明显的压痛点。还能在局部触及条索状的结节，早期横突可见肿胀，末端部隆起。

（2）肌肉痉挛　急性发病者可见到肌肉痉挛。

3. 辅助检查　腰椎正侧位片可显示第三腰椎横突呈不对称性改变。

【推拿治疗】

1. 治疗原则　舒筋活血，通络止痛。

2. 取穴及部位　肾俞、气海俞、环跳、委中、承山、阿是穴及腰臀部。

3. 操作方法　按揉法、拨法、𢶍法、擦法、斜扳、背法。

（1）患者取俯卧位，医者站在患侧，在损伤的腰部肌肉由上到下，按揉肾俞、气海俞、环跳、委中、承山、阿是穴，每个穴位持续1分钟。

（2）医者对腰臀部从上而下进行揉法和𢶍法，两种术法交替使用，大约持续5分钟。

（3）医者对在第三腰椎横突周围触及的结节进行弹拨，力量由轻到重，并在阿是穴处进行弹拨，大约持续5分钟。

（4）医者在患者两侧腰臀部实行擦法，以透热为度。

（5）对于腰椎关节发生紊乱者，可实行斜扳法；横突不对称者，可用背法治疗。

【按语】

患者治疗期间要注意休息，减少腰部活动，尤其是屈伸、侧屈和旋转等活动，必要时带上护腰。同时要注意局部保暖，避免受凉影响康复。

第八节　骶髂关节综合征

骶髂关节综合征又称骶髂关节损伤、骶髂关节错缝、骶髂关节半脱位，骶髂关节遭受外力的作用或因妇女孕产骶髂关节面对合不良，导致骶髂关节韧带损伤或骶髂关节错缝，引起局部疼痛。

骶髂关节慢性损伤多见于孕妇或产后，或见于下交叉综合征患者，一般表现为腰曲增大，骶骨前旋，髂腰肌和竖脊肌紧张，臀大肌和腹肌松弛。

【病因病机】

中医学认为，本病常因屈髋、转侧过度，牵掣骶髂关节，伤及足少阳经筋所结尻处及节之连接处；或因孕产，腰骶、骶髂骨节松弛，诸筋迟缓，节隙松解，致使骨节错缝，气血瘀滞，发为本病。属于中医学筋伤范畴。

1. 急性损伤　因弯腰搬持重物时姿势不正，或跌倒时一侧臀部着地，突然的扭、挫、闪等外力作用使躯干与下肢间的屈伸及扭转力强加于骶髂关节而致关节及韧带急性损伤。

2. 慢性劳损　长期或姿势不良导致骶髂关节发生退行性变化，久之发生损伤。

3. 妇女产后骶髂关节面对合欠佳　妇女在妊娠期和产后骶髂关节面对合欠佳形成错缝，导致一侧或两侧的腰骶及下腰部疼痛。

【诊断】

1. 临床表现

（1）腰骶臀部疼痛　常在扭伤后突然发生腰骶部疼痛，并伴有患侧臀部及下肢胀痛不适。站立、行走、久坐时疼痛加重，严重者患侧下肢不能负重。

（2）腰部及下肢功能活动障碍　可出现明显的腰部功能活动障碍，患者腰骶部僵直，前后俯仰牵掣作痛，坐、卧、翻身困难。严重者出现“歪臀跛行”步态。

（3）耻骨联合及腹股沟处疼痛　反复发作的患者可诉患侧腹股沟部疼痛及下腹部胀痛等。

2. 体征

（1）压痛点　在腰骶髂部有局限性压痛点，主要在骶髂关节韧带损伤处。还可触摸到紧张的骶棘韧带、骶结节韧带，在关元俞、小肠俞、膀胱俞及秩边穴也可有压痛点。

（2）肌紧张　患侧腰骶部竖脊肌、臀大肌及腹股沟处髂腰肌可出现肌紧张。

（3）特殊检查　“4”字试验阳性、骶髂关节旋转试验阳性、床边试验阳性。

3. 辅助检查

（1）X线检查　正位片可见两侧髂后上棘不在同一水平面；斜位片可能见到患侧骶髂关节面排列紊乱，关节间隙增宽。X线检查有助于排除强直性脊柱炎、结核、肿瘤等器质性病变。

（2）CT、MRI检查　可清晰看到两侧骶髂关节不对称，并可排除腰椎间盘突出。

【推拿治疗】

1. 治疗原则　理筋整复，舒筋通络，活血止痛。

2. 取穴及部位　关元俞、小肠俞、膀胱俞、秩边、环跳、居髎、委中、维道、冲门及腰骶部。

3. 操作方法　整复手法、揉法、㨰法、点法等。

（1）骶髂关节整复　骶髂关节前错位可采用屈髋屈膝冲压整复法或斜扳法；骶髂关节后错位可采用单髋过伸骶髂关节整复法（后伸扳腿法）。

（2）按揉腰骶部　患者取俯卧位，医者在患侧骶髂关节周围施以掌揉法、㨰法，以放松紧张的竖脊肌、臀大肌。

（3）点穴　点按关元俞、小肠俞、膀胱俞、秩边、环跳、居髎等穴，点拨局部紧张的韧带、条索物，并可点按委中穴，以舒筋解痉镇痛。

（4）揉拨髂腰肌　患者取仰卧位，医者以掌揉法放松髂前上棘内下方的髂腰肌，并可点按维道、冲门穴，点拨髂腰肌，舒缓骶髂关节前方的软组织痉挛。

【按语】

推拿治疗本病效果明显，经骶髂关节整复法及局部点穴，症状即可明显缓解。损伤早期要嘱患者卧床休息，以利于损伤组织的修复。症状缓解后可进行骶髂关节前方及后方肌肉的功能锻炼，避免久坐。

可配合针灸、拔罐等其他疗法辅助治疗。

第九节 肩关节周围炎

肩关节周围炎是指肩关节及其周围的肌腱、韧带、腱鞘、滑囊等软组织的急、慢性损伤或退行性变，致局部产生无菌性炎症甚至粘连，从而引起肩部疼痛和功能障碍为主症的一种疾病。

本病简称为肩周炎，因多发生于50岁左右的人，与感受风寒有关，且常出现肩关节活动受限或粘连，又称为五十肩、漏肩风、肩凝症等。本病常发生在单侧肩部，偶见双侧同时发病。

【病因病机】

中医学认为多由于年老体弱，肝肾亏损，气血虚衰，筋肉肌腱失于濡养，兼操劳伤损，风寒湿邪侵袭等，导致血不荣筋，痰浊瘀阻经脉及关节所致。

1. 急慢性损伤 由于反复轻伤，慢性劳损，或风寒湿邪侵袭，而致慢性伤筋。其最初为冈上肌肌腱炎或肱二头肌长头腱鞘炎等，进而波及整个肩关节周围软组织。肩部软组织广泛的退行性变常为其内因，在此基础上由于外因的作用而发病。后期因肩部周围组织的慢性炎症反应而引起肩关节周围软组织广泛性粘连。

2. 继发性损伤 继发于外伤而发病，如肱骨外科颈骨折、肩关节脱位、上肢骨折固定时间太长或在固定期间不注意肩关节功能锻炼等。

【诊断】

1. 临床表现

（1）肩部疼痛 多数呈慢性、渐进性发作，个别患者可急性发作呈现持续性剧痛，常因天气变化和劳累后诱发或加重。疼痛的特点是初期为阵发性，后期逐渐发展成持续性疼痛，并逐渐加重，昼轻夜重，甚者因疼痛而无法入寐。肩部受牵拉、震动或碰撞后，可引起剧烈疼痛，且疼痛可向颈部及上肢部扩散。

（2）肩关节活动受限 肩关节各方向活动功能均可受限。早期活动受限多因疼痛所致，后期多因肩关节粘连而产生，以上举、外展、内旋及后伸功能受限为多见，特别是当肩关节外展时，出现典型的“扛肩”现象，梳头、穿衣等动作均难以完成。严重时肘关节功能也受限，屈肘时手不能摸对侧肩部。病久可发生上臂肌群不同程度的废用性萎缩，使肩部一切活动均受限，此时疼痛反而明显减轻或消失。

2. 体征

（1）压痛点 本病在肩关节周围可找到疼痛位置明确的压痛点，主要在肩髃、秉风、肩贞、天宗、臂臑、曲池等处，常有不同程度的压痛。

（2）运动功能障碍 以被动运动检查诊断意义较大，做肩关节上举、外展、后伸、内收、内旋及外旋活动可有不同程度的障碍。

3. 辅助检查

X线检查：一般无异常，后期可出现骨质疏松，关节间隙变窄或增宽，以及骨质增生、软组织钙化等。MRI检查：部分无任何异常；部分可出现两个典型征像，即关节囊增厚并水肿、喙肱韧带处纤维组织增生。

【推拿治疗】

1. 治疗原则 对疼痛较敏感者，采用轻柔手法在局部治疗，以疏通经络、活血止痛，改善局部血液循环，加速渗出物的吸收，促进病变组织的修复；对感觉迟钝者，采用较重手法治疗，以松解粘连，滑利关节，促进关节功能的恢复。

2. 取穴及部位 肩井、肩髃、肩内陵、秉风、天宗、肩贞、曲池、手三里、合谷及肩臂部。

3. 操作方法 㨰法、揉法、拨法、摇法、拿法、捏法、搓法等。

（1）㨰揉肩部 患者取坐位，医者用一手托住患者上臂使其微外展，另一手用㨰法或揉法操作，重点在肩前部、三角肌部及肩后部，同时配合患肢的被动外展、旋外和旋内活动，为5~10分钟，以滑利关节、松解粘连。

（2）按穴弹拨 医者用按法依次按肩井、天宗、肩内陵、肩贞、肩髃、手三里、合谷等穴，以酸胀为度。对粘连部位或压痛点用弹拨法操作数次，以解痉止痛、剥离粘连。

（3）摇扳肩部 医者一手扶住患肩，另一手握住其腕部或托住肘部，以肩关节为轴心做环转摇动数次，幅度由小到大。然后，再做肩关节内收、外展、后伸及内旋的扳动数次。本法适用于肩关节功能障碍明显者，以松解粘连、滑利关节。

（4）拿捏肩部 医者先用搓揉、拿捏手法在肩部周围操作，然后握住患者腕部，将患肢慢慢提起，使其上举，同时做牵拉提抖拔伸法，最后用搓法从肩部到前臂反复上下搓动 3 ~ 5 遍，以舒筋活血。

【按语】

推拿治疗本病效果较好，且痊愈后很少复发，但有糖尿病、结核病或体质较弱的患者，治疗疗程明显增加。因脱位或骨折而继发的肩周炎，需经复位或骨折愈合后，方可行推拿治疗。本病在临床上常与颈椎病合并出现，需全面检查以防止漏诊而影响疗效。患者应注意局部保暖，防止受凉，以免加重病情，影响治疗效果。急性发作者因疼痛较剧烈，在治疗早期应避免肩部功能锻炼，以防止局部炎症加重，病情反复。待其疼痛缓解后，适当加强肩部功能锻炼，并遵循持之以恒、循序渐进、因人而异的原则。可配合针灸、拔罐、刮痧、微波、小针刀松解术等其他疗法辅助治疗。

附：肩部功能锻炼方法

1. 手指爬墙 患者面向墙壁站立，双手上抬，扶于墙上，努力向上爬，要努力比前一天爬得更高一些。

2. 后伸下蹲 患者背向站于桌前，双手后扶于桌边，反复做下蹲动作，以加强肩关节的后伸活动。

3. 两手抱头 两足站立与肩同宽，两手紧抱后脑；两肘拉开，与身体平行；两肘收拢，似夹头部，周而复始。

4. 单手压肩 以右肩为例。两足似弓步，右脚在前，离桌尺余；左脚在后伸直。右手放于桌上，左手掌按右肩，利用身体向下向后摆动。

5. 扩胸分肩 两足站立，与肩同宽，两手放于胸前，两肘与肩平直，手背在上，掌心朝下。扩开胸怀，分开双肩、吸气；回复时呼气。

6. 旋摩肩周法 取坐位，以左手手掌贴于右肩，旋摩肩周50~100次，使之产生温热感，换手。

7. 旋肩 患者站立，患肢自然下垂，肘部伸直，患臂由前向上向后下画圈，幅度由小到大，反复数遍。

第十节　肩峰下滑囊炎

肩峰下滑囊炎是由于各种急、慢性损伤致使肩峰下滑囊产生的无菌性炎症，主要表现为肩外侧疼痛伴肩关节外展外旋运动明显受限的一种病证。治疗不当迁延不愈会使病情加重甚至会引起肩关节周围炎的发生，本病又称三角肌下滑囊炎。

【病因病机】

本病属中医学“筋伤”范畴。肩髃部为手少阳经筋所循，手阳明、手太阴经筋所结。凡磕碰扭挫、慢性劳损，所循经筋受累。筋肌挛急，气滞血瘀，渗液积聚，故局部会肿胀疼痛。久滞不散则筋肌失荣，拘僵牵掣。

1. **暴力外伤**　肩峰下滑囊在解剖上位于肩峰与肱骨大结节之间，当肩部遭受明显的直接撞击或长期反复摩擦均可导致肩峰下滑囊发生急性损伤。在受到损伤后局部组织会发生明显的充血、水肿，从而导致局部疼痛、肿胀，肩关节活动功能受限。长期的炎症会刺激滑膜组织增厚，产生粘连，影响肩关节的活动范围。

2. **退行性改变**　随着年龄的增加，人体机体的各项结构都在退化。大部分人在40岁以后，肩峰下滑囊和周围肌肉、肌腱等软组织均可发生退行性改变，局部组织缺乏弹性、滑膜增厚，这种长期的慢性损伤使得肩峰下滑囊产生炎症反应，最终导致本病的发生。

【诊断】

1. 临床表现

（1）常伴有急慢性的损伤史和劳损史，常继发于冈上肌肌腱炎。

（2）肩外侧深部疼痛，呈逐渐加重趋势，甚者可放射至三角肌止点方向。疼痛一般夜间痛甚，重者夜寐难安。

（3）肩部活动时疼痛加重，尤以肩关节外展、外旋时更明显。

（4）初期关节活动受限不明显，日久由于组织发生粘连，肩关节活动明显受到限制。

2. 体征

（1）压痛　肩关节、肩峰下、大结节等处有压痛点，可随肱骨的旋转而移位。

（2）肩关节活动受限　肩关节的活动范围逐渐缩小甚至消失。

（3）晚期可见肩胛带肌肉萎缩。

3. 辅助检查　X线检查是肩峰下滑囊炎的首选检查，X线摄片提示冈上肌的钙盐沉着。MRI检查：可提示肩峰下滑囊增厚，还可排除有没有肩袖损伤。肩关节骨肌系统超声也可提示肩峰下滑囊增厚。

【推拿治疗】

1. 治疗原则　舒筋活络，消肿止痛。

2. 取穴及部位　肩髃、肩髎、阿是穴、肩井、天宗、臂臑、曲池、手三里、合谷及肩臂部。

3. 操作方法　㨰法、拿法、点按法、揉法、弹拨法、摇法、搓法、抖法、擦法等。

（1）患者取坐位，医者将肩关节轻轻上抬，呈外展位，术者用㨰法、揉法交替施术于肩关节，尤其是肩胛冈周围，大约持续5分钟。

（2）医者一只手固定住患肢，轻轻上抬，同时用另一只手的手指点按患者肩井、肩髃、肩髎、肩贞、天宗、秉风、阿是穴等，每个穴位大约持续1分钟。

（3）医者站立，适当抬高患肢，一手托住患肘，用拇指弹拨压痛点及病变处，大约持续3分钟。

（4）患者屈肘，医者站立一边，一手托住患侧肘部，另一只手扶住肩关节，同时轻轻摇肩关节，大约持续2分钟。

（5）患者轻轻抬起患肢，医者站立一边，轻轻抖动患肢，然后上下同一频率的搓患肢，两法交替使用，大约持续1分钟。

（6）患者轻抬上肢，医者一手扶住肩关节，另一只手在肩关节来回擦动，尤其是肩胛冈周围，以透热为度。

【按语】

急性损伤时，患者患处疼痛明显，需对肩部活动进行适当的限制，尤其注意局部保暖，不能受凉，致使风寒之邪再次入侵。在运用弹拨法时，术者要观察患者耐受程度，防止由于过重的手法再次加重损伤。为快速消除症状，本病临床上可配合其他疗法辅助治疗，如针灸、拔罐、刮痧、局部热敷等。

第十一节　冈上肌肌腱炎

冈上肌肌腱炎是指肩部由于外伤、劳损或感受风寒湿邪，造成冈上肌肌腱肩峰区的无菌性炎症，主要表现为肩峰下疼痛及外展活动受限。本病好发于中年以上的体力劳动者、家庭妇女和运动员。

【病因病机】

1. 急慢性损伤　冈上肌是肩袖组成的一部分，起于肩胛骨冈上窝，止于肱骨大结节的上部，冈上肌肌腱从喙肩韧带及肩峰下滑囊下面的狭小间隙通过，与关节囊紧密相连。日常生活中发生的跌仆闪挫、用力过大、运动不当等都可以导致肩袖的急性损伤，在受到损伤后局部会发生充血、水肿、渗出等病理改变，如果没有及时治疗，可能导致肌腱发生退行性改变。冈上肌腱在肩关节外展运动时与肩峰及喙肩韧带的摩擦会导致慢性炎症的发生，此外邻近的肩关节囊和肩峰下滑囊的慢性炎症也会对冈上肌产生影响，日久之后钙盐积淀附着，肌腱退变，功能减弱而发本病。肩部扭挫伤致使筋络受损发为本病。

2. 风寒湿邪侵袭　肩部由于劳损，日久后筋脉失于濡养，复感风寒湿邪之后，筋脉拘紧挛急，寒湿之邪黏滞重着，气血闭阻不通，不通则痛。

【诊断】

1. 临床表现

（1）肩部外侧疼痛，并向三角肌附着点附近扩散。有时疼痛可向上放射至颈部，向下放射至肘部及前臂。

（2）肩关节外展活动明显受限，尤以肩关节外展至某一角度时，因疼痛而无法完成外展动作，但当小于或大于这一角度范围时肩关节活动正常。

2. 体征

（1）压痛点　常位于冈上肌肌腱的止点，即肱骨大结节的顶部和肩峰下滑囊区、三角肌的止端。同时，可触及该肌腱增粗、变硬等。

（2）功能障碍　患者在肩部外展60°~120°时可因疼痛或无力而无法完成动作，其他范围活动正常。

3. 辅助检查

（1）肩外展试验（疼痛弧试验）阳性　即患肢肩外展60°~120°时疼痛加剧。这是由于肩外展60°~120°范围时，肱骨大结节与肩峰之间的间隙减小，冈上肌抵止部在其间受肩峰与肱骨大结节的挤压所致。

（2）X线检查　一般没有异常发现，可排除骨性病变；少数患者可显示冈上肌腱钙化；CT与MRI可对肩关节冈上肌钙化性肌腱炎进行准确定位和诊断，MRI能将局部肌腱及周围组织结构情况清楚地显示。

【推拿治疗】

1. 治疗原则　舒筋活络，消肿止痛。

2. 取穴及部位　肩井、缺盆、秉风、肩贞、肩髃、臂臑、曲池、阿是穴及肩周部。

3. 操作方法　㨰法、拿法、点按法、揉法、弹拨法、擦法等。

（1）患者取坐位，在肩关节下垂并稍内收的姿势下，医者在冈上肌处用㨰法，并用一手托住肘上部，另一手在冈上肌处用大拇指做按揉手法。两种方法交替使用，大约持续5分钟。

（2）医者一只手固定住患肢，轻轻上抬，同时用另一只手的手指点按肩井、肩髃、肩髎、肩贞、天宗、秉风、阿是穴等，每个穴位大约持续1分钟。

（3）医者对冈上肌肌腱压痛点处轻轻来回弹拨，大约持续3分钟。

（4）医者站立位，在肩关节处来回擦动，并在冈上肌肌腱处来回擦动，以透热为度。

【按语】

急性损伤时，患者患处疼痛明显，需对肩部活动进行适当的限制，术者手法宜柔和舒适。慢性损伤时，术者手法宜深透，同时嘱患者适当配合肩部功能的锻炼，尤其注意局部保暖，不能受凉，致使风寒之邪再次入侵。在运用弹拨法时，术者要观察患者耐受程度，防止由于过重的手法再次加重损伤。为快速消除症状，本病临床上可配合其他疗法辅助治疗，如针灸、拔罐、刮痧、局部热敷等。

第十二节　肱二头肌长头肌腱腱鞘炎

肱二头肌长头肌腱腱鞘炎是指由于肱二头肌长头肌腱在其腱鞘内受到长期的摩擦产生劳损，进而发生退变、粘连等改变，使得肌腱滑动受限，最终导致的以肱骨结节间沟部疼痛，伴有肩关节活动受限为主要临床表现的一种病证。本病发病年龄多在40岁以上，如果不及时干预，治疗后期极易发展成肩关节周围炎。本病属中医学“筋痹”“筋伤”的范畴。

【病因病机】

肩前部为手太阴经筋、络筋所聚，凡不慎撞挫伤及肩髃，或慢性积劳，致使气血瘀滞而为肿痛；或风寒湿邪客于肩髃之筋，寒主收引，湿性重着，气血痹阻，筋失濡养，痉挛拘急，发为本病。

1. 退行性改变　肱二头肌长头肌腱起于肩胛骨盂上结节，越过肱骨头穿行于肱骨横韧带和肱二头肌腱鞘，藏于结节间沟的纤维管内。在日常生活和工作中，肩关节的反复运动和肱二头肌的反复活动，使肌腱在肱骨结节间沟中长期遭受磨损，从而发生了退行性改变，结节间沟底部继而变得粗糙或形成骨质增生，进而增加了腱鞘与肌腱的摩擦，使腱鞘发生充血、水肿、管腔变窄等改变，同时肌腱变的肿胀、粗糙，使肌腱滑动功能受到了影响，肩关节活动发生障碍，甚至产生纤维粘连。

2. 急慢性损伤　肩部的急性牵拉和扭挫等损伤可造成慢性创伤性的炎症，使得肌腱腱鞘发生充血、水肿、渗出改变，日久可导致粘连和肌腱退变，从而发为本病。

3. 风寒湿邪侵袭　年老体衰之人肝肾亏虚，正气不足，精血亏虚，筋脉失养又复感风寒湿邪，则筋脉拘紧挛急，最终引发本病。

【诊断】

1. 临床表现

（1）初期肩前部疼痛，并可放射至上臂和颈部；受凉或肩部运动后症状加重，休息或局部热敷后症状减轻。

（2）上肢活动功能受限，尤以肩关节外展、外旋、后伸及肘关节屈曲时明显。

2. 体征

（1）肩部肌肉紧张、痉挛。

（2）肩前部肱骨结节间沟部位可触及局限性深压痛，有时可触及条索状物。

（3）肩关节外展或外旋运动明显受限。

3. 辅助检查

（1）肩关节内旋试验阳性，抗阻力试验阳性。

（2）X线检查一般没有异常发现，可排除骨性病变。病程较久可发现肌腱呈钙化阴影。

【推拿治疗】

（1）患者取坐位，医者将肩关节轻轻上抬，呈外展位，㨰法和揉法交替施术于肩关节周围，尤其是肱二头肌长头肌腱附着处，大约持续5分钟。

（2）医者一只手固定住患肢，轻轻上抬，同时用另一只手的手指点按肩髃、肩髎、肩贞、肩井、手三里、阿是穴，每个穴位大约持续1分钟。

（3）医者轻抬患肢，术者站立一侧，一手固定患肢，在三角肌处交替行拿法和揉法，大约持续3分钟。

（4）医者站立，适当抬高患肢，一手托住患肘，弹拨肱二头肌长头肌腱附着处及阿是穴，大约持续3分钟。

（5）患者轻轻抬起患肢，医者站立一边，交替对患肢使用抖法和搓法，大约持续1分钟。

（6）医者对患肢行擦法，主要在肩关节，尤其是肱二头肌长头肌腱附着处，以透热为度。

【按语】

急性期时，患者疼痛剧烈，应制动休息，限制肩部活动，减少外展、外旋活动。恢复期时患者应主动进行锻炼，可加强练习肩关节前屈、上举活动。治疗期间同时注意局部保暖，不能受凉，避免风寒湿邪的侵袭。

第十三节　肱骨外上髁炎

肱骨外上髁炎是因急、慢性损伤而致的肱骨外上髁周围软组织的无菌性炎症，以肘关节外侧疼痛、旋前功能受限为主症，常见于反复做前臂旋前、用力伸屈肘腕关节，或长时间从事上述单一动作的成年人，多见于网球运动员，故又称网球肘。

【病因病机】

本病属中医学筋伤的范畴，病机为外伤后瘀血留滞，气血运行不畅或陈伤瘀血未去，经络不通造成本病。病久气血虚弱，血不荣筋，肌肉失去温煦，筋骨失于濡养，迁延难愈。

1. 急性损伤　急性扭伤或拉伤引起，在前臂旋前位时，腕关节做主动背伸的突然猛力动作，使前臂桡侧伸腕肌强烈收缩，造成前臂伸肌总腱附着点部分断裂，伸肌腱附着点骨膜下出血，发生创伤性炎症反应，引起前臂伸肌总腱下滑囊炎。

2. 慢性劳损　多数患者发病缓慢，一般无明显外伤史，多见于需要反复做前臂旋转、用力伸腕的年轻人，好发于右侧。当前臂做旋前活动时，腕关节同时做背伸、尺偏的联动动作，则肱骨外上髁的伸肌群，尤其是桡侧伸腕长短肌的附着处受到牵拉，如此经常反复，则可引起损伤。

【诊断】

1. 临床表现

（1）肘后外侧酸痛　多起病缓慢，疼痛呈持续渐进性发展，其疼痛在前臂旋转背伸、提拉、端、推等动作时更为剧烈，如拧毛巾、扫地、端茶倒水等，同时疼痛沿前臂桡侧向下放射，休息时疼痛明显减轻或消失，可反复发作，重者可因夜间局部剧烈疼痛而无法入眠。

（2）前臂无力　握力减弱，甚至持物落地。

2. 体征

（1）压痛　肱骨外上髁处及肱桡关节处明显压痛，以及沿腕伸肌行走方向广泛压痛。

（2）肿胀　肱骨外上髁处肿胀，病程较长者，在压痛部位可触及增厚、变硬的片块状结节组织。

（3）特殊检查　前臂伸肌紧张试验和密耳（Mill）试验阳性。

3. 辅助检查

X线检查时，一般无阳性结果，有的可见钙化阴影或肱骨外上髁粗糙。

【推拿治疗】

1. 治疗原则　舒筋通络，活血止痛，松肌解痉，理筋整复。

2. 取穴及部位　曲池、尺泽、小海、少海、手三里、合谷及肘部前臂外侧。

3. 操作方法　㨰法、一指禅推法、按法、揉法、弹拨法、拔伸法等。

（1）㨰法、一指禅推法　患者取坐位或仰卧位，医者立于或坐于病侧，患者肘关节下垫薄枕，用轻柔的㨰法或一指禅推法从肘部沿前臂外侧操作，往返数次左右。

（2）按法、揉法　按揉曲池、手三里、尺泽、合谷、小海、少海，手法宜缓和，同时配合拿揉法沿腕伸肌往返提拿揉动，约5分钟。

（3）弹拨法　以右侧为例，医者右手持腕，使患者右前臂旋后位，左手用屈曲的拇指端压于肱骨外上髁前方，其余四指放于肘关节内侧。右手逐渐屈曲肘关节至最大限度，左手拇指用力按压肱骨外上髁的前方，然后再伸直肘关节，同时医师左手拇指推至患肢桡骨头之前上方，沿桡骨头前外缘向后弹拨腕伸肌起点，操作后患者有桡侧三指麻木感及疼痛减轻的现象。也可将前臂旋前位，放置桌上，肘下垫物，医师用拇指向外方紧推邻近桡侧腕长、短伸肌，反复数次，弹拨范围可上下移动。

（4）拔伸整复　医者一手握肱骨下端，另一手握腕部做对抗用力，拔伸肘关节，握腕部的一手同时做轻度的前臂旋转摇法，握肱骨下端的一手拇指同时按揉桡骨头，在拔伸过程中再做肘关节屈伸扳动数次。

（5）擦法　擦法沿腕伸肌群往返操作，以透热为度，然后搓上肢数次，以理筋整复。

【按语】

本病与慢性损伤有关，中老年人常常由于劳累引起。因此，劳动强度不宜过大。不要长时间拎重物行走。防止肱骨外上髁肌筋膜劳损。平时注意锻炼身体，主动活动上肢关节，增强肌力，有助于防止本病的发生。避免外伤。临床上常配合针灸、局部微波照射等其他疗法辅助治疗，以缩短疗程、提高疗效。

第十四节　桡骨茎突狭窄性腱鞘炎

桡骨茎突狭窄性腱鞘炎是因劳损、外伤或受寒等因素使拇长展肌腱与拇短伸肌腱的腱鞘发生炎症反应，由于肌腱的肿胀而导致腱鞘内张力增加，在腱鞘部位即桡骨茎突处产生肿胀、疼痛为特点的病证。狭窄性腱鞘炎在指、趾、腕、踝等部均可发生，但以桡骨茎突部最为多见。多发于经常用腕部操作的劳动者，属于职业性劳损范围。

【病因病机】

本病属中医学伤筋的范畴，病机为劳损或外伤后瘀血留滞，气滞血凝，致使腱鞘狭窄，或年老体弱，肝肾亏损，气血不足，血不荣筋，筋腱失养，久之筋腱变硬，腱鞘增厚。

1. 慢性劳损　腕部和拇指经常活动或短期内活动过度，使拇长展肌腱和拇短伸肌腱在狭窄的腱鞘内不断的摩擦，日久可引起肌腱、腱鞘的损伤性炎症。

2. 外力损伤　腱鞘易受外力的直接损伤引起肌腱水肿，继而腱鞘增厚，腔道变窄，阻碍肌腱滑动。严重者肌腱受压变细，但其上下端可稍粗。

【诊断】

1. 临床表现

（1）桡骨茎突疼痛　初起较轻，逐渐加重，可放射至手或肘肩部，严重时局部有酸胀感或烧灼感，遇寒冷刺激或拇指活动时痛剧。

（2）拇指活动无力　伸拇指或外展拇指活动受限，无法顺利完成拇指参与的握持动作，日久可引起大鱼际萎缩。

2. 体征

（1）压痛　桡骨茎突有明显压痛，并可向手或肘肩部放射。

（2）肿胀　桡骨茎突有肿胀，可触及硬结，拇指运动时有摩擦感或摩擦音。

（3）特殊检查　握拳尺偏试验阳性。

3. 辅助检查　X线检查一般无阳性结果，病久者在桡骨茎突处可见片状肌腱钙化影或骨膜粗糙。

【推拿治疗】

1. 治疗原则　舒筋活血，行气止痛，松解粘连。

2. 取穴及部位　手三里、偏历、阳溪、列缺、合谷、桡骨茎突及其上下方。

3. 操作方法　点法、按法、拨法、拔伸法、擦法等。

（1）点按穴位　患者取坐位或仰卧位，腕下垫枕，医者先在前臂伸肌群桡侧用轻柔的㨰法往返操作数次，再点按手三里、偏历、阳溪、列缺、合谷等穴，每穴1~2分钟，以酸胀为度，然后医者用拇指轻快地揉按桡骨茎突处及其上下方，时间为3分钟左右。

（2）弹拨法　弹拨桡骨茎突部肌腱及阿是穴，时间为2分钟左右。

（3）拔伸法　医者以一手握住患腕，另一手握其手指进行拔伸，并使患腕掌屈、背屈数次，同时缓缓旋腕。

（4）扳法、按法　以右手为例，医者左手拇指置于桡骨茎突部，右手食指及中指夹持患者拇指，向下牵引，同时向尺侧屈曲，持续近1分钟，然后医者用左手拇指捏紧桡骨茎突部，用力向掌侧推压挤按，同时右手用力将患者腕部屈曲，然后再伸展，操作时可闻及肌腱松解的声音，反复3~5次，以松解粘连。

（5）擦腕结束　以桡骨茎突为中心用擦法，擦时可配合药物，透热为度，以活血行气止痛。

【按语】

因治疗部位较表浅，手法操作时刺激量不宜过大，以防加重病情，可配合局部中药热敷、微波治疗和外敷膏药等其他疗法，以活血消肿止痛。患者应减少腕关节的劳动强度和注意保暖。

第十五节　腕关节扭伤

腕关节扭伤是指腕关节因用力不当或受直接或间接暴力而造成关节周围韧带、肌肉、关节囊等软组织受到过度牵拉而发生损伤的病证，包括软组织撕裂、皮下组织出血、肌腱脱位，严重者可合并小片撕脱性骨折。

【病因病机】

本病属中医学伤筋的范畴，病机为外伤后损伤腕部气血、筋脉，致使筋脉失气血荣养所致，或腕部用力不当，筋脉受损，气血瘀滞，不通则痛。

1. 外力损伤　因不慎跌仆时手掌撑地致伤，亦有因暴力直接打击而致伤者。受伤时，腕关节超出正常活动范围，过度背伸，造成腕关节周围的韧带、肌腱撕裂伤，如暴力过大时，不仅伤筋，而且可发生骨错缝、骨折、脱位。

2. 伤筋日久或腕部劳损 虽然肿胀不明显，但腕部酸痛无力，可有筋僵、筋聚现象。

【诊断】

1. 临床表现

（1）急性损伤 腕部疼痛，活动时痛剧，夜间常因剧痛而无法入睡。腕部肿胀、皮下瘀斑明显。腕关节功能受限。伤重者，韧带破裂，可导致下尺桡关节分离，尺骨小头松动感明显，向背侧隆起，且易前后推动，腕关节增宽。前臂做旋前或旋后运动时，腕部出现疼痛。

（2）慢性劳损 腕关节疼痛不甚，做较大幅度活动时伤处可有痛感。无明显肿胀，腕部常有乏力、不灵活感。

2. 体征

（1）局部病变 受伤部位有明显的压痛、肿胀和活动受限，因损伤部位不同其压痛点和活动受限方向也不同，与受累肌腱、韧带相反方向的主动活动受限。

（2）分离试验阳性 即做与受累肌腱、韧带相反方向的被动活动，在损伤部位可出现明显的疼痛。

①腕背侧韧带与指伸肌腱损伤：腕关节用力掌屈时，在背侧发生疼痛。

②腕掌侧韧带与指屈肌腱损伤：腕关节用力背屈时，在掌侧发生疼痛。

③桡侧副韧带损伤：当腕关节向尺侧倾斜时，在桡骨茎突部发生疼痛。

④尺侧副韧带损伤：当腕关节向桡侧运动时，尺骨头处疼痛。

⑤复合损伤：如果向各种方向运动均发生疼痛，且活动明显受限，则为肌腱等的复合损伤。

3. 辅助检查 X线检查时，单纯腕与手部扭伤及侧副韧带损伤除有局部软组织肿胀阴影外，其余无明显发现。

【推拿治疗】

1. 治疗原则 舒筋通络，活血祛瘀，行气止痛，松解粘连。

2. 取穴及部位 少海、通里、神门、合谷、阳溪、曲池、尺泽、列缺、太渊、养老、支正、阳谷、内关、大陵、阳池、会宗及腕关节部。

3. 操作方法 点法、按法、揉法、拿法、拨法、摇法、擦法等。

（1）急性损伤 由于疼痛和肿胀较为明显，手法操作时宜轻柔。

①点按穴位：在伤处周围选用相应经络上的适当穴位，如尺侧掌面，可选手少阴经的少海、通里、神门等穴；桡侧背面，可选手阳明经的合谷、阳溪、曲池等穴；桡侧掌面，可选手太阴肺经的尺泽、列缺、太渊等穴。其他部位同上选穴法，选好穴位后用按法使之得气，每穴约30秒。

②拿揉弹拨腕周：在伤处周围向上、下、左、右用揉法，约3分钟；拿捏腕周组织，并做垂直方向的轻柔弹拨，约2分钟。

③摇腕扳腕松筋：在医者双手握掌进行持续拔伸的基础上，被动地使腕关节做环转摇法数次后，做背屈、掌屈、侧偏等方向的扳动，以恢复正常的关节位置关系和活动功能。

④擦腕透热结束：擦法在局部操作，以透热为度。

（2）急性损伤后期和慢性劳损 由于疼痛和肿胀较轻，运用以上手法时，要相应加重，活动幅度逐渐加大，以解除挛缩，松解粘连，改善关节活动。手法操作要注意力度，以防再度损伤。

【按语】

急性损伤不伴有骨折、脱位、肌腱断裂，但局部肿胀明显者，一般在损伤后24~48小时内不做推拿治疗，应及时给予冷敷或加压包扎为宜。过后对肿胀明显者，可配合局部中药热敷、针刺、微波治疗和外敷膏药等其他疗法，以活血消肿止痛，并注意局部保暖。

第十六节 梨状肌综合征

梨状肌综合征是指由于梨状肌受到不当外力作用，引起局部组织充血、水肿、痉挛而压迫刺激坐骨神经，产生臀及下肢放射性麻木疼痛为主症的临床综合征。本病又称梨状肌损伤或梨状肌孔狭窄综合征。

【病因病机】

本病属中医学经筋病的范畴。因扭挫闪伤或风寒湿邪侵袭，损及臀部肌筋，经脉不通，气血瘀滞，筋络挛急，不通则痛。

1. 损伤 本病多由于髋臀部闪、扭、下蹲、跨越等间接外力所致，尤其在下肢外展、外旋位突然用力；或外展、外旋蹲位突然起立；或在负重情况下，髋关节突然内收、内旋，使梨状肌受到过度牵拉而损伤。梨状肌撕裂、出血、渗出，日久出现粘连，刺激坐骨神经出现下肢放射性疼痛、麻木。

2. 变异 坐骨神经与梨状肌关系的变异，当臀部受风寒湿邪侵袭，可导致梨状肌痉挛、增粗、局部充血水肿引起无菌性炎症，使局部张力增高，刺激压迫坐骨神经出现症状。

【诊断】

1. 临床表现

（1）病史 有髋部闪扭或蹲位负重起立损伤史，或臀部受凉史。

（2）疼痛 患侧臀部深层疼痛，呈牵拉样、刀割样或蹦跳样疼痛，且有紧缩感，可沿坐骨神经分布区域出现下肢放射痛，咳嗽、解大便、喷嚏时疼痛加剧。偶有小腿外侧麻木、会阴部下坠不适。

（3）功能活动受限 髋关节外展、外旋活动受限。患侧下肢不能伸直，自觉下肢短缩，步履跛行，或呈鸭步移行。

2. 体征

（1）压痛点 梨状肌体表投影区有明显深层压痛，有时沿坐骨神经分布区出现放射性痛麻。

（2）肌痉挛 在梨状肌体表投影区可触及到条索样或弥漫性肿胀的肌束，日久可出现臀肌松弛或萎缩。

（3）特殊检查 直腿抬高试验、梨状肌紧张试验阳性。

3. 辅助检查 X线检查一般无阳性发现，病程久者可见肌组织的钙化斑；超声检查能清晰显示梨状肌及坐骨神经，其超声改变及两侧梨状肌厚度的差值有助于诊断梨状肌综合征，可为临床提供更多的诊断信息。

【推拿治疗】

1. 治疗原则 舒筋通络，活血止痛。

2. 取穴及部位 环跳、承扶、秩边、风市、阳陵泉、委中、承山、阿是穴、梨状肌体表投影区及下肢前外侧等。

3. 操作方法　㨰法、按法、拨法、擦法等。

（1）㨰按拿揉臀部及大腿外侧　患者取俯卧位，医者站于患侧，先用㨰法沿梨状肌体表投影区反复施术5~10分钟；再用按揉法于患处操作3~5分钟；并于患侧大腿后侧、小腿前外侧施㨰法和拿揉法3~5分钟，以充分放松臀部及大腿后外侧肌肉。

（2）拨法　医者用弹拨法在梨状肌肌腹呈垂直方向弹拨治疗，并点按环跳、承扶、秩边、风市、阳陵泉、委中、承山等穴，以酸胀为度，时间为5~6分钟，以疏通经络。

（3）推按梨状肌　医者用掌推法或按压法，顺梨状肌肌纤维方向反复推压6~10次，使力达病所；再以肘尖深按梨状肌约2分钟，以理筋解痉。

（4）被动活动髋关节　患者仍取俯卧位，医者一手扶按髋臀部，另一手托患侧下肢，做患髋后伸、外展及外旋等被动运动，反复数次，以滑利关节、松解粘连。

（5）擦法结束　最后在其梨状肌体表投影区沿肌纤维方向直擦，以透热为度。

【按语】

推拿治疗本病具有较好的疗效，通过理筋手法可以有效地消除炎症，促进肌肉功能修复，改善神经与梨状肌的相对位置，解除神经的压迫和刺激症状，是一种安全可靠的治疗方法。由于梨状肌位置较深，治疗时不可因位置深而施用暴力，以免造成新的损伤。急性损伤期手法宜轻柔，恢复期手法可稍重，并配合弹拨法，一般能获得较好效果。同时注意局部保暖，避免风寒刺激。在急性损伤期应卧床休息1~2周，以利损伤组织的修复。若由于先天变异引起而经久不愈者，可以考虑手术治疗。

第十七节　髋关节滑囊炎

髋关节滑囊很多，位于髋关节肌腱和关节周围。滑囊内含有少量滑液，起到减小摩擦、缓冲震荡的作用。因滑囊过度摩擦刺激及类风湿病变，或急、慢性创伤而引起感染，使髋关节周围滑囊积液增多、肿胀和出现炎性反应者，称为髋关节滑囊炎。常见的有坐骨结节滑囊炎、股骨大转子滑囊炎、髂耻滑囊炎等。本病多见于3~10岁儿童，中老年人劳动强度过大或关节松弛也容易发生本病。

【病因病机】

本病属伤筋范畴，中医学认为关节过度劳累或损伤，或为风寒湿邪所侵，导致气血凝滞，津液输布受阻，瘀滞为肿，筋肌拘挛为痛，发为本病。

髋关节过度使用，轻度外伤，均可引起无菌性炎症。髂耻囊与髋关节囊相交通，急性滑囊炎时，局部疼痛和压痛，并可出现股三角区肿胀疼痛，可因股神经受压或刺激沿大腿前侧放射至膝部与小腿内侧。

【诊断】

1. 临床表现　患者跛行，髋部疼痛，疼痛可位于关节外侧、腹股沟部、臀部，病变滑囊处肿胀，关节活动受限，患肢常处于强迫体位。患肢假性变长在2cm以内，“4”字试验阳性，重者髋关节屈曲挛缩试验阳性。

（1）股骨大转子滑囊炎　行走时股骨大转子有弹响声。患者不能向患侧卧，关节内旋可使疼痛加剧，患肢常呈外展、外旋位。

（2）坐骨结节滑囊炎　患者坐骨结节部疼痛、肿胀，久坐不能，坐硬板凳时疼痛加剧，臀肌收缩时可产生疼痛并向臀部放射，坐骨神经受刺激时，可出现坐骨神经痛。

（3）髂耻滑囊炎　髂腰肌收缩、屈曲髋关节或臀大肌收缩、伸直髋关节时疼痛加剧，疼痛可沿大腿前侧放射至小腿内侧。

2. 体征　髋关节活动受限；滑囊炎部位压痛明显；患部可触及较硬、大小不定、界线清楚的圆形或椭圆形肿块。

（1）股骨大转子滑囊炎　股骨大转子的后方及上方可有压痛和肿胀，局部可摸到肿块，有时有波动感；髋关节被动活动不受限，可有双下肢不等长，“4”字试验阳性。

（2）坐骨结节滑囊炎　可在坐骨结节部较深层摸到边缘较清晰的椭圆形的囊性肿胀，并与坐骨结节粘连，压痛明显。

（3）髂耻滑囊炎　股三角外侧疼痛和压痛，过度肿胀时腹股沟的正常凹陷消失或隆起，髋关节活动受阻，疼痛可沿大腿前侧放射至小腿内侧，双下肢不等长，“4”字试验阳性。

3. 辅助检查

（1）X线检查　有时可见骨盆轻度倾斜，如关节积液多时，关节间隙增宽，但股骨头无骨质破坏。

（2）滑囊穿刺　慢性期一般滑液质清，急性期时可见血性液。

【推拿治疗】

1. 治疗原则　舒筋活血，消瘀止痛。

2. 取穴及部位　阿是穴、髋关节周围及臀部。

3. 操作方法　㨰法、拿法、按揉法、拨法、擦法等。

（1）㨰按拿揉臀部　患者取俯卧位，医者站于患侧，先用㨰法、拿法、按揉法等放松性手法在坐骨结节及其周围反复施术3~5分钟；然后嘱患者取侧卧位，患侧在上，再用㨰法、拿法、按揉法放松髋部外侧肌肉3~5分钟；继而患者取仰卧位，髋、膝关节略屈曲，医者于患侧腹股沟区用按揉法、㨰法施术3~5分钟，以充分放松髋关节周围的肌肉。

（2）弹拨点穴　继上势，医者依次弹拨、点按股三角外侧部阿是穴、股骨大转子周围阿是穴、坐骨结节周围阿是穴，手法应深沉缓和，时间约5分钟，以疏通经络。

（3）屈伸摇髋　患者取仰卧位，医者一手扶患侧膝关节，一手握住小腿远端，屈伸髋关节并做髋关节摇法，以理筋解痉、滑利关节、松解粘连。

（4）掌擦结束　患者取仰卧位，医者在患侧髋关节前侧直擦，顺势变为健侧卧位，患侧屈髋屈膝，掌擦患侧髋关节外侧及坐骨结节部，透热为度，以温通经络、活血化瘀、消肿止痛。

（5）对患侧腿“长”于健侧的患者，可用仰卧屈髋法治之。患者仰卧双腿伸直，医者一手按扶髋部前方，另一手握住小腿，轻轻摇晃髋关节。再将患侧下肢轻轻地内旋向上屈髋，使之尽量屈曲，然后将患侧下肢牵拉放平，再与健肢相比。

【按语】

推拿治疗本病具有较好的疗效，通过理筋手法可以有效地消除炎症，促进滑囊功能修复，改善关节运动功能，是一种安全可靠的治疗方法。由于髋关节滑囊炎发生的部位不同，治疗时的部位也有区别。被动运动髋关节时要适度。在使用弹拨手法时，力量宜柔和，以免引起患者的剧烈疼痛，一般能获得较好效果。同时注意尽量避免进行使疾病加重的活动，如上下楼、跑步等，当疼痛减轻后，可逐渐开始恢复运动。可配合针灸、微波理疗、中药外敷、小针刀等其他疗法辅助治疗。

第十八节　膝关节骨性关节炎

膝关节骨性关节炎是由于膝关节退行性改变或慢性积累性磨损，引起膝关节软骨变性及反应性增生，骨刺生成，引发膝关节疼痛、活动受限的一种病证。本病又称退行性膝关节炎、肥大性膝关节炎、老年性膝关节炎，以中老年人最为多见，常见于体质肥胖之女性。

【病因病机】

本病属中医学骨痹的范畴。膝关节为诸筋之会，七七肾衰，肝肾亏虚，精亏血少。肝亏则筋弛，肾虚则骨疏，动之不慎伤节，或复感风寒湿邪，凝聚节窍，发为痹痛，痉挛拘急，屈伸不利。

本病发生的病因尚未完全清楚，一般认为主要与膝关节积累性机械损伤和退行性改变有关。本病的病理变化，早期因关节软骨积累性损伤导致关节软骨的原纤维变性，而使软骨变薄或消失，引起关节活动时疼痛与受限；在后期，关节囊形成纤维化增厚，滑膜充血肿胀肥厚，软骨呈象牙状骨质增生。同时，膝关节周围肌肉因受到刺激而表现为先痉挛后萎缩。

【诊断】

1. 临床表现

（1）发病史　起病缓慢，有膝关节慢性劳损史。

（2）疼痛　初起时仅觉膝部乏力，逐渐出现行走时疼痛，后为持续性；劳累后或夜间疼痛较重，上、下楼梯时疼痛明显，跑、跳、跪、蹲均受到不同程度的限制。

（3）其他　行走跛行，少数患者有膝关节轻度肿胀，功能活动受限。

2. 体征

（1）压痛点　关节内疼痛，关节间隙有深压痛。

（2）功能活动受限　关节屈伸受限。

（3）其他　关节活动时可闻及摩擦或弹响音，炎症渗出明显者两侧膝眼饱满肿胀。后期可见股四头肌轻度萎缩、膝关节变形。

3. 辅助检查

（1）X线检查　可见关节间隙变窄，关节边缘硬化，胫骨髁间棘增生变尖；股骨内侧髁和外侧髁粗糙，胫股关节面模糊，髌股关节面变窄，髌骨边缘骨质增生及髌韧带钙化。

（2）MRI检查　可显示骨组织及关节腔内容物改变。

【推拿治疗】

1. 治疗原则　舒筋通络，活血止痛，滑利关节。

2. 取穴及部位　内外膝眼、梁丘、血海、阴陵泉、阳陵泉、委中、承山等穴及患膝髌周部位等。

3. 操作方法　揉法、㨰法、拨法、搓法、擦法等。

（1）揉㨰膝部　患者取仰卧位，患膝腘窝部垫枕使膝关节呈微屈约30°。医者站于其患侧，先用按揉法在膝关节部操作，再沿股四头肌至髌骨两侧施㨰法，重点在髌骨两侧，然后在小腿前外侧施㨰法操作。时间约为5分钟。

（2）按揉弹拨髌韧带两侧　医者以拇指按揉髌骨周围及关节间隙，重点在髌韧带两侧，配合做髌韧带弹拨法，时间为5分钟。

（3）按揉穴位　按揉鹤顶、内外膝眼、梁丘、血海、阴陵泉、阳陵泉等穴，每穴约1分钟。

（4）按揉拿捏　继上势，在膝前部用掌根按揉大腿股四头肌及膝髌周围，并配合做髌骨拿捏手法。时间约为3分钟。

（5）㨰摇屈伸　患者取俯卧位，医者在其腘窝部、大腿及小腿后侧用㨰法操作，重点在腘窝部，并与膝关节屈伸摇动配合进行，时间约为5分钟。

（6）搓揉擦膝　患者取仰卧位，医者在其膝关节周围用擦法治疗，以透热为度。然后左右摇膝关节6~10次。双手掌抱膝搓揉约3分钟。

【按语】

膝关节骨性关节炎属于老年性退行性病变，与生活习惯、工作环境亦有密切关系。推拿手法治疗本病主要侧重于改善症状、减缓疼痛，同时患者自身的养生锻炼康复活动亦很重要，肥胖患者应注意控制饮食，降低体重，以减轻膝关节负荷。膝关节肿痛严重者应卧床休息，避免超负荷活动与劳动。要注意患膝保暖，可佩戴护膝予以保护。并适当进行膝关节功能锻炼，防止股四头肌萎缩和关节粘连。可配合针灸、微波理疗、中药外敷、超声波等其他疗法辅助治疗。

第十九节　膝关节侧副韧带损伤

膝关节内、外侧副韧带损伤是指由于膝关节受伤、过度内翻或外翻引起膝内侧或外侧副韧带损伤，以膝关节内侧或外侧疼痛、肿胀、关节活动受限，小腿外展或内收时疼痛加重为特征的一种病证。临床以内侧副韧带损伤多见，其中以运动损伤居多。韧带损伤后引起局部出血、肿胀、疼痛，日久血肿机化、局部组织粘连，进一步加重膝关节活动受限。

【病因病机】

本病属中医学筋伤范畴。膝为诸筋之会、足三阴经筋所结之处，足少阳经筋、足阳明经筋的支筋所络。急性损伤、慢性劳损，损伤筋结，气血瘀滞而致筋肌拘急牵掣疼痛。

1. 膝关节内侧副韧带损伤　在轻度屈曲位时，如果小腿突然外展，易牵拉内侧副韧带造成损伤。或当膝关节伸直位时，膝或腿部外侧受到暴力打击或重物压迫，促使膝关节过度外翻，造成内侧副韧带损伤。

2. 膝关节外侧副韧带损伤　膝关节外侧面比内侧面受到暴力的机会多，故外侧副韧带损伤的发生率比内侧低，有时来自膝内侧的暴力作用于膝部或小腿内翻位倒地摔伤，常可引起膝外侧副韧带损伤。

【诊断】

1. 临床表现

（1）外伤史　有明显的膝关节外翻或内翻损伤史。

（2）疼痛 膝关节内侧或外侧疼痛、肿胀，或见皮下瘀血。

（3）功能活动受限 膝关节屈伸活动受限，行走跛行或困难。

（4）如合并半月板和前交叉韧带或胫骨棘之撕脱骨折伤，则是膝部严重损伤。膝血肿严重，抽出膝关节瘀血中常有脂肪球，晚期出现关节不稳定、膝关节积液、交锁及股四头肌萎缩现象等。

2. 体征

（1）压痛 膝关节内侧或外侧明显压痛。内侧副韧带损伤，压痛点常见于股骨内上髁和胫骨内侧面，外侧副韧带压痛点常位于股骨外侧髁。

（2）肿胀 膝关节内侧或外侧伤处肿胀，多为血肿，初为紫色，后渐为紫黄相兼色。

（3）放射痛 内侧副韧带损伤时，疼痛常放射到大腿内侧、小腿内侧肌群；外侧副韧带损伤，疼痛常向髂胫束、股二头肌和小腿外侧放射。

（4）膝关节侧向分离、挤压试验阳性。

（5）韧带断裂 侧副韧带完全断裂时，断裂处有凹陷感。

（6）合并损伤 合并半月板损伤时麦氏征阳性；合并交叉韧带损伤时抽屉试验阳性；合并腓总神经损伤时，小腿外侧足背部有麻木感，或见足下垂。

3. 辅助检查 副韧带完全断裂时，患者在检查前首先需要进行局部麻醉，然后听从医生的指示伸直膝关节，强力促使膝内收或者呈现外展状态拍摄正位X线片。一般来说X片会显示伤侧关节间隙增宽。伴有撕脱性骨折时，可见小型游离骨片。MRI检查可清晰显示侧副韧带损伤程度，也可能同时发现隐藏的骨折线或韧带结构损伤、关节积液、半月板损伤等问题，是目前最客观的检查方法。

【推拿治疗】

1. 治疗原则 活血祛瘀，消肿止痛。

2. 取穴及部位 内侧副韧带损伤：血海、曲泉、阴陵泉、内膝眼等穴及膝关节内侧部；外侧副韧带损伤：膝阳关、阳陵泉、犊鼻、梁丘等穴及膝关节外侧部。

3. 操作方法

（1）内侧副韧带损伤 㨰法、揉法、点按、拨法、摇法、擦法等。

①㨰揉损伤部位：患者取仰卧位，患肢外旋伸膝。医者用㨰法在膝关节内侧治疗，先在损伤部位周围操作，由远及近，后转到损伤部位操作。再沿股骨内侧髁至胫骨内侧髁施按揉法，上下往返数遍治疗。手法宜轻柔，切忌粗暴。时间为6~10分钟。

②点按揉穴位：继续仰卧位姿势，医者用拇指点、按揉血海、曲泉、阴陵泉、内膝眼等穴，每穴约1分钟。

③弹拨、运动关节：继上势，医者沿韧带纤维垂直方向施轻柔快速的弹拨理筋手法，掌根揉损伤处，配合做膝关节的拔伸和被动屈伸运动，手法宜轻柔，以患者能忍受为限。时间为3~5分钟。

④摇膝搓擦：继上势，搓、揉膝部，轻轻摇动膝关节数次，然后医者用擦法在膝关节内侧做与韧带纤维平行方向的操作，以透热为度。时间约3分钟，结束治疗。

（2）外侧副韧带损伤 㨰法、揉法、点按、拨法、摇法、擦法等。

①㨰揉膝部：患者取健侧卧位，患肢微屈。医者在其大腿外侧至小腿前外侧用㨰法操作，重点在膝关节外侧部。然后自股骨外侧髁至腓骨头处施按揉法，上下往返治疗。手法宜轻柔，切忌粗暴。时间为6~8分钟。

②点穴按揉：继上势，医者用拇指按揉膝阳关、阳陵泉、犊鼻、梁丘等穴，每穴约1分钟。

③弹拨、运动关节法：继上势，医者用弹拨理筋手法沿韧带纤维垂直方向施轻柔快速的操作，掌根揉损伤处，配合做膝关节的拔伸和被动屈伸运动，手法宜轻柔，以患者能忍受为限。时间为3~5分钟。

④摇膝搓擦：患者取俯卧位，医者沿大腿后外侧至小腿后外侧施㨰法治疗。然后转健侧卧位，用擦法在膝关节外侧沿韧带纤维平行方向操作，以透热为度。搓、揉膝部，轻轻摇膝关节数次结束治疗。时间为3~5分钟。

【按语】

推拿治疗本病主要是在损伤后期，为了修复关节功能，针对膝关节稳定性而采取的治疗措施。若急性损伤者，伤后24~48小时才能推拿治疗。损伤严重者，应行X线摄片检查，在排除骨折的情况下才能推拿。必要时行膝关节MRI检查，了解韧带损伤程度。若损伤为韧带完全断裂或膝关节损伤三联征者，宜早期手术治疗。在治疗过程中，应加强股四头肌功能锻炼，防止肌肉萎缩。

第二十节　膝关节半月板损伤

膝关节半月板损伤是指因间接暴力作用于半月板造成的以膝部疼痛、功能障碍为特征的一种病证，属膝关节损伤中的常见病。半月板是股骨与胫骨关节面之间的两块半月形的软骨板，半月板损伤多发生在下肢负重、膝略屈时，突然的过度内旋或外旋伸膝动作，导致内侧或外侧半月板的撕裂。撕裂类型多见纵形、横形、水平、边缘撕裂等，严重的可发生关节交锁。

【病因病机】

本病属中医学筋伤的范畴。急性损伤、慢性劳损，气滞血瘀，筋络痹阻，不通则痛。

半月板可随膝关节的运动而向前、后或内、外侧移动。在下肢负重，足部固定，膝部略屈时，如突然过度内旋伸膝或者外旋伸膝，半月板来不及退开而被挤压，可引起内侧半月板或外侧半月板撕裂。

【诊断】

1. 临床表现

（1）外伤史　有典型的外伤史，受伤时感觉膝部有撕裂感。

（2）疼痛　患膝疼痛、肿胀。

（3）功能活动受限　膝关节活动受限，走路跛行，患膝有打软感、滑落感，走路时有弹响或交锁现象。

（4）肌肉萎缩　后期可出现股四头肌萎缩。

2. 体征

（1）压痛点　关节间隙压痛，活动时加重。

（2）肿胀　膝关节周围肿胀。

（3）特殊检查　麦氏征阳性，研磨试验阳性。

3. 辅助检查　X线检查时，膝关节无异常。膝关节MRI检查可显示半月板损伤部位、损伤分型和程度。膝关节镜检查可观察到膝关节内部结构。

【推拿治疗】

1. 治疗原则　活血祛瘀，消肿止痛。

2. 取穴及部位　内外膝眼、委中、委阳、血海、阳陵泉、阴陵泉等。

3. 操作方法　㨰法、按揉法、一指禅推法、擦法等。

（1）急性期

①膝周㨰法：患者仰卧位，医师在膝周施以㨰法5~8分钟。

②按揉取穴：继上势，按揉阴陵泉、阳陵泉、血海等穴各1~2分钟。

③穿刺治疗法：关节积血严重者，当穿刺抽吸并加压包扎将膝关节固定于170°位，以制动休息2~3周。

④关节交锁解除：患者仰卧位，屈膝屈髋90°。一助手握持股骨下端，医师握其踝部，两人对抗牵引，医师在牵引状态下内外旋转其小腿数次，然后再使小腿尽量屈曲，再伸直下肢，交锁即可解除。

（2）慢性期

①一指禅推法：患者取仰卧位，医者用一指禅推法施术于内外膝眼、委中、委阳、血海、阳陵泉、阴陵泉等穴各1分钟，以酸胀为度；或用按揉法在局部治疗1分钟。

②点穴：继上势，医者用点、按揉法施术于内外膝眼、委中、委阳、血海、阳陵泉、阴陵泉等穴各1分钟。

③㨰拿肌肉：继上势，用㨰法、拿法施术于股四头肌上各3~5分钟。

④㨰动屈伸关节：患者取俯卧位，医者在腘窝及其两侧用㨰法施术2~3分钟，并配合膝关节的屈伸运动。

⑤揉擦关节：继上势，双手抱揉膝关节2分钟，最后用擦法施术于膝关节两侧2~3分钟，结束治疗。

【按语】

膝关节半月板损伤在急性期要考虑对症处理，严重损伤者行膝关节制动，避免行走或下蹲动作。推拿手法治疗多应用于伤筋恢复期，对于软骨修复、关节稳定起到积极有效的作用。治疗期间宜配合股四头肌收缩运动，防止肌肉萎缩。可配合中药外敷、针灸、微波、超声波等其他疗法。

第二十一节　髌下脂肪垫劳损

髌下脂肪垫损伤是指由于运动、劳损等原因引起膝关节髌下脂肪垫的损伤，使脂肪垫充血、肥厚或无菌性炎症及周围组织的粘连，出现相应临床症状者。髌下脂肪垫损伤多发生于运动员及膝关节运动较多者，女性多于男性。

髌下脂肪垫位于髌骨下面、髌韧带后面与关节囊之间，为一块钝性三角形的脂肪组织，充填于髌骨、髌韧带、胫骨髁前上缘及股骨髁下部；膝关节的滑膜在髌骨下方两侧向后突，形成皱襞，其内夹有脂肪组织，称为脂肪垫；脂肪垫主要作用是加强膝关节稳定和减少摩擦作用。

【病因病机】

本病属中医学筋伤的范畴。长期劳累过度造成经筋劳损，风湿热邪或风寒湿邪侵袭，筋脉痹阻，气血不畅，不通则痛；病初属实，久则多呈正虚邪实，虚实夹杂之候。

1. 急性外伤 外伤而引起水肿、渗出，形成髌韧带与脂肪垫的纤维粘连。

2. 慢性劳损 由于长期摩擦引起脂肪垫充血、肥厚，并发生无菌性炎症，与髌韧带发生粘连，使伸膝活动受到限制。

【诊断】

1. 临床表现

（1）疼痛　自觉膝部疼痛，膝关节完全伸直时疼痛加重，伴有酸痛无力感，有时膝痛可放射至腘窝，往往劳累后症状加重，上下楼梯痛。

（2）肿胀　髌韧带及两侧膝眼肿胀、膨隆；若股四头肌收缩，拉紧髌韧带，则压痛减轻。

（3）功能活动　一般不影响关节活动，膝关节屈或伸至最后10°~20°时困难并产生疼痛。

2. 体征

（1）压痛　髌韧带两旁及髌骨下1/2处两侧均有压痛。

（2）肿胀　膝关节前髌韧带两侧轻度肿胀。

（3）特殊检查　膝过伸试验（+）、髌腱松弛压痛试验（+）。

3. 辅助检查 X线检查时，一般无异常，有时可见髌下脂肪垫三角阴影模糊或密度增高影，或形态增大，有时可见钙化点。可排除骨折及其他骨骼病变。

【推拿治疗】

1. 治疗原则 舒筋活血，通络止痛。

2. 取穴及部位 梁丘、血海、膝眼、阴陵泉、阳陵泉、足三里、伏兔、犊鼻及膝部等。

3. 操作方法 点法、拔伸法、拨法、擦法、揉法等。

（1）点按穴位　点按梁丘、血海、膝眼、阴陵泉、阳陵泉、足三里、伏兔、犊鼻等穴各约1分钟。

（2）拔伸关节　患者将膝关节屈曲90°，医者一手前臂放于腘窝，一手握小腿部，放于腘窝之手向上用力，握小腿部之手向下用力，牵引时轻度旋转小腿，然后使膝关节尽量屈曲后再伸直拔伸，反复操作1~2分钟。

（3）弹拨法　弹拨两膝眼处，以酸胀为度，着力不宜过重，操作3~5遍。

（4）揉擦关节　以一手掌根部在患处做轻度揉法3~5分钟，用力应由轻渐重，再施以擦法，以局部透热为度。

【按语】

膝关节肿痛严重者，应注意休息。治疗期间宜加强膝关节功能锻炼，每日做伸屈膝关节动作20~30次。如伴有膝部其他疾病者，应同时给予治疗。可配合中药外敷、针灸、微波等其他疗法。

第二十二节　踝关节扭伤

踝关节扭伤是指踝关节过度内翻或外翻，致使踝关节外侧或内侧副韧带受到强大的张力作用而损伤。临床以踝部肿胀、疼痛、瘀血和关节活动功能障碍为主要特征。本病是临床常见病，尤以青壮年更为多见。

【病因病机】

本病属于中医筋伤范畴。多因为用力不当，经筋牵伸过度，致使经筋所结之处撕裂。阳筋弛长，阴筋拘挛，气血离经，为瘀为肿，活动受限，屈伸不利，伤处疼痛。

踝关节扭伤常因在不平的道路上行走或下坡、下楼梯、由高处跳下时，不慎足部突然受到内翻或外翻暴力所引起，临床上以内翻损伤多见。

【诊断】

1. 临床表现

（1）外伤史　有足踝急性内翻位或外翻位损伤病史。

（2）疼痛肿胀　踝关节外侧或内侧出现疼痛、肿胀，多数见有伤处皮下出血。尤其是伤后2~3天，皮下瘀血青紫更为明显。轻者局部肿胀，重者则整个踝关节均会肿胀。

（3）功能障碍　踝关节活动受限，行走呈跛行或不敢用力着地行走。

2. 体征

（1）压痛点　外侧副韧带损伤时，压痛点主要在外踝前下方（距腓前韧带）或下方（跟腓韧带）。内侧副韧带损伤时，压痛点常位于内踝下方。胫腓下联合韧带损伤时，则在胫腓下关节处压痛。

（2）血肿　损伤部位常见皮下瘀血、肿胀，轻者局限于外踝前下方或内踝下方，重者可扩散到整个踝关节。伤后3天，皮下瘀青更加明显。

（3）被动运动　外侧副韧带损伤，做足内翻、跖屈时外踝部疼痛加剧；内侧副韧带损伤，做足外翻动作时踝内侧疼痛加剧。

（4）其他　伴有撕脱性骨折时，可触及骨折碎片。

3. 辅助检查　X线检查可帮助明确是否有骨折、脱位及其程度。在足部强力内翻或外翻位时摄片，若见踝关节间隙明显不等宽或疑似距骨脱位的征象，则提示韧带完全断裂。

【推拿治疗】

1. 治疗原则　活血祛瘀，疏经通络。

2. 取穴及部位　阳陵泉、足三里、丘墟、解溪、绝骨、照海、申脉及踝关节周围。

3. 操作方法　按法、揉法、拔伸法、摇法、擦法等。

（1）外侧韧带损伤

①按揉通经止痛：患者取仰卧位，医者用鱼际或掌根先在损伤周围按揉，待疼痛稍缓解后再在伤处按揉，手法宜轻柔缓和，时间为5~10分钟。再用拇指按揉丘墟、解溪、申脉、金门等穴，每穴约1分钟。

②拔伸摇踝：继续上述姿势，施拔伸摇法。医者以一手托住患足跟部，另一手握住其足趾部做牵引拔伸，在拔伸的同时轻轻摇动踝关节，并配合做足部逐渐向内翻牵拉，然后再做足部外翻动作。重复操作约5次。

③推擦理筋：继续上述姿势，医者在损伤局部施擦法，以透热为度。然后用推法自上而下理顺筋肌。

（2）内侧韧带损伤

①按揉：患者取仰卧位，医者在其内踝下用掌根或鱼际揉法，配合按揉商丘、照海、太溪等穴，时间为3~5分钟。

②拔伸摇踝：继续上述姿势，医者以一手托住患足跟部，另一手握住其足趾部做牵引拔伸，在拔伸

的同时轻轻摇动踝关节，并配合做足部逐渐向外翻牵拉，然后再做足部内翻动作施拔伸摇法。重复操作5~6次。

③推擦理筋：继续上述姿势，医者在损伤局部施擦法，以透热为度。然后用推法自上而下理顺筋肌。

【按语】

踝关节扭伤属于临床常见病，要注意急性期应该冰敷压迫，止血止痛，防止损伤进一步加重，并在24小时后再进行推拿治疗。排除骨折、脱位、韧带完全断裂等情况。在踝关节功能稳定康复期加强手法治疗，促进踝关节功能恢复。同时，患者应加强功能锻炼，如踝关节的内、外翻及跖屈、背伸活动练习，对于预防粘连、恢复踝关节的功能均有益。可配合针灸、湿热敷、中药贴敷、理疗等其他疗法辅助治疗。

第二十三节　跟痛症

跟痛症是指跟骨下组织因急、慢性损伤而引起的一种无菌性炎性病证，以跟骨下肿胀、疼痛及足跟部不能着地行走为主要特征，包括跟骨下滑囊炎、跟下脂肪垫损伤、跟骨骨膜炎及跟骨骨刺等症。本病以骨刺引起疼痛最为多见，好发于中老年人及肥胖者。

【病因病机】

本病属中医学筋粘证和骨痹的范畴。足底为足太阳经筋所结，因足底着力不当，或用力过度，牵掣经筋损伤，气血瘀滞，筋拘而肿痛。或年老体弱，肝肾亏虚，久虚及骨，以致骨赘形成而为骨痹。

1. 跟骨脂肪垫病变　跟骨脂肪垫特殊结构决定其压缩特性。长久受力导致弹性降低，致使站立和行走时跟底疼痛。

2. 跖腱膜炎　跖腱膜是维持纵弓的重要结构，任何作用于纵弓的扭力均对跖腱膜特别是其跟骨结节内侧突起点处产生最大的牵张。由于跖筋膜紧张而使足弓升高，可使跖筋膜在起点受到牵拉，这种反复的牵拉应力在跖筋膜的起点造成轻微的撕裂、囊腔状的退行性改变，在跖腱膜跟骨结节附着处发生慢性纤维组织炎症。

3. 跟骨骨刺　骨刺多发生于跟骨底面结节部分的前缘，往往是由于跖筋膜和足短肌在其附着处受到反复牵拉引起炎症而逐渐使骨刺形成。骨刺一般不引起疼痛，只有骨刺方向与着力点成斜角时，才会有足跟痛出现。

4. 跟骨结节滑囊炎　当承重走路时，跟骨结节滑囊因受到骨刺刺激与挤压而发生炎症，引起疼痛。

【诊断】

1. 临床表现

（1）进行性足跟痛　初起时仅为足跟底部酸胀痛，逐渐疼痛明显。运动后加重，休息后减轻。

（2）肿胀　可伴有足底胀麻感或紧张感，疲劳后症状加重。

（3）其他　站立、行走、跑跳动作时，足跟不敢着地，呈踮足尖跛行。

2. 体征

（1）压痛　足跟部有明显压痛点。脂肪垫损伤和跟骨下滑囊炎的压痛点在足跟底中部或偏内侧，跟骨骨膜炎的压痛点在足跟底后偏外侧，跟骨骨刺的压痛点在足跟底脂肪垫前、跟骨结节前内侧。

（2）肿胀　足底部肿胀，局部皮肤增厚，但少数患者肿胀不明显。

（3）其他　跟骨有骨刺者，足底跟骨基底结节处可触及骨性隆起，并有明显压痛。

3. 辅助检查　X线检查可排除骨折。跟骨骨膜炎后期显示骨膜增厚，可见跟骨结节部有粗糙的骨质增生或骨刺形成。

【推拿治疗】

1. 治疗原则　活血止痛，疏经通络。

2. 取穴及部位　三阴交、然谷、涌泉、阿是穴及跟骨周围。

3. 操作方法　按法、揉法、点法、擦法等。

（1）按揉足部　患者取俯卧位，医者用按揉法自跟底部至足心往返操作，手法宜深沉缓和。时间为3~5分钟。

（2）点按穴位　继上势，医者用拇指重按、揉足底跟骨基底结节部，以深层有温热感为度。并按揉涌泉、然谷等穴。时间为6~8分钟。

（3）屈足敲击痛点　患足屈膝90°，足心朝上。医者以一手握其足底部使足背屈以固定踝关节，另一手持敲击槌，对准骨刺部位敲击数次，要求敲击时用腕力，如蜻蜓点水状，频率要快，有节奏感，不可用蛮力。以被敲击部位有麻木感为宜。

（4）揉擦结束　敲击完毕后，医者用掌根按揉足底2分钟，并自足跟底部沿足底腱膜方向施以擦法，以透热为度，结束治疗。

【按语】

本病与劳累、长时间行走站立有关，亦与年老骨质退化有关，推拿治疗可以有效地缓解疼痛，改善症状，起到很好的治疗效果。同时患者的自我疗养亦很重要，治疗期间要注意患足的休息，避免足底过多与地面等硬物接触。穿软底鞋以缓冲对骨刺的过度刺激。可配合针灸、拔罐、刮痧、足浴等其他疗法辅助治疗。

实训实练二　骨伤科常见疾病的推拿操作

【实训目的】

通过实训让学生掌握脊柱躯干部位、上肢部位、下肢部位常见疾病的推拿操作方法、临床表现和体征。能够独立为患者实施操作治疗。

【实训内容与学时】

1. 颈椎病　1学时
2. 急性腰扭伤　1学时
3. 肩关节周围炎　1学时
4. 腕关节扭伤　1学时

【实训用品】

模特、模型、推拿巾、按摩乳和精油等。

【实训方法】

1. 教师讲解与示教，提出要求。
2. 学生观看操作视频。
3. 学生相互练习，教师巡视指导。
4. 抽查考核，指出学生操作问题。

【注意事项】

1. 推拿手法操作规范，掌握手法的动作要领。
2. 与岗位要求对接。
3. 加强学生沟通和语言表达能力的训练。
4. 强化操作中的人文关怀。

目标检测

答案解析

一、单项选择题（每一道试题下面有ABCDE五个备选答案，请从中选择一个最佳答案）

1. 冈上肌断裂时，上臂哪种活动功能受限（ ）

A. 外展 B. 内收 C. 外旋 D. 内旋 E. 前屈

2. 肩关节周围炎可出现的阳性体征是（ ）

A. 直尺试验阳性 B. 搭肩试验阳性 C. 耸肩征阳性
D. “疼痛弧”征阳性 E. 臂丛牵拉试验阳性

3. 人体活动范围最大的关节是（ ）

A. 肩关节 B. 肘关节 C. 髋关节 D. 膝关节 E. 踝关节

4. 对半月板损伤诊断有意义的体格检查法是（ ）

A. 研磨试验 B. 抽屉试验 C. 浮髌试验
D. 侧向试验 E. 直腿抬高试验

5. 下述不属于腰椎间盘突出症临床表现的是（ ）

A. 腰痛 B. 一侧或双侧坐骨神经或股神经疼痛
C. 直腿抬高试验阳性 D. 间歇性跛行
E. 马鞍区感觉减退或消失

6. 膝侧副韧带较紧张的体位是（ ）

A. 完全屈曲位 B. 半屈曲位 C. 过伸位
D. 完全伸直位 E. 中立位

7. 以下对第三腰椎横突综合征临床表现描述不正确的是（ ）

A. 压痛范围广泛 B. 酸痛或钝痛 C. 活动受限
D. 直腿抬高试验阳性 E. 可触及条索状物

8. 髋关节暂时性滑膜炎多见于（ ）

A. 10岁以下 B. 10岁以上 C. 50岁以上
D. 青年人 E. 50以下

9. 踝关节扭伤时，以下哪种情况不会出现（ ）

A．疼痛　　B．骨擦音　　C．肿胀
D．皮下瘀紫　　E．活动受限

10．当肩外展至（　）角度时，肩峰下滑囊完全缩进肩峰下面，冈上肌腱很容易受到摩擦，日久形成劳损

A．30°　　B．45°　　C．60°　　D．90°　　E．120°

11．前臂伸肌群抗阻试验阳性见于（　）

A．桡骨茎突腱鞘炎　　B．肱骨外上髁炎　　C．肱骨内上髁炎
D．桡侧伸腕肌腱周围炎　　E．腕管综合征

12．长期蹲位工作的煤矿工人出现半月板损伤，其致伤外力多为（　）

A．撕裂性外力　　B．爆裂性外力　　C．研磨性外力
D．牵张性外力　　E．碰撞

13．肱骨外上髁炎又称（　）

A．高尔夫球肘　　B．网球肘　　C．台球肘
D．矿工肘　　E．篮球肘

14．肱骨外上髁炎检查时做（　）动作可引起患处的疼痛

A．抗阻力腕关节掌屈　　B．抗阻力腕关节背伸　　C．前臂旋后动作
D．前臂旋前动作　　E．屈肘动作

15．腕管综合征受到卡压的神经是（　）

A．桡神经　　B．尺神经　　C．正中神经　　D．臂丛神经　　E．颈神经

16．对桡骨茎突狭窄性腱鞘炎临床诊断有意义的体格检查法是（　）

A．前臂伸肌群抗阻力试验　　B．压头试验　　C．屈腕试验
D．握拳尺偏试验　　E．直尺试验

17．行走于桡骨茎突桡侧的腱鞘内的肌腱有（　）

A．桡侧腕屈肌腱　　B．伸拇短肌腱　　C．拇长屈肌腱
D．外展拇短肌腱　　E．伸指总肌腱

18．咳嗽时腰椎间盘突出症的腰腿痛会（　）

A．加重　　B．减轻　　C．无变化
D．消失　　E．明显减轻

二、简答题

1．简述腰椎间盘突出症的推拿操作治疗。
2．简述踝关节扭伤的推拿操作治疗。

（刘婷婷　陆　卫）

书网融合……

知识回顾　　微课　　习题

第五章 内妇五官科常见疾病

学习目标

知识要求：

1. 掌握内妇五官科常见疾病的推拿治疗原则及方法。
2. 熟悉内妇五官科常见疾病的临床表现及证候分型。
3. 了解内妇五官科常见疾病的病因病机。

技能要求：

1. 熟练掌握内妇五官科常见疾病推拿治疗的基本操作方法。
2. 学会运用推拿手法治疗内妇五官科常见疾病。

内妇五官科病证具有病情复杂、证候多变等特点。在推拿治疗前，运用脏腑辨证或经络辨证，通过四诊合参，理清病因病机特点和病证变化规律，在确立治则后，方能进行推拿治疗。本章主要介绍内妇五官科病证的诊断与推拿治疗。

第一节 感冒

PPT

感冒是指机体由于感受外邪导致的以鼻塞、流涕、喷嚏、恶寒发热、头身疼痛为主要临床表现的外感病。一年四季均可罹患感冒，以冬、春二季多见。病情较轻者，称为“伤风”“冒风”，有自限性，一般无并发症；病情较重且有流行趋势者，称为“时行感冒”，其呼吸道症状不明显而全身中毒症状重，可见高热、乏力以及肌肉酸痛等，传染性较强。西医学的上呼吸道感染属于本病范畴，流行性感冒与时行感冒近似。

【病因病机】

中医学认为感冒是由六淫、时行之邪侵犯肺卫所致。当气候反常，冷热失调，人体卫气不固之时，六淫邪气或者时行之邪自皮毛、口鼻侵入，肺卫受邪，卫阳被遏，营卫失和，邪正相争，肺气失宣，而致感冒。

西医学认为，急性上呼吸道感染有70%~80%由病毒引起，20%~30%由细菌引起。接触病原体后是否发病，还取决于传播途径和人群易感性。淋雨、受凉、气候突变、过度劳累等可致病毒或细菌迅速繁殖，或者直接接触携带病原体的患者，经由喷嚏、空气以及污染的手和用具侵入机体，诱发本病。体质虚弱、免疫功能低下或有慢性呼吸道疾病，如鼻窦炎、扁桃体炎者更易发病。

【诊断】

（1）初起可见发热、恶寒、鼻塞、流清水样鼻涕、喷嚏、头身疼痛等症。

（2）2~3天后鼻涕可变黏稠，可伴咽喉痒痛、声音嘶哑、味觉迟钝等症。

（3）查体可见鼻腔黏膜充血、水肿、有分泌物，咽部可有轻度充血。

（4）实验室检查　血常规见外周血象改变，病毒性感染时白细胞数正常或偏低，淋巴细胞比例升高；细菌性感染时可见白细胞数和中性粒细胞比例增多以及核左移现象。必要时可用免疫荧光法、酶联免疫吸附检测法、血清学诊断法，或病毒分离和鉴定方法确定病毒的类型；细菌培养和药物敏感试验有助于细菌感染的诊断和治疗。胸部X线检查一般无异常。

【辨证分型】

主症：鼻塞、流涕、喷嚏，可伴咽部不适、声音嘶哑、味觉迟钝等。

（1）风寒束表证　恶寒重，发热轻，鼻流清涕，无汗，头身疼痛，舌质淡红，苔薄白，脉浮或浮紧。

（2）风热犯表证　发热或自觉身热，微恶风，有汗，咽喉肿痛，口干，鼻涕黄稠，舌质红，苔薄黄，脉浮数。

（3）暑湿袭表证　头身困重，心烦口渴，发热，食欲不振，胸闷脘痞，口中黏腻，或有吐泻，小便短黄，舌红，苔白厚或黄腻。

（4）体虚（阴虚、气虚）证　偏阴虚者手足心热，口咽干燥，舌红少苔，脉细数；偏气虚者倦怠乏力，气短懒言，易出汗，易感冒，舌淡苔白，脉浮而无力。

【推拿治疗】

1. 治疗原则　疏风宣肺，解表发汗。

2. 取穴及部位　头颈部选取督脉、手太阳经、足太阳经、足少阳经，主穴包括迎香、攒竹、太阳、印堂、百会、风池、风府等；背腰部选取督脉、足太阳经、足少阳经，主穴包括大椎、肺俞、肩井等；四肢部选取手阳明经，主穴为合谷等。

3. 操作方法

（1）基本操作

患者取仰卧位，医者坐于患者头侧，用双手拇指指腹自下而上交替直推印堂至前发际正中，分推前额，分抹上下眼眶及鼻翼两侧，如此反复操作10~20遍。继而点按或指揉迎香、攒竹、太阳、风池，每穴操作1分钟。用食指、中指、无名指、小指指端轻叩前额，拇指按揉上星至百会。五指拿揉五经，从前发际处至风池穴，反复操作5~10遍。双手指尖扫散两侧头部，反复操作10~20遍。

患者取俯卧位，医者站于患者头侧，叠掌直推督脉，继而双手掌同步直推后正中线两旁的足太阳经，反复操作10~20遍。一指禅推、点按或按揉大椎、定喘和肺俞等穴，每穴操作1分钟。医生站于患者身侧，用小鱼际或者掌根横擦肺俞，以透热为度。

患者取坐位，医者立于患者身侧，一手扶住前额，另一手拿风池，沿颈项两侧向下移动至颈根部，反复操作8~10遍。操作者立于患者身后，拿肩井，以患者感觉明显酸胀且能耐受为度。

（2）辨证加减

风寒感冒者加点按合谷、风府、风门，拿或点按肩井，每穴操作1分钟；风热感冒者加大椎，挤捏出痧，点按曲池、外关、鱼际，每穴操作1分钟；暑湿感冒者加振脑门、捏头皮，按揉丰隆穴1分钟；体虚感冒者加横擦命门透热，摩关元1分钟，按揉双侧足三里1分钟。

岗位情景模拟4

孙某，女，22岁。鼻塞、流涕、喷嚏3天，微恶风，有汗，咽喉肿痛，口干，鼻涕黄稠，舌质红，苔薄黄，脉浮数。经他人介绍，前来接受推拿治疗。

查体：鼻腔黏膜充血、水肿、有分泌物，咽部有轻度充血，体温37.6℃。

诊断：感冒（风热犯表证）。

问题与思考

1. 作为患者的主治医师，应该怎样实施推拿治疗？

2. 推拿过程中，患者由于不耐受较强刺激的手法操作，表情痛苦，医生应如何处理？

答案解析

【按语】

（1）普通感冒病情较轻、病程短，有自愈性，预后良好。

（2）感冒期间，机体的抵抗力下降，可能继发其他疾病。

（3）体育锻炼、均衡营养、规律作息、避免受凉、劳逸适度、心情舒畅、公共场合佩戴口罩、勤洗手等均是有效预防感冒的措施。

（4）感冒期间，应保证水分摄入充足，居室保持适当湿度，定时通风换气，保证空气流通。

第二节　头　痛

PPT

头痛是患者的主观症状，是以头部经脉拘急或失荣，清窍不利而引起以头部疼痛为主要表现的病证，中医学称为“头风”“脑风”。头痛可能是劳累、精神紧张和焦虑的一般表现，也可能是高血压脑病、脑卒中或颅内肿瘤等颅内严重疾病的早期信号。本节主要论述外感六淫或内伤杂病所致的头痛。

【病因病机】

中医学认为，头痛的病因分为外感和内伤两个方面，基本病机是外感、内伤所致的头部脉络闭阻，清窍不利，不通或者不荣而引起疼痛。外感头痛多因六淫邪气侵袭，以风邪最为多见；内伤头痛多与情志不遂、饮食劳倦、跌仆损伤、体虚久病、禀赋不足、房劳过度等因素有关，主要责之于肝、脾、肾三脏。临床根据头痛部位的不同，可分为阳明头痛、太阳头痛、少阳头痛、厥阴头痛等多种证型。

西医学认为头痛的原因很多，分类也较为复杂，主要分为原发性头痛和继发性头痛两大类。原发性头痛以偏头痛、紧张性头痛最为常见，不致命，但反复发作，具有不易完全治愈的特点，通常无法通过影像学、生化指标查出特定原因。继发性头痛常因感染、中毒、神经血管病变、肿瘤、外伤等特定原因导致，需积极治疗原发疾病。

【诊断】

（1）以头部疼痛为主要临床表现。

（2）疼痛部位主要集中在眉弓、耳轮上缘和枕外隆凸连线以上的头颅上半部；发生部位可于前额、两颞、巅顶、枕项或者全头部。

（3）疼痛的性质、剧烈程度和持续时间等存在个体差异，常伴有恶心、呕吐、眩晕、视力障碍、精神症状等症。

（4）头痛发作者常有起居不慎，感受外邪，情志不畅，或饮食、劳逸、房事不节，病后体虚等病史。

（5）实验室检查　行血常规检查，必要时可通过经颅多普勒、脑电图、脑脊液、颅脑CT或MRI等项检查，明确头痛的病因或者排除不适宜推拿的重大疾病。如疑为眼、耳、鼻、口腔疾病所导致者，可做五官科相关检查以明确病因。

【辨证分型】

主症：症见头部疼痛，可伴随恶心、呕吐、眩晕、视力障碍、精神症状等。

（1）阳明头痛　疼痛部位主要集中于前额、眉弓、鼻根部。

（2）少阳头痛　疼痛部位主要位于侧头部，多数情况为单侧头痛。

（3）太阳头痛　疼痛部位为枕骨部，时常痛连颈项。

（4）厥阴头痛　疼痛部位集中于巅顶部，疼痛发作时，常痛连目系。

（5）全头痛　疼痛弥散整个头部或者患者自觉疼痛牵掣多个头面区域。

【推拿治疗】

1. 治疗原则　疏经通络止痛。

2. 取穴及部位　头颈部选取督脉、足太阳经、足阳明经、足少阳经，主穴包括印堂、神庭、鱼腰、攒竹、头维、太阳、百会、四神聪、风府、风池等；背腰部选取督脉、足太阳经、足少阳经，主穴包括肩井、大椎等。

3. 操作方法

（1）基本操作

患者取仰卧位，医者坐于患者头侧，用大鱼际沿眼眶做“8”字揉法，反复操作2~3分钟。用拇指或中指指腹点按、按揉印堂、神庭、攒竹、鱼腰、太阳、头维、百会、四神聪等穴，每穴操作约1分钟。用拇指指腹抹前额，反复操作1~2分钟。拿五经，从前额发际处操作至风池穴，反复操作10~20次。用双手扫散两侧头部，操作约1分钟。

患者取俯卧位或者坐位，医者站于患者身侧或身后，用一指禅推法沿膀胱经和督脉的颈段上下往返操作2~3分钟。先后施以揉法、拨法、推法等刺激风府、风池、肩井、大椎等穴，每穴操作约1分钟。沿项部两侧肌群自上而下拿揉风池，反复操作5~10遍。擦肩背部、上背部约2分钟。

（2）辨证加减

阳明头痛者加叩额窦使局部微红，点按阳白、阿是穴、合谷、内庭等穴；少阳头痛者加五指拿揉侧头部，前臂擦侧头部，按揉率谷、阿是穴、外关、足临泣等穴；太阳头痛者加按揉天柱、阿是穴、后溪、申脉等穴；厥阴头痛者加振百会，叩百会，按揉阿是穴、内关、太冲等穴。

岗位情景模拟 5

胡某，女性，42岁。头痛半年余，疼痛不甚，症状时轻时重，有时伴恶心、眩晕，兼见面色萎黄、气短乏力、心悸怔忡、失眠多梦，舌质淡，苔薄白，脉细弱。曾服中药，无明显效果。经他人介绍，前来接受推拿治疗。

诊断：头痛（血虚证）。

问题与思考

1. 作为患者的主治医生，怎样辨别血虚型头痛？
2. 针对患者的病情，应该如何进行推拿操作？

答案解析

【按语】

（1）保持居家环境安静舒适，避免巨大声响、强烈光线刺激，呼吸平缓，全身肌肉放松。头痛较严重者应减少活动，避免长时间工作，以免加重病情。

（2）避免食用辛辣、油腻、生冷、过咸的食物；避免饮用咖啡、浓茶等。

（3）尽量保持大便通畅，避免用力排便。排便困难者，可增加饮水量，摄入足够的瓜果蔬菜。

（4）留意头痛的部位、性质、程度的变化，若出现偏身功能障碍、喷射性呕吐、嗜睡等症状，应尽快请神经内科医生会诊或接受进一步检查。

第三节 眩 晕

PPT

眩晕是目眩与头晕的总称，二者常同时并见，故统称为眩晕。轻者闭目即止或缓解，重者自觉旋转不定，闭目不止，如坐车船，站立不稳，可伴有恶心、呕吐、汗出，甚则昏倒等症状。一般情况下，轻度眩晕并不会对身体造成伤害，但是在工作及驾驶车辆途中发生眩晕，会对人身安全造成很大的威胁。眩晕可见于西医学中的梅尼埃病、高血压、低血压、低血糖、脑动脉硬化、椎-基底动脉供血不足、贫血、神经衰弱等病。

【病因病机】

中医学认为，风、火、痰、瘀、虚是眩晕的常见病因，基本病机无外乎虚实两端，以虚证居多。气血虚弱、髓海空虚、肝肾不足所导致的眩晕多属虚证；痰浊内阻、肝阳上亢、瘀血阻络所导致的眩晕属实证或虚实夹杂。病变脏腑在清窍，与肝、脾、肾三脏的功能失调密切相关。

西医学认为，内耳前庭至前庭神经颅外段之间的病变，前庭神经颅内段和前庭神经核及其纤维联系病变，小脑、大脑等病变，心血管疾病，血液病，中毒性疾病都可以引起眩晕。另外，眼源因素，精神神经因素也可以引起眩晕。根据眩晕发生的原因，一般将其分为周围性眩晕、中枢性眩晕、全身疾病性眩晕、眼源性眩晕和神经精神性眩晕。

【诊断】

（1）头晕目眩，视物旋转，轻者闭目即止，重者如坐车船，甚则仆倒。

（2）严重眩晕者，可伴有头痛、项强、恶心呕吐、眼球震颤、耳鸣耳聋、汗出、面色苍白等症状。

（3）慢性起病，可逐渐加重，或反复发作。

（4）多有情志不遂、年高体虚、饮食不节、跌仆损伤等病史。

（5）实验室检查 行血常规及血液系统检查，测血压，做心电图、超声心动图、颈椎X线片、经颅多普勒检查，还可行五官科相关检查。必要时做CT以及MRI以进一步明确诊断。

【辨证分型】

主症：睁眼时感觉周围物体在旋转，闭眼时会感觉自身旋转，多伴随耳鸣、听力下降、恶心、呕吐、眼球震颤等症状。

（1）肾精不足证 腰膝酸软，耳鸣健忘，精神不振，失眠多梦。偏阴虚者，形体消瘦，五心烦热，颧红盗汗，舌红，苔薄，脉弦细；偏阳虚者，形寒肢冷，面色无华，舌淡，脉沉细无力。

（2）气血亏虚证 面色苍白，神疲乏力，遇劳则甚，心悸多梦，舌淡，苔薄白，脉细弱。

（3）肝阳上亢证 头胀痛甚，目眩耳鸣，心烦易怒，怒则眩晕加剧，口苦，胁胀痛，舌红，苔黄，脉弦数。

（4）痰浊上蒙证 头重如蒙，视物旋转，胸胁闷痛，呕恶频作，涌吐痰涎，苔白腻，脉弦滑。

（5）瘀血阻窍证 头痛，耳鸣，失眠，健忘，或因外伤、术后起病，舌有瘀点、瘀斑，脉弦涩。

【推拿治疗】

1. 治疗原则 补虚泻实，调整阴阳。

2. 取穴及部位 头颈部选取督脉、手太阳经、手少阳经、足太阳经、足阳明经、足少阳经，主穴包括印堂、攒竹、睛明、鱼腰、太阳、四白、听宫、翳风、风府、风池等；背腰部选取督脉、足太阳经、足少阳经，主穴包括肩井、大椎、风门等；四肢部选取手厥阴经、手少阴经，主穴包括内关、神门穴等。

3. 操作方法

（1）基本操作

患者取坐位或仰卧位，医者站于患者身后或头侧。用大鱼际在眼眶周围行“8”字揉法，反复操作10~20遍。用拇指指腹自印堂向两侧沿眉弓抹至太阳穴，反复操作5~6遍。用拇指或中指指腹按揉印堂、攒竹、鱼腰、四白、太阳、听宫、翳风、百会、四神聪等穴，每穴操作约1分钟。拿五经，从前额发际处操作至风池穴，反复操作5~10遍。双手扫散侧头部约1分钟。

患者取坐位或俯卧位，医者立于患者身后或身旁，拿揉风池、风府并向下拿揉颈项部，操作2~3分钟。一指禅推背部膀胱经、督脉，上下往返操作2~3遍。揉、拨大椎、肩井、风门等穴位，每穴操作1分钟。㨰肩背部、上背部约2分钟。点按双侧内关、神门穴，每穴操作1分钟。

（2）辨证加减

肾精不足者，偏肾阴虚，推桥弓，每侧推50~100次，双侧交替操作；按揉角孙、太冲、行间等穴，每穴操作1分钟；小鱼际擦涌泉穴，以透热为度。偏肾阳虚，掌摩小腹部，以腹部产生温热感为度；按揉气海、关元等穴，每穴操作1分钟；行掌擦法直擦背部督脉，横擦肾俞、命门及腰骶部，均以透热为度。

气血亏虚者，摩揉中脘及腹部，操作2~3分钟；一指禅推天枢、气海、关元等穴，每穴操作约1分钟；按揉心俞、膈俞、肝俞、足三里穴，每穴操作约1分钟；行掌擦法直擦背部督脉，横擦脾俞、胃俞等穴，均以透热为度。

肝阳上亢者，用拇指桡侧面沿桥弓自上而下进行推抹，两侧交替进行，每侧50~100遍；按揉角孙、太冲、行间等穴，每穴操作1分钟；小鱼际擦涌泉穴，以透热为度。

痰浊上蒙者，摩揉胃脘部及腹部，反复操作2~3分钟；一指禅推中脘、天枢、足三里、丰隆等穴，每穴操作约1分钟；按揉脾俞、胃俞等穴，每穴操作约1分钟；横擦背部脾俞、胃俞等穴，以透热为度。

瘀血阻窍者，抹前额20~30遍；按揉太阳、攒竹、鱼腰、侧头部胆经诸穴及阿是穴，每穴操作约1分钟。

岗位情景模拟6

陈某，男，62岁，退休干部，离异。自述时常感觉周围物体旋转，闭目不止，发作时无法行走，曾数次仆倒，常有腰膝酸软、烦热盗汗、耳鸣、恶心等症状。经他人介绍，前来接受推拿治疗。患者形体消瘦，两颧泛红，舌红，苔薄，脉弦细。

诊断：眩晕（肾精不足证）。

问题与思考

1. 作为患者的主治医生，应该如何进行推拿治疗？

2. 应该指导患者做好哪些生活调护？

答案解析

【按语】

（1）调畅情志，合理排遣压力，保持心情愉悦。

（2）避免突然、剧烈的体位改变或头颈部运动，以防止眩晕的发生或加重。

（3）宜摄入维生素含量丰富的食物，如小麦、高粱、蜂蜜、新鲜果蔬等，以及高蛋白食物，如豆腐、鸡肉、牛奶、鱼肉等。不宜食用辛辣、刺激性食物，戒烟戒酒。

（4）因肝阳上亢、肝风内动引起的眩晕，病情重者可能猝然昏倒，甚至发展成中风，故及时防治眩晕非常重要。

（5）有眩晕病史的患者应做好自我防护，避免突然晕倒造成的二次伤害。

第四节　失　眠

PPT

失眠是以长时间不能获得正常睡眠为特征的病证，中医学称为“不寐”“目不瞑”“不得卧”，主要表现为睡眠时间、深度的不足。轻者入睡困难，或睡中易醒，醒后难以再度入睡；重者彻夜难眠。患者因睡眠质量和时长不能满足基本生理需求，白天常有精神萎靡、疲惫无力、情绪不稳、注意力不集中等表现。西医学中的抑郁症、神经症、更年期综合征、慢性消化不良、贫血等以失眠为主症者，均属本节讨论范围。

【病因病机】

中医学认为，人之睡眠，由心神控制，阴阳之气自然而有规律的转化是睡眠与觉醒交替进行的重要保障。情志过极，饮食不节，猝受惊恐，或劳逸失调，皆可引起失眠。失眠的病变脏腑主要涉及心、肝、脾、肾，其病机不外乎心、肝、胆、脾、肾脏腑功能失调，阴阳气血失和，以致心神失养或心神被扰而发为失眠。

西医学认为，诸多因素均可导致失眠。常见的有精神性疾病，如焦虑症、抑郁症、双相情感障碍等；各种引起疼痛、呼吸障碍的疾病或外伤等。此外，压力过大、不良睡眠习惯及睡眠环境改变均可导致失眠。失眠可孤立存在，或者与精神障碍、躯体疾病或药物滥用等因素共同存在。

【诊断】

（1）入睡困难，睡眠浅，多梦，睡中易醒，醒后不易继续睡眠。

（2）白天常伴头痛、头晕、乏力、嗜睡、健忘、工作能力下降等症状。

（3）上述情况每周发生3次及以上，症状持续超过1个月。

（4）常有饮食不节、情志失常、劳倦、思虑过度、病后体虚等病史或诱因。

（5）辅助检查　睡眠监测整夜多导睡眠图（PSG）主要用于睡眠障碍的评估和鉴别诊断。病因学排除检查，可进行甲状腺功能检查、性激素水平检查、肿瘤标记物检查、血糖检查、动态心电图夜间心率变异性分析等，部分患者需要进行头部影像学检查。

【辨证分型】

主症：轻者入睡困难，睡中易醒，重者彻夜难眠。

（1）肝火扰心证　睡中多梦，性情急躁，不思饮食，口渴喜饮，头胀头晕，目赤耳鸣，口舌生疮，口苦，便秘溲赤，舌红，苔黄，脉弦数。

（2）痰热内扰证　不寐心烦，头重目眩，痰多胸闷，口苦嗳气，吞酸恶心，或见大便秘结，舌红，苔黄腻，脉滑数。

（3）心肾不交证　心烦不寐，头晕心悸，腰膝酸软，耳鸣，健忘，口干津少，五心烦热，男子梦遗，女子月经不调，舌红少苔，脉细数。

（4）心脾两虚证　梦多易醒，心悸健忘，头晕目眩，胸脘满闷，纳食无味，肢疲神倦，面色少华，舌淡，苔薄，脉细弱。

（5）心胆气虚证　多梦易醒，胆怯心悸，气短倦怠，动则汗出，舌淡，脉弦细。

【推拿治疗】

1. 治疗原则　调和阴阳，安神定志。

2. 取穴及部位　头颈部选取督脉、手少阳经、足太阳经、足少阳经，主穴包括印堂、神庭、睛明、攒竹、鱼腰、角孙、百会、安眠、风池等穴；背腰部选取督脉、足太阳经、华佗夹脊等，主穴包括心俞、肝俞、脾俞、肾俞、命门等穴。

3. 操作方法

（1）基本操作

患者仰卧位，医者立于患者头侧，用双手拇指指腹交替从印堂推至神庭，继而从印堂沿上眼眶分推至太阳，反复操作1~2分钟。用大鱼际施“8”字揉法沿眼眶操作10~20遍。行一指禅推法或揉法，从印堂沿鼻两侧向下经迎香，沿颧骨至两耳前，反复操作2~3遍。用拇指或中指按揉头面部印堂、神庭、睛明、攒竹、太阳、角孙、百会、安眠、风池等穴，每穴操作1分钟。扫散侧头部，拿五经，操作2~3分钟。

患者俯卧位，医者站于患者身侧，从风池穴沿颈项两侧向下拿揉至大椎，操作约2分钟。掌根推背部督脉与膀胱经5~10遍。㨰肩背部和上背部2~3分钟；一指禅推或按揉心俞、肝俞、脾俞、肾俞、命门、华佗夹脊穴等，每穴操作约1分钟。

（2）辨证加减

肝火扰心者，交替推抹双侧桥弓，每侧操作30~50次。点按或按揉章门、期门、心俞、肝俞、肾俞、行间、太冲等穴，每穴操作约1分钟。双手掌夹持其胁肋部行自上而下的搓摩，称为搓摩胁肋法，反复操作5~10遍。

痰热内扰者，一指禅推或按揉心俞、肝俞、脾俞、胃俞等穴，每穴操作约1分钟。点按双侧足三里、丰隆穴，每穴操作约1分钟。

心肾不交者，按揉或一指禅推心俞、肝俞、肾俞等穴，每穴操作约1分钟。掌擦背部肾俞、命门，以透热为度。小鱼际擦双侧足底涌泉穴，以透热为度。

心脾两虚者，按揉或一指禅推心俞、肝俞、脾俞、胃俞，每穴操作约1分钟。直擦背部两侧膀胱经第一侧线和督脉。横擦心俞、脾俞，以透热为度。按揉双侧足三里穴，以酸胀为度，持续操作约1分钟。

心胆气虚者，按揉或一指禅推心俞、肝俞、胆俞，每穴操作约1分钟。横擦心俞、胆俞，以透热为度；掌根振气海、关元等穴，每次半分钟，操作2~3次。

岗位情景模拟7

舒某，女，19岁，某高校大一学生，家长陪同就诊。自述入睡困难1月余，睡中易醒，醒后难以继续睡眠，白天常感头痛、乏力、健忘、无法学习等。上述情况几乎每天存在。高三时，于某三级医院精神睡眠中心诊断为中度抑郁、轻度焦虑，服药半年后停药。经他人介绍，前来接受推拿治疗。患者面色少华，舌淡，苔薄，脉细弱。

诊断：失眠（心脾两虚证）。

问题与思考

1. 作为患者的主治医生，应该如何进行推拿治疗？
2. 对患者施行推拿治疗后，应该如何指导患者的生活护理？

答案解析

【按语】

（1）白天适度体育锻炼，有助于夜间入睡。但需要注意的是，在睡前2小时应结束运动。

（2）午觉睡眠时间不可过长，一般半小时左右为宜。对于经常失眠的患者，限制或禁止午睡可改善夜间入睡困难。

（3）增加与大自然接触的机会，多进入森林和植被丰富的公园中放松。

（4）摆脱手机依赖，睡前远离手机。

第五节　高血压

PPT

高血压是指体循环在安静状态下持续性动脉压增高（收缩压≥140mmHg，舒张压≥90mmHg）为主要表现的病证。高血压是最常见的心血管疾病之一，常伴有心、脑、肾等重要器官的功能性或器质性损害，也是导致脑卒中、冠心病、心力衰竭等疾病的重要危险因素。临床上，高血压病可分为两类，病因不明者称为原发性高血压病，若高血压是某种明确而独立的疾病所引起者，称为继发性高血压病。本病属中医学“眩晕”“头痛”“肝风”等范畴。

【病因病机】

中医学认为，高血压的发生常与情志失调、饮食不节、内伤虚损等因素有关。若长期恼怒忧思，或过食肥甘厚味，或劳倦过度，或年老肾气亏虚，皆易引发本病。本病病位在脑，与肝、肾关系密切，其基本病机是肾阴不足，肝阳偏亢，或风、火、痰、瘀扰乱清窍。

西医学认为，高血压的发病机制复杂，病因病机目前尚未完全明确。血压的形成与心脏的收缩力、排血量、动脉管壁的弹性及血液黏稠度、全身各部细小动脉的阻力等诸多因素相关，以上任何环节的变化都可以导致血压的变动。目前认为高血压的主要诱发因素包括遗传因素、年龄、精神因素、钠盐摄入过多、高血脂、高血糖、吸烟、饮酒等。

【诊断】

（1）早期无症状，在精神紧张，情绪激动或劳累后自觉头晕、头痛、眼花、耳鸣、失眠、乏力、注意力不集中等。

（2）2022年《中国高血压防治指南》中规定：血压标准数值已从120/80mmHg变成130/85mmHg。理想血压为120/80mmHg，正常高值为130~139mmHg/85~89mmHg，轻度高血压（1级）为140~159mmHg/90~99mmHg，中度高血压（2级）为160~179mmHg/100~109mmHg，重度高血压（3级）为180/110mmHg及以上。

【辨证分型】

主症：头痛，头晕，头胀，眼花，耳鸣，心悸，失眠，健忘。

（1）肝火亢盛证　心烦易怒，面红耳赤，口苦，舌红，苔黄，脉弦。

（2）阴虚阳亢证　头重脚轻，耳鸣，五心烦热，失眠，健忘，舌红少苔，脉弦细而数。

（3）痰湿壅盛证　头重如蒙，食少脘痞，呕恶痰涎，舌淡，苔白腻，脉弦滑。

（4）气虚血瘀证　面色萎黄，心悸怔忡，气短乏力，唇甲青紫，舌紫暗或有瘀点，脉细涩。

（5）阴阳两虚证　面色晦暗，耳鸣，腰膝酸软，夜尿频多，时有浮肿，舌淡或红，苔薄，脉沉细。

【推拿治疗】

1. 治疗原则　补虚泻实，调整阴阳。

2. 取穴及部位　头颈部选取督脉、足太阳经、足少阳经，主穴包括印堂、神庭、太阳、睛明、攒竹、桥弓、风池等；背腰部选取督脉、足太阳经、华佗夹脊，主穴包括心俞、肝俞、胆俞、肾俞、命门、华佗夹脊穴等。

3. 操作方法

（1）基本操作

患者取仰卧位，医者站于患者头侧，双手拇指指腹从印堂分抹至太阳，反复操作20~30次。五指并拢，从前额正中叩击至百会穴处，反复操作5~10遍。大鱼际施“8”字揉法沿眼眶操作10~20遍。按揉印堂、攒竹、睛明、太阳、神庭，每穴操作1分钟。拇、食二指搓揉耳背降压沟1~2分钟。拿五经，从前发际处操作至风池穴，反复操作10~20次。双手扫散侧头部约1分钟。将患者头部偏向左侧，左手轻压右侧头部，右手食、中二指并拢轻推桥弓100~200次，用同样的方法操作另一侧。

患者取俯卧位，医者站于患者身侧，从风池穴沿颈项两侧向下拿揉至大椎约2分钟。掌根直推背部督脉与膀胱经5~10遍。擦肩背部和上背部2分钟。一指禅推或按揉心俞、肝俞、脾俞、肾俞、命门、华佗夹脊穴等，每穴操作约1分钟。

（2）辨证加减

肝火亢盛者，拿揉风池穴2~3分钟。掐揉双侧太冲穴，以患者有明显酸胀感为宜。横擦肝俞、肾俞，以透热为度。将患者双足并拢，用小鱼际横擦双侧涌泉，以透热为度。

阴虚阳亢者，点按或揉双侧三阴交、太溪、涌泉等穴，每穴操作约1分钟。掌根振百会穴，一次20~30秒，操作3~5次。

痰湿壅盛者，点按丰隆、解溪、足三里，以患者感觉明显酸胀为度。以食、中、环三指摩中脘2~3分钟。揉双侧天枢穴约1分钟。

气虚血瘀者，摩揉中脘及腹部2~3分钟。一指禅推天枢、气海、关元等穴，每穴操作约1分钟。按揉膈俞、肝俞，每穴操作约1分钟。拿双侧血海约1分钟。

阴阳两虚者，掌摩神阙2~3分钟，并配合患者呼吸施以掌振法。一指禅推脾俞、胃俞、肾俞，每穴操作1分钟。横擦命门，以透热为度。

岗位情景模拟8

邓某，女，61岁。头痛、头晕2年，加重1月余，伴眼花、耳鸣、心悸，每当精神紧张、情绪激动或劳累后自觉症状加重。经他人介绍，前来接受推拿治疗。

实时测得收缩压为160mmHg，舒张压95mmHg；见患者面红耳赤、舌红、苔黄、脉弦。

诊断：高血压（肝火亢盛证）。

问题与思考

1. 如果你是该患者的主治医生，怎样辨别该患者的证候类型？
2. 如何对该患者施行推拿治疗？

答案解析

【按语】

（1）高血压患者应定期监测血压情况，定期随访。

（2）高血压无法治愈，重在预防。控制体重、低盐饮食、坚持运动、保持心情舒畅等均是有效的预防手段。

（3）香烟中的尼古丁能刺激心脏和血管，使血压升高，加速动脉粥样硬化的形成，应尽早戒烟。

（4）高血压患者不宜食用动物脂肪及内脏、甜食等。宜食用含钾、钙以及膳食纤维丰富的食物，如新鲜的瓜果蔬菜、牛奶、虾皮、海带、紫菜、深海鱼等。

第六节　中风后遗症

PPT

中风后遗症又称脑卒中后遗症、脑血管病后遗症，主要是指脑卒中患者经过急性期、恢复期后，遗留的各种脑功能障碍。临床常见症状包括半身不遂、肢体拘挛或瘫软无力、步态不稳、动作反应迟缓、口眼歪斜、言语不利、吞咽困难、头晕、记忆力减退等。脑卒中后的幸存者中有80%的患者遗留不同程度的功能障碍。本病属于中医学“偏枯”“喑痱”等范畴，俗称偏瘫。

【病因病机】

中风后遗症多属本虚标实之证，常因中风后气血亏虚未复，肝肾虚损，血脉不畅，风火痰瘀之邪留滞经络，气血失调所致，并可出现多种变证。本病的基本病机是气血亏虚，筋脉失养，肢体拘挛或瘫软，屈伸不利。

西医学认为，中风后遗症的病因主要是因为脑血管意外之后，脑组织缺血或受血肿压迫、推移、脑水肿等而使脑组织功能受损。

【诊断】

（1）有中风病史。

（2）半身不遂，以单侧上、下肢瘫痪无力多见，常伴有同侧肢体的浅感觉障碍（如冷热不知、疼痛不觉等）、口眼歪斜、舌强、言语不利、吞咽困难等症。

（3）患侧肢体，尤其是肢体的末端，如手指或脚趾，或偏瘫侧的面颊部皮肤有蚁行感或针刺感，或表现为对刺激反应迟钝。

（4）初期患肢软弱无力，活动功能受限；病程日久，患肢肌肉萎缩，关节强直。

【辨证分型】

（1）气虚血瘀证　半身不遂，肢体萎软无力，偏身麻木，口舌歪斜，言语不利，手足肿胀，肢体酸软，气短乏力，心悸，面色㿠白，自汗，口角流涎。舌淡紫或有瘀斑，苔薄白或白腻，有齿痕，脉沉细或细涩。

（2）肝肾亏虚证　半身不遂，患侧肢体僵硬，拘挛变形，口舌歪斜，言语謇涩，感觉减退或消失，眩晕，可伴肌肉萎缩。舌淡红或红，脉细或沉细。

（3）痰瘀阻络证　半身不遂，舌强语謇或失语，头晕目眩，痰多而黏。舌紫暗或有瘀斑，苔薄白或白腻，脉弦滑或涩。

【推拿治疗】

通过手法进行早期推拿，可促使患肢出现运动或肌肉收缩。早期推拿可以避免瘫痪肢体无活动和（或）因不重视被动活动，以致形成关节挛缩而造成废用性退变。对中风后遗症患者头颈部施以推拿，可改善颅内的血液供应，解除血管痉挛，减轻脑水肿，降低颅内压；对患肢施以推拿，可以使局部肌肉处于活动和紧张状态，加强局部血液循环，促进患肢功能改善，防止肌肉萎缩。此外，肢体的被动运动，可以改善肺活量及全身血液循环。

1. 治疗原则 疏经通络，祛瘀化痰，培正固本。

2. 取穴及部位 头颈部选取督脉及足少阳经，主穴包括上星、百会、四神聪、风池、风府、大椎等；背腰部选取督脉、足太阳经，主穴包括夹脊穴、肝俞、三焦俞、膈俞、肾俞、大椎、筋缩、腰阳关等；四肢部选取手足阳明经、手足少阳经、足太阳经，主穴包括肩髃、肩髎、肩前、曲池、手三里、支沟、外关、合谷、阳池、髀关、伏兔、风市、环跳、承扶、殷门、委中、承山、血海、膝眼、阳陵泉、足三里、丰隆、三阴交、悬钟、太溪、昆仑等。

3. 操作方法

（1）基本操作

患者取俯卧位（若不能俯卧或不能较久俯卧者可改为侧卧位，患侧在上），医者立于患侧。采用点按法、揉法、钳行捏拿法、干梳头法等，沿头部经脉线由前至后循经推拿，重点刺激上星、百会、四神聪、风池、风府等穴位，反复操作3~5遍。其中，对双风池和风府进行较长时间的手法按摩。点按风府时，用力方向朝向上星穴；点按左右风池时，用力方向应分别朝向对侧的额角。以双手拇指由内向外点压、弹拨肩上线，反复操作3~5遍。先后以揉、捏、拿、滚等手法作用于颈后正中线两侧，操作大约5分钟。用双掌挤压颈部两侧的肌肉，自上而下，从大椎操作至风池穴，反复操作3~5遍。在患者背部由上至下直推督脉与膀胱经，分推背腰部，反复操作3~5遍。从大杼穴起，沿背腰部后正中线两侧，自上而下施以摩法、揉法和滚法，操作大约5分钟。在点按夹脊穴和背俞穴基础上，重点按揉足太阳膀胱经的膈俞、肝俞、三焦俞、肾俞等穴及督脉的大椎、筋缩、腰阳关等穴，持续操作3~5分钟。双手拇指并置于同侧，自上而下弹拨足太阳膀胱经1~2遍。捏脊3~5遍。用单掌或双掌自上而下颤压脊柱，直到骶部为止，反复操作3~5遍。直擦督脉，横擦腰骶部，以透热为度。在患侧臀部施以掌根按揉法，按压环跳、居髎等穴，并配合做髋关节内、外旋转的被动运动。手指点按环跳、承扶、殷门、委中、承山诸穴。推、揉、拿下肢后侧，包括股后、腘窝、小腿后屈肌群等，操作大约5分钟。拿、捻跟腱并配合踝关节背伸的被动运动3~5遍。虚掌拍下肢后侧，自上而下，反复操作1~2分钟。抖下肢1分钟。

患者取仰卧位，医者立于患侧。对上肢前、内、外侧施以直推、滚、擦等手法，拿揉手三阴经、手三阳经，以后者为主，反复操作3~5遍。点按肩三穴（肩髃、肩髎、肩前）、曲池、手三里、支沟、外关、合谷、阳池等穴，每穴半分钟，并配合肩关节和肘关节的被动运动，持续操作5分钟。拿揉上肢3~5遍。按揉掌指部，并配合腕关节被动运动。拔伸、摇、捻诸掌指、指间关节，反复操作3~5遍。对下肢前、内、外侧施以直推、滚、擦等手法，拿揉足三阴经、足三阳经，以前者为主，反复操作3~5遍。点按髀关、伏兔、风市、血海、膝眼、阳陵泉、足三里、丰隆、三阴交、悬钟、太溪、昆仑诸穴，每穴半分钟，并配合髋关节和膝关节的被动运动，持续操作5~10分钟。击打、搓、抖下肢，反复操作3~5遍。指揉解溪、涌泉及足背内外侧肌肉，操作2~3分钟。拔伸、摇、捻诸足趾，并配合摇踝关节3~5遍。虚掌拍下肢前、内、外侧，反复操作3~5遍。

（2）辨证加减

口眼歪斜者，可加用收放法：医者双手掌置于患者面颊部做轮状推抚，患侧收（上行推）健侧放（下行推）。

语言不利者，可加拇指压法：医者单拇指重压哑门、廉泉，必要时可行舌体按摩。

血压升高者，可加用扫散法：医者双拇指分别自率谷向前下方和后下方快速推抹。

小便失禁者，可加用指拨法：医者用单拇指拨患者耻骨上缘，重拨曲骨穴；便秘者，可摩腹，揉脐，点揉双侧天枢穴。

推拿治疗中风后遗症，需根据患者的年龄大小、体质强弱、耐受力的大小等具体情况决定用力的轻重。背腰部的推拿手法宜用中力或重力，头部及下肢后侧的推拿力度宜轻不宜重。

岗位情景模拟 9

王某，女，56岁，素有高血压病史，平素喜食肥甘厚味，经常头晕，血压在150~170/100~115mmHg之间波动，有时自行服用降压药。发病之日，夜间起床时，忽跌仆倒，不省人事，经急诊抢救之后，神志苏醒，但右侧肢体偏废不用，血压为150/110mmHg，收入医院神经内科治疗1周后，病情稳定，经住院医生推荐，前来接受推拿治疗。

形体肥胖，嗜睡，鼾声大作，要多次推动呼唤方醒，自诉头痛，舌强语言謇涩，不能起立，小溲如常，大便干硬，3~4日一行，纳谷尚可，苔黄腻，舌质偏红，脉弦。

诊断：中风后遗症（痰瘀阻络证）。

问题与思考

1. 如果你是该患者的主治医生，在施行基本的推拿操作时，考虑选取哪些腧穴？

2. 除了推拿操作，你需要叮嘱患者卧床时怎样摆放体位？

答案解析

【按语】

（1）中风后遗症患者的体位摆放

①仰卧位：枕头高低适中，在患侧肩、臂下面各放一块枕垫，以保持肩关节不向内侧旋转，并使臂带动腕向前保持轻度外旋位，大拇指向外侧。在患侧髋关节外侧下面放一枕垫，以防髋关节外旋。在患侧膝关节下面放一软垫，以使膝关节轻度弯曲，使下肢伸侧肌群放松，患者感觉舒适。

②健侧卧位：患肢在上，患肩朝前，在患肩前面放一被卷，患臂稍屈曲置于上面，健侧下肢伸直，患侧下肢屈曲，并在患侧髋关节前面放一被卷，以助髋内旋。

（2）在推拿治疗的同时，可配合毫针刺法、督脉悬灸法、穴位敷贴法、火针疗法、足底反射区按摩法等治疗方法。

（3）在中风后两周至半年内进行推拿治疗，效果最佳。

（4）嘱患者畅情志、避风寒、生活规律，禁烟酒、辛辣，低脂饮食，适当进行肢体功能锻炼，以促进肢体功能的恢复，不宜过度疲劳。

（5）对于长期卧床患者，要保持身体清洁，经常擦洗，应勤翻身，防止压疮发生。

PPT

第七节 胃下垂

胃下垂是指人在站立时，胃的下缘降至盆腔，胃小弯切迹（胃小弯弧线最低点）低于两髂嵴水平连线以下的病证。胃小弯弧线最低点的位置位于髂嵴连线下1~5cm为轻度，位于髂嵴连线下5~10cm为中度，10cm以上则为重度。本病以30~50岁患者多见，女性多于男性。轻度胃下垂的患者多无症状，中、重度胃下垂患者常出现胃动力差以及消化不良的症状。久病且症状较重的患者可伴发精神心理疾病、慢性胃炎及肝、肾等其他内脏器官下垂。本病属于中医学“胃痛”“胃缓”“痞满”“腹胀”等范畴。

【病因病机】

传统医学认为，胃下垂的病因包括饮食不节、思虑劳倦、素体阴虚、久病体虚、多产育等。其基本病机是脾虚气陷，病位在胃，与脾关系密切。

西医学认为，胃下垂的发生与胃本身的表面张力以及胃周围的固定力量减弱有关。胃的表面张力在正常情况下，对充盈的胃起到一定的分散重力和支撑的作用，表面张力下降则会出现胃下垂情况。横膈肌、腹肌以及胃周围的韧带等力量减弱时，则导致胃的固定力量下降，继而出现胃下垂。体型瘦长者、不良饮食习惯者、长期卧床少动者、分娩后女性、重大腹部手术患者、幽门梗阻患者、慢性消耗性疾病患者等更容易出现胃下垂。

【诊断】

（1）腹胀及上腹部不适，腹部有胀满感、沉重感、压迫感。

（2）餐后腹部持续性隐痛，常伴有恶心、呕吐，尤以进食量较大时症状明显且持续时间长。

（3）顽固性便秘。

（4）久病患者可出现失眠、头痛、头晕、迟钝、忧郁等神经精神症状，还可有低血压、心悸以及站立性昏厥等表现。

（5）查体可见上腹部压痛点因立卧位变动而不固定，用冲击触诊法，或患者急速变换体位时，可听到脐下振水声。

（6）辅助检查　胃肠钡餐造影检查、饮水超声波检查可协助诊断。

【辨证分型】

主症：上腹不适，腹胀，恶心，嗳气，呕吐，胃痛。

（1）脾虚气陷证　肌肉瘦削，面色萎黄，精神倦怠，语言低微，气短乏力，食少纳呆，脘腹坠胀，嗳气不舒，食后加重，舌淡苔白，脉缓弱。

（2）肝胃不和证　胁肋胀痛，脘腹痞满，呃逆嗳气，嘈杂反酸，善太息，苔薄腻，脉弦细。

（3）胃阴不足证　面红唇干，脘腹胀满，灼热不适，口干苦，喜冷饮，嗳气，恶心呕吐，大便干，舌红少津，脉细数。

【推拿治疗】

1. 治疗原则　健脾益气，升阳举陷。

2. 取穴及部位　胸腹部选取任脉，主穴包括中脘、气海、关元等；背腰部选取足太阳经，主穴包括脾俞、胃俞等；头颈部选取督脉穴位百会；四肢部选取足阳明经、足少阳经，主穴包括足三里、阳陵泉等。

3. 操作方法

（1）基本操作

患者取仰卧位，医者坐在患者身侧，以食、中、无名三指顺时针摩中脘2~3分钟；顺时针掌摩全腹部2~3分钟。一指禅推中脘、气海、关元等穴，每穴操作约1分钟。用掌根推法，自中极向上腹部推托，反复操作3~5次。点按或按揉足三里、阳陵泉等穴，每穴操作1分钟。

患者取俯卧位，医者坐在患者身侧，点按脾俞、胃俞等穴，每穴操作1~2分钟。掌根横擦脾俞、胃俞，以透热为度。用一手抓握肩前部向后微托起，另一手从肩胛骨内侧缘插入肩胛骨与肋骨之间，持续推半分钟至1分钟，以患者自述有胃脘上提之感觉为佳。

（2）辨证加减

脾虚气陷者，医者一手掌于患者中脘处施以顺时针摩法，另一手掌摩或按揉其百会穴2~3分钟。

肝胃不和者，点按内关、期门、太冲、公孙等穴，每穴操作约1分钟。搓摩胁肋5~10遍。

胃阴不足者，点按太溪、三阴交、涌泉等穴，每穴操作约1分钟。手掌振中脘2~3分钟。

岗位情景模拟 10

王某，男，32岁。上腹不适3年，伴腹胀、恶心、呕吐，餐后腹部持续性隐痛，动则尤甚。患者面色萎黄，体型瘦长，语言低微，气短乏力，舌淡苔白，脉缓弱。经他人介绍，前来接受推拿治疗。

检查：行胃肠钡餐造影检查显示长形胃，胃小弯弧线最低点位置超髂嵴连线下6cm。

诊断：胃下垂（脾虚气陷证）。

问题与思考

1. 如果你是该患者的主治医生，怎样辨别胃下垂的证候类型？
2. 对患者施行推拿治疗时，腹部的操作手法主要有哪些？

答案解析

【按语】

（1）少食多餐，避免暴饮暴食，不吃夜宵，饭后不宜运动或久站，必要时饭后可短时间平卧休息。

（2）增加饮食营养，宜食用富含优质蛋白、高热量、多糖、低脂肪、易消化的食物。不宜食用生冷、刺激性强的食物，戒除烟、酒。

（3）避免一次性大量饮水，以及食用体积较大或不易消化的食物。

（4）对于饮食结构不合理、长期胃部不适的人群，建议每半年做一次X线平片检查，监测胃部状态。胃下垂确诊患者应定期复查，以监测病情。

（5）保持乐观情绪，适量运动，劳逸结合，生活起居有常，不过度劳累。

第八节 便 秘

PPT

便秘是指大肠的传导功能失常，导致大便秘结，排便周期延长；或周期未延长，但粪质干结，排出困难；或粪质不硬，虽有便意，但便而不畅的临床病证。西医学中的肠炎恢复期肠蠕动减弱引起的便秘、直肠及肛门疾患引起的便秘、药物性便秘、内分泌及代谢性疾病引起的便秘，以及肌力减退所致的排便困难等均属于本节讨论范围。

【病因病机】

中医学认为，便秘的病因包括饮食不节、情志失调、年老体虚、感受外邪等。其基本病机是大肠传导失常，也与肺、脾、胃、肝、肾等脏腑功能失调有关。肺气的肃降、脾气的运化、胃气的和降、肝的疏泄以及肾阴的滋润和肾阳的温煦均会影响大肠的传导功能，而导致本病。

西医学认为，引起便秘常见的因素有摄入食物过少、各种原因引起的肠肌张力减低和蠕动减弱、肠蠕动受阻致肠内容物滞留而不能下排、排便过程中的神经及肌肉活动障碍等。根据其发病机制的不同，可分为器质性便秘和功能性便秘两类。功能性便秘尚没有明确病因，多因不良生活方式而导致，是临床最为常见的便秘类型。

【诊断】

（1）排便次数减少，排便周期延长；或粪质坚硬，便下困难；或排便无力，出而不畅。

（2）常伴腹胀、腹痛、口臭、纳差及神疲乏力、头晕目眩心悸等症。

（3）多起病缓慢，常与外感寒热、饮食情志、脏腑失调、坐多动少、年老体弱有关。

（4）经久不愈者，可出现肛裂、痔疮及精神疾病等。

（5）相关检查　大便常规、潜血试验是常规检查内容。肛门指检可以有效提供肛门括约肌压力、不协调排便和粪便嵌顿的信息。结肠传输试验是诊断慢传输型便秘的主要手段。排便造影和括约肌肌电图检查有助于诊断功能性出口梗阻型便秘。此外，可行腹部平片、钡剂灌肠、直肠镜、乙状结肠镜或纤维结肠镜等检查，以协助诊断。

【辨证分型】

主症：排便次数减少，排便周期延长；或粪质坚硬，便下困难；或排便无力，出而不畅。

（1）胃肠积热证　面红身热，口干口臭，小便短赤，心烦不安，时欲饮冷，舌红干，苔黄燥或焦黄起芒刺，脉滑数。

（2）气机郁滞证　腹中胀满，欲便不能，胸胁满闷，嗳气呃逆，肠鸣矢气，纳差，舌苔薄白或薄黄或薄腻，脉弦。

（3）阴寒积滞证　手足不温，呃逆呕吐，腹痛拘急，胀满拒按，舌苔白腻，脉弦。

（4）气虚证　神疲，汗出气短，肢倦懒言，虽有便意，但努挣乏力，难以排出，舌淡胖，或边有齿痕，苔薄白，脉细弱。

（5）血虚证　面色苍白，头晕目眩，心悸，失眠多梦，健忘，舌质淡，苔白，脉细弱。

（6）阴虚证　潮热盗汗，形体消瘦，两颧红赤，腰膝酸软，心烦少眠，大便干结如羊屎，舌红少苔，脉细数。

（7）阳虚证　面色苍白，四肢不温，喜热怕冷，小便清长，或腹中冷痛，或腰膝冷痛，舌质淡白，苔白或薄腻，脉沉迟或沉弦。

【推拿治疗】

1. 治疗原则　通腑泻浊。

2. 取穴及部位　胸腹部选取任脉、足阳明经、足太阴经，主穴包括中脘、关元、天枢、大横等；背腰部选取足太阳经，主穴包括脾俞、胃俞、肝俞、肾俞、大肠俞、八髎等；四肢部选取足阳明经，主穴为足三里。

3. 操作方法

（1）基本操作

患者取仰卧位，医者立于患者身侧，一指禅推中脘、天枢、关元、大横等穴，每穴操作2~3分钟。以天枢穴为圆心，顺时针摩全腹部3~5分钟。双手拇指指腹从剑突处沿肋缘分推，由上往下紧推慢移，向下分推至神阙处，反复操作3~5遍。掌根揉左下腹约2分钟。点按双侧足三里，以患者自觉酸胀为度。

患者取俯卧位，医者一指禅推或点按足太阳经的肝俞、脾俞、胃俞、肾俞、八髎穴等，操作约5分钟。前臂㨰腰骶部2~3分钟。叩击八髎穴，并横擦至局部皮肤发红发热。

（2）辨证加减

胃肠积热者，按揉曲池、合谷、支沟等穴，以酸胀为度，每穴操作约1分钟。

气机郁滞者，按揉期门、膻中、气海、太冲等穴，以酸胀为度，每穴操作约1分钟。

阴寒积滞者，按揉建里、水分、水道、归来、阴陵泉、三阴交等穴，以酸胀为度，每穴操作约1分钟。横擦命门、肾俞处，以透热为度。

气虚者，按揉百会、气海、三阴交等穴，每穴操作约1分钟。一指禅推肺俞、脾俞、肾俞、命门等穴，以酸胀为度，每穴操作约1分钟。

血虚者，按揉足三里、上巨虚等穴，以酸胀为度，每穴操作约1分钟。拿血海2~3分钟。一指禅推膈俞、脾俞、胃俞等穴，每穴操作约1分钟。

阴虚者，按揉双侧三阴交、太溪、照海、涌泉等穴，每穴操作约1分钟。

阳虚者，全掌横擦小腹与腰骶，以透热为度。小鱼际直擦背部督脉，以透热为度。

岗位情景模拟 11

姚某，女，28岁，产后半年。便秘1年，加重1个月。大便一周一行，粪质不硬但排便无力，艰涩难出。神疲乏力，面色苍白，头晕目眩，失眠多梦，舌质淡，苔白，脉细弱。曾服中药，无明显效果。经他人介绍，前来接受推拿治疗。血常规示血红蛋白量为90g/L。

诊断：便秘（血虚证）。

问题与思考

1. 诊断该患者的便秘属于血虚证的依据是什么？
2. 对患者施行推拿治疗时，腹部的推拿手法有哪些？

答案解析

【按语】

（1）加大饮水量和增加摄入膳食纤维含量丰富的食物是便秘患者的基础治疗措施。适当进食含植物油脂丰富的食物，如胡桃肉、芝麻等；炒菜时适当增加烹调油，以润肠促便。

（2）规律作息，建立良好的排便习惯，在晨起或餐后尝试排便，排便时集中注意力，减少外界因素干扰，勿携带手机如厕。

（3）长期便秘患者容易出现焦虑、抑郁状态，家属应注意积极疏导患者情绪。

第九节 原发性痛经

PPT

原发性痛经是指行经前后或月经期出现下腹部疼痛、坠胀，伴有腰酸或其他不适而无器质性病变的疾病。疼痛剧烈者常伴有恶心呕吐、手足发凉、面色苍白、冷汗烦躁、头晕乏力，甚至呼吸困难、抽搐、晕厥等症状。本病常见于青春期女性，常在初潮后1~2年内发病，是最常见的妇科疾病之一。原发性痛经属于中医学“经行腹痛”的范畴。

【病因病机】

中医学认为，原发性痛经随月经周期发作，与经期冲任气血变化有关。女性正值经期前后，由于气滞血瘀或寒凝血瘀，导致冲任二脉气血变化急骤，胞宫气血运行不畅，“不通则痛”；或禀赋不足，气血虚弱，胞宫失于濡养，“不荣而痛”。

西医学认为，原发性痛经的发病机制十分复杂。正常情况下，处于行经期的子宫会呈“蠕动样收缩”，这种收缩是自发性的，有节律的，不会引起疼痛。当各种因素影响子宫的正常收缩，导致子宫呈现缺血及缺氧状态则会出现痛经。目前提出的原发性痛经发病机制包括内分泌因素、子宫因素、免疫因素、神经精神因素等。

【诊断】

（1）症状多发生在经前1~2天，经行第1天达高峰，少数于经血将净或经净后1~2天出现。疼痛以中、重度为主，持续时间不长，多数在24小时内缓解，少数可延续3~4天，以胀痛、坠痛、刺痛多见。

（2）好发于青年未婚女子。

（3）辅助检查　盆腔B超、腹腔镜、宫腔镜等检查排除盆腔器质性疾病所致腹痛。

【辨证分型】

（1）气滞血瘀证　经前或经期小腹胀痛拒按，经行量少，行而不畅，色紫暗有块，块下痛减，常伴乳房胀痛、两胁不舒，舌质紫暗或有瘀点；脉弦。

（2）寒凝血瘀证　经前或经期小腹冷痛拒按，得温痛减，常引及腰脊酸痛，或伴月经推后，经行量少，色暗，有瘀块，畏寒肢冷，面色青白，舌暗苔白，脉沉紧。

（3）气血虚弱证　经期或经后小腹隐隐作痛或小腹及阴部空坠不适，喜温喜按，经行量少，色淡，质清稀，面色少华，头晕心悸，神疲乏力，舌淡苔薄白，脉细弱。

【推拿治疗】

1. 治疗原则　行气活血，化瘀止痛。

2. 取穴及部位　小腹部选取任脉，主穴包括气海、关元、中极等穴；背腰部选取督脉和足太阳经，主穴包括肝俞、肾俞、小肠俞、大肠俞、十七椎下、八髎等穴；下肢部选取足太阴经、足厥阴经和足阳明经，主穴包括血海、阴陵泉、足三里、地机、三阴交、太冲穴等穴。

3. 操作方法

（1）基本操作

患者取仰卧位，医者坐其右侧，对小腹部采用频率较快的摩法按顺时针方向操作大约5分钟；用一指禅推法或指揉法刺激气海、关元、中极穴，每穴操作1分钟。手掌置于下腹部，从一侧五枢穴开始，横向推揉至对侧五枢穴，反复操作2~3分钟。手掌置于患者一侧髂前上棘内侧缘，手指向下，自上而下按揉，边操作，边向对侧髂前上棘移动，反复操作2~3分钟。用拇指或中指依次按揉两侧下肢的血海、曲泉、阴陵泉、足三里、地机、三阴交、太冲等穴，每穴操作约半分钟。

患者取俯卧位，医者站其右侧，擦腰部脊柱两旁及骶部3~5分钟。双手拇指或中指点按肝俞、肾俞、小肠俞、大肠俞、十七椎下、八髎等穴，每穴操作半分钟，以患者感到酸胀为宜。叠掌直推大腿内侧20~30遍。双手对搓至发热，从肾俞穴开始，自上而下，横擦至八髎穴，反复操作5~8遍，以皮肤出现潮红为宜。

（2）辨证加减

气滞血瘀者，去气海，拿揉章门、期门各1分钟，掐太冲1分钟。

寒凝血瘀者，按大椎1分钟，拿揉风池1分钟，按揉曲池、丰隆各1分钟。

气血虚弱者，去肝俞，按揉胃俞、足三里各1分钟，推运中脘1分钟，振关元1分钟。

在月经来潮前1周治疗3次（隔日治疗1次），以后每月在经前1周治疗3次，连续治疗3个月为1个疗程。

岗位情景模拟 12

杨某，女，24岁，未婚。月经时腹部剧痛8年余。月经初潮后，每次月经来潮前及经期，腹部疼痛剧烈，经行量少，经色紫暗，夹有血块，血块排出后疼痛减轻。经前常常出现乳房胀痛，两胁不舒，腰部胀痛。曾服中药，无明显效果。舌质紫暗，舌下络脉曲张，脉弦。经他人介绍，前来接受推拿治疗。

检查：左侧腰4~5棘突旁压痛，腰部活动后伸受限。影像学检查未发现器质性病变，

诊断：痛经（气滞血瘀证）。

问题与思考

1. 如果你是主治医生，怎样辨别该患者的证候类型？
2. 对患者施行推拿治疗时，胸腹部的基本操作有哪些？

答案解析

【按语】

（1）了解月经生理常识，消除恐惧焦虑心理，注意调节情绪，保持心情舒畅。

（2）经期注意保暖，忌冒雨涉水、游泳等，以免受寒。

（3）经期禁房事，以免发生子宫内膜异位症及盆腔感染。

（4）不宜食用生冷、寒凉、油腻之品，以免妨碍气血畅行。

第十节　绝经综合征

PPT

绝经综合征是指女性在绝经前后的一段时间，由于卵巢功能降低导致体内激素紊乱或下降，从而产生一系列如自主神经功能紊乱、泌尿生殖道改变、心脑血管疾病，并伴随出现神经、心理症状改变的证候群。其主要表现为月经紊乱、潮热汗出、乏力、头晕头痛、焦虑易怒、烦躁不安、抑郁、失眠等症状。本病属于中医学“绝经前后诸证”范畴，俗称更年期综合征。

围绝经期是指绝经前后的一段时间，临床特征、内分泌学及生物学上开始出现绝经趋势的迹象，至绝经后1年。这是女性生命进程中的特殊生理时期，约1/3的女性能通过神经内分泌的自我调节达到新的平衡而无自觉症状，约2/3的女性因为不能适应这一生理时期，而出现一系列绝经期症状。发展为绝经综合征的女性约占4.4%，且年龄愈大症状表现愈加明显及严重，51~55岁年龄段症状表现最为明显，其发病率有逐步提高、年轻化、时间延长的趋势。

【病因病机】

中医学认为，女子到了七七之年，肾气渐衰，天癸将竭，精血不足，阴阳失调，出现肾阴不足，阳失潜藏，或肾阳虚衰，经脉失于温养等，导致脏腑功能失常。由于体质因素的差异，临床上有肾阴虚、肾阳虚或肾中阴阳俱虚等不同表现。肾精不足、冲任亏虚是绝经综合征的基本病机。

西医学认为，绝经综合征的发生受生物、社会、心理等多种因素的影响，其发病机制主要包括促卵泡生成素、促黄体生成素水平升高，引起内分泌水平紊乱；自由基总量升高，活性降低，自由基代谢障碍；社会环境及心理应激因素引起机体应激途径改变，从而增加本病的患病风险。

思政课堂

田某，女，48岁，月经紊乱近1年。2021年4月至今，月经周期长短不一，最长一次间隔近100天，量时多时少，经期7~10天。时常感觉颜面部潮热汗出，头晕头痛，有时焦虑易怒，烦躁不安，睡眠差，常常做噩梦。平日里困倦乏力，四肢发凉，食少腹胀，小便频数，大便不成形。患者自知月经不调，可能是快绝经了，但身体有诸多不适，怀疑自己得了重病，到多家医院做身体检查，四处寻医问药，但症状没有得到明显改善。家人陪同前来就诊时，患者举着一大摞检查报告和治疗处方，倾诉自己的不幸遭遇。接诊医生面带微笑地听完患者的诉说，亲切地询问患者目前感觉最不适的身体反应，并细致地开展妇科查体和收集舌象、脉象。诊断结束的时候，患者为自己的唠叨不已向医生表示歉意，同时表示，看着医生非常耐心地倾听她的顾虑和担心，她突然有了战胜疾病的信心，也一定会配合医生的治疗。

案例思考：

你从这个案例中学到了什么？

案例分析：

1. 案例中医生用和蔼的微笑、亲切的声音和细致的检查操作让患者感受到无微不至的关爱，使患者能放松心态，配合诊疗。

2. 绝经综合征病因复杂，所需检查项目的确较多，但是在检查过程中应根据患者实际情况，有的放矢、层层深入地进行相关项目检查，同时更应注意与患者沟通，通过病史采集发现问题，有目的的进行检查，减轻患者医疗负担，在诊疗过程中最大限度获取患者的理解与配合，同时培养同情、关心患者，全心全意为患者服务的职业素养。

【诊断】

（1）年龄在45~55岁之间的女性。

（2）出现月经紊乱甚至闭经3个月及以上。

（3）伴有颈、面部潮热，烘热汗出，情绪激动，情志异常，皮肤感觉异常等症，夜间常加重。

（4）辅助检查　绝经过渡期血清促卵泡激素（FSH）>10U/L，提示卵巢储备功能下降。FSH>40U/L且雌二醇（E_2）<10~20pg/ml，提示卵巢功能衰竭。

【辨证分型】

（1）肾阴虚证　月经先期，量多色红或淋漓不绝。烘热汗出，五心烦热，口干，腰膝酸软，头晕耳鸣。舌红少苔，脉细数。兼肝火旺者多见烦躁易怒，兼心火旺者可见心悸失眠。

（2）肾阳虚证　月经后期或闭阻不行，行则量多，色淡质稀或淋漓不止。神萎肢冷，面色晦暗，头晕目眩，腰酸尿频。舌淡苔薄，脉沉细无力。兼脾阳虚者可见纳少便溏、面浮肢肿，兼心脾两虚者可见心悸善忘、少寐多梦。

（3）肾阴阳两虚证　绝经前后，乍寒乍热，烘热汗出，月经紊乱，量少或多，头晕耳鸣，健忘，腰背冷痛。舌淡苔薄，脉沉弱。

【推拿治疗】

1. 治疗原则　补肾益气，调理冲任。

2. 取穴及部位　背腰部选取足太阳经和督脉，主穴包括夹脊穴、背俞穴、八髎、大椎、肩井等穴；胸腹部选取任脉、冲脉和足阳明经，主穴包括中脘、气海、关元、中极、气冲等穴；头面部选取督脉和足三阳经，主穴包括神庭、印堂、百会、迎香、头维、太阳、角孙、睛明、风池等穴；下肢部选取足太阴经、足少阴经和足少阳经，主穴包括阴陵泉、阳陵泉、足三里、三阴交、太溪、涌泉等穴。

3. 操作方法

（1）基本操作

患者取俯卧位，医者用双掌沿背部两侧自上而下直推至小腿，反复操作5~8遍，再向背腰部两侧分推5~8遍。叠掌按揉背腰部足太阳经，一侧操作完毕后再操作另一侧，反复操作3~5遍。拳㨰或前臂㨰背腰部3~5分钟。双手拇指对置于后正中线两侧，自上而下点揉背腰部夹脊穴和背俞穴。双手拇指同置于背腰部一侧膀胱经内侧线，由上而下弹拨该线。小鱼际直擦督脉1分钟。单掌横擦腰骶部，以透热为度。双手指间关节点揉八髎穴1分钟；双手拿揉、㨰、搓、击打双下肢后侧，操作约5分钟。双手中指点按两侧肩井穴1分钟。双手拇指叠按大椎穴1分钟。中指不动，双手拇指点按双侧肺俞穴，拇、中指同时向上提拔，并保持一定时间，以患者感觉头颈部轻松为度。

患者取仰卧位，医者以双手拇指指腹分别从神庭穴、前额正中、印堂穴处，自内向外分推，反复操作1分钟。一手拇指指腹从鼻尖部起，向上直推，经山根、印堂、神庭至百会穴止，反复操作1分钟。双手拇指指腹从印堂沿鼻两侧向下直推，经迎香，沿颧骨分推至两耳前方，反复操作1分钟。中指指端依次点按印堂、神庭、百会、头维、太阳、角孙、睛明、风池，手法由轻到重，再由重到轻，反复操作2~3分钟。双手掌对置于胸胁部，自上而下依次施以推法、摩法和搓法，操作3~5分钟。单掌顺时针方向缓缓摩小腹1~2分钟。一手食、中、无名、小指并拢，缓揉阴交至曲骨一段的任脉和两侧的冲脉1分钟。叠掌按揉小腹部1~2分钟。一手中指点揉中脘、气海、关元、中极等穴1分钟。双手大鱼际一压一放地刺激两侧气冲穴10~20次。掌推、掌揉、拳背㨰法下肢前、内、外侧约5分钟。掌根按揉血海1分钟。单掌按揉、搓擦小腿内侧三阴经，反复操作5~8遍。自上而下点揉阴陵泉、阳陵泉、足三里、三阴交、太溪、涌泉等穴，每穴半分钟。双手拿、拍打下肢3~5分钟。

（2）辨证加减

肾阴虚者，一指禅推或按揉心俞、肝俞、肾俞等穴，每穴操作1分钟。点揉神门、四神聪、大陵等穴，每穴操作1分钟。点揉太溪、三阴交、照海等穴，每穴操作1分钟。

肾阳虚者，一指禅推或按揉心俞、膈俞、脾俞、胃俞、肾俞等穴，每穴操作1分钟。点揉神门、百会、四神聪等穴，每穴操作1分钟。

肾阴阳两虚者，掌揉小腹部，以腹腔内透热为佳。擦涌泉穴，以透热为度。

岗位情景模拟 13

王某，女，52岁。月经周期紊乱伴烦热2年余。近2年月经周期紊乱，阵发性烘热汗出，眩晕耳鸣，失眠多梦，容易烦躁，手足心热，腰膝酸痛，胃纳差，大便干结，舌红少苔，脉细数。曾长期服用六味地黄丸、定坤丹、谷维素等，但效果不明显，未发现器质性病变。经他人介绍，前来接受推拿治疗。

诊断：绝经综合征（肾阴虚证）。

问题与思考

1. 如果你是该患者的主治医生，推拿治疗时，考虑选取哪些腧穴？
2. 推拿治疗本病时，背腰部的基本操作有哪些？

答案解析

【按语】

（1）本病持续时间长短不一，短则数月，长则数年，严重者甚至可以持续5~10年，如未及时施治，或因误治，易发生情志异常、心悸、贫血、骨质疏松等疾患。

（2）定期进行体格检查、妇科检查、防癌检查、内分泌学检查。

（3）参加各项体育锻炼，增强体质，注意劳逸结合，生活规律，睡眠充足。

（4）加强精神疏导与情绪调节，保持乐观豁达心态。

（5）应当限制高脂、高糖饮食的摄入，注意补充新鲜水果及钙、钾等矿物质。

PPT

第十一节　产后耻骨联合分离症

产后耻骨联合分离症是女性分娩后耻骨联合间距超过正常生理范围并因此产生的一系列临床证候群，其主要症状是耻骨联合局部明显压痛、腰痛及下肢放射痛，髋关节外展、外旋活动受限，下肢抬举困难等。本病属于中医学“交骨自开”范畴。产后耻骨联合分离症发生率虽然不高，但临床误诊率较高，延误治疗会明显影响产后康复和生活质量，严重者甚至致残。

耻骨联合由两侧耻骨关节面通过纤维软骨连接而成，属于非滑膜性的微动关节，在骨盆功能负荷状态下，可产生小幅度的生理位移运动，以适应动态变化时耻骨联合处产生的应力变化。耻骨联合周围有坚强的韧带保护，在关节面的上、下方分别有耻骨上韧带和耻骨弓韧带，在关节面的前、后方分别有耻骨前韧带和耻骨后韧带。其中的耻骨前韧带是除耻骨间纤维软骨板之外，保证耻骨联合关节稳定的又一重要组织结构。耻骨联合周边的肌肉组织对其有着非常强大的束缚能力，主要包括长收肌、耻骨肌以及腹横肌等。

耻骨联合参与构成骨盆前环，在身体动态变化时，前环对骨盆结构的稳定性影响会增大。当耻骨联合局部发生关节面分离或者周围韧带损伤等情况时，皆可直接或间接导致耻骨联合出现浮动状态，骨盆整体的稳定性将会受到不同程度的影响，进而影响整个身体的稳定性。

【病因病机】

中医学认为，在分娩过程中，产妇失血量增加、产力过大及产道受伤等导致气血骤虚，血不荣筋，筋不束骨，使得交骨（耻骨联合）分离，进而演变为“骨缝开错，气血瘀滞，为肿为痛”，形成本病。

西医学认为，妇女怀孕期间，尤其在即将分娩前，由于内分泌激素的影响，使骶髂关节和耻骨联合软骨的韧带变松软。在分娩时，耻骨联合及两侧骶髂关节均可出现轻度分离，使骨盆发生短暂性扩大，有利于胎儿的娩出，分娩后可自然恢复正常。若产妇激素分泌过多，造成韧带过度松弛，产时两侧骶髂关节及耻骨联合则易发生过度分离；或产程过长、胎儿过大、产时用力不当或姿势不正，以及腰骶部受寒等综合影响，导致产时或产后骨盆收缩力平衡失调及骶髂关节的紊乱甚至错位。经过一段时间未能自行恢复，就形成产后耻骨联合分离症。

【诊断】

耻骨联合分离程度与患者症状的严重程度无明确相关性，有的患者分离程度小，但症状明显，有的患者分离程度较大，但症状不明显。因而，产后耻骨联合分离症尚缺乏权威的诊断标准。

（1）不同程度的耻骨联合区域疼痛，腰背部疼痛及下肢放射性疼痛，翻身或行走困难。

（2）耻骨联合处压痛明显，可触及间隙变宽，骨盆挤压和分离试验阳性，部分患者的“4”字试验可出现阳性体征。

（3）辅助检查　X线骨盆平片可清晰观察到耻骨联合处形态及间隙增宽，耻骨联合间距超过10mm。

【推拿治疗】

1. 治疗原则　疏通经络，调和气血，理筋整复，缓解拘急，活血祛瘀止痛。

2. 取穴及部位　腰骶部选取足太阳经和足少阳经，主穴包括八髎、环跳、大肠俞、肾俞等。

3. 操作方法　患者俯卧位，医者立于患侧，㨰骶髂及腰臀部约5分钟，配合按揉八髎、环跳、大肠俞、肾俞等穴，每穴操作约1分钟，手法宜轻柔。用拿揉、弹拨等手法理筋。擦患侧骶髂部，以透热为度。

患者仰卧位，医者立于患侧，面向患者，用腋下夹住患侧足踝部，肘呈屈曲位，以前臂背侧托住患侧小腿后面，以曲肘之手搭于对侧前臂中上1/3处，另一手搭于患肢膝关节前侧，用力夹持患肢，向下牵引1~2分钟。嘱患者配合腹式呼吸，双下肢伸直，医者双手四指并拢，手指从髂前上棘沿骨盆曲线进入，直到指尖碰到髂肌，嘱患者屈髋感受腰大肌收缩；嘱患者足跟发力，做骨盆后倾动作，重复3次；患者呼气，双腿沿床面伸直，吸气屈曲，重复3次。

患者侧卧，患侧向上，双下肢极力屈髋，并屈膝约90°，医者立于患者身后，叠掌操作，手掌根及大小鱼际吸附于患侧髂骨翼下缘，稍加施力向下肢方向轻轻推动骨盆并使患者身体固定，不易滑动，同时身体向下俯冲将上半身重力通过手臂传达到双手，发力方向垂直向下，由上肢及胸大肌部位发力，掌握寸劲，复位过程中不追求关节弹响声，重点在于感受掌下关节的弹跳感。复位成功后，操作者不能立刻离开患者身体，以操作者上半身重力持续通过双手压紧患者髂骨翼，配合患者均匀呼吸，持续施力，以巩固复位效果。操作完成后，嘱患者平卧休息2~3分钟，当天不可进行剧烈活动，以稳定复位。

隔日治疗1次，10次为1个疗程。

岗位情景模拟 14

张某，女，31岁，耻骨后疼痛3天，加重1天。患者顺产分娩后第4天出现耻骨后疼痛，翻身困难，活动时耻骨联合处有异响。经卧床休息，局部行TDP治疗，并敷贴止痛膏药后，疼痛减轻不明显，仍抬腿困难，下地走路只能小步慢行。经其他患者介绍，前来接受推拿治疗。

查体及检查：耻骨联合处压痛明显，可触及局部有凹陷感，间隙增宽约1个半横指，压痛明显，翻身时偶现下肢放射痛。骨盆挤压试验、骨盆分离试验、"4"字试验均呈阳性。X线骨盆平片示耻骨联合间距为35cm。

诊断：产后耻骨联合分离症。

问题与思考

1. 如果你是该患者的主治医生，应该收集哪些病情资料作为诊断依据？
2. 如果对患者采用侧卧推扳复位手法，操作要领和注意事项是什么？

答案解析

【按语】

（1）本症若不及时治疗，其症状可延续8周以上，并极易造成耻骨炎、关节炎、出血或感染等，个别患者还需行远期手术治疗。

（2）本症为慢性损伤，可能反复疼痛，必要时可佩戴专业的骨盆矫正带保护，以利于耻骨联合处恢复。

PPT

第十二节　近　视

近视是指眼睛在调节松弛状态，且不使用调节器的情况下，5m外的平行光线在视网膜前聚集成焦点，而视网膜上的物像模糊不清的屈光状态。近视可分为轴性近视、屈光性近视和假性近视。按照近视程度又可分为轻度近视、中度近视和高度近视。近视的发生与遗传、发育、环境等诸多因素有关，但确切的发病机制仍在研究中。

【病因病机】

中医学认为，近视的基本病机为肝肾不足和心胆怯弱引起目力不及。近视病因较多，可归结于先、后天因素两个方面。先天禀赋不足，如早产、父母近视，或后天失养，如热病、久病之后期，以及不正常用眼等均可导致近视。此外，孕母受惊吓、情志不遂，或小儿出生后遭受惊恐等亦可引起近视。

西医学认为，近视的发生与先天遗传和不良用眼习惯等有关，如阅读、书写、近距离工作时的照明不足或光线强烈，姿势不正，用眼持续时间过久，或在走路、动荡的车厢看书等，使睫状肌和眼外肌经常处于紧张状态，睫状肌持续收缩，视力疲劳，视远时不能充分放松，即形成假性近视。假性近视得不到及时治疗，眼外肌对眼球的压迫和眼内压力的改变使眼球前后径变长，形成真性近视。

【诊断】

（1）凡近视力正常，远视力明显减弱，或视力表检查低于1.0（5.0对数视力表），并用凹透镜能加以矫正的，即可诊断为近视。

（2）近视眼的前后轴延长，可呈现眼球凸出的外貌。

（3）近距离工作或阅读时，易产生肌性视疲劳，出现视物双影、眼胀痛、头痛、恶心等症。

（4）中度近视与高度近视常并发玻璃体变性、液化、浑浊，患者眼前呈黑影飘动，状如蚊蝇。

（5）实验室检查　近视眼确诊的标准应该是通过医学的屈光检查。一般情况下，年龄在12岁以下者，需要做睫状肌麻痹后的散瞳验光，12岁以上者可以用快速散瞳剂做散瞳验光。通过散瞳验光，可以测出近视眼的度数，还可以确定有无散光以及散光的轴位。

【辨证分型】

主症：视近正常，视远模糊，双目易疲劳。

（1）肝肾不足证　腰膝酸软，头晕乏力，耳鸣目痛，舌红，脉沉细。

（2）心胆怯弱证　气短乏力，心悸失眠，易受惊吓，目无神采，面色晦暗，舌尖红，少苔，脉细弱。

（3）脾胃虚弱证　神疲乏力，面白唇淡，手足欠温，食少纳呆，大便溏薄，舌淡，苔薄，脉软弱。

【推拿治疗】

1. 治疗原则　补养精血，通络明目。

2. 取穴及部位　头颈部选取足太阳经、足阳明经、足少阳经、手少阳经、手阳明经，主穴包括睛明、攒竹、鱼腰、丝竹空、太阳、承泣、四白、迎香、风池等穴；背腰部选取足太阳经，主穴包括肝俞、脾俞等穴；四肢部选取手阳明经、足少阴经、足太阳经，主穴包括合谷、照海、申脉等穴。

3. 操作方法

（1）基本操作

患者取仰卧位，医者立于患者头侧，双手拇指交替开天门50~100次，推坎宫50~100次，揉太阳50~100次。用大鱼际揉法绕眼眶行“8”字揉法2~3分钟。依次点按睛明、攒竹、鱼腰、丝竹空、太阳、承泣、四白、迎香、翳风、风池等穴，每穴操作约半分钟。双手掌搓热熨眼2~3次。

患者取俯卧位，医者立于患者头侧，掌根推背部督脉及两侧膀胱经10~20遍。一指禅推肝俞、脾俞，每穴操作约1分钟。拇、中两指同时掐双侧申脉、照海，以酸胀为度，反复操作5~10次。

患者取坐位，医者立于患者左后侧，拿风池并顺势向下拿揉颈项2~3分钟。一指禅自上而下推项三线10~20次。自上而下拿头部五经、颈项、肩井、双侧上肢各3~5遍。掐双侧合谷穴，以达到患者最大忍受力度，反复操作5~10次。

（2）辨证加减

肝肾不足者，点按肝俞、肾俞、足三里、光明等穴，每穴操作约1分钟。横擦肝俞、肾俞、八髎，以透热为度。拇指指腹推涌泉约1分钟。

心胆怯弱者，按揉膻中、神门、内关穴，每穴操作1分钟。摩腹3分钟。捏脊3~5遍，按揉心俞、膈俞，每穴操作约1分钟。擦心俞、至阳、膈俞及腰骶部，以透热为度。

脾胃虚弱者，摩腹3分钟。振腹2分钟。按揉膻中、中脘、血海、足三里、三阴交等穴，每穴操作1分钟。捏脊3~5遍。点按膈俞、脾俞、胃俞、足三里、光明等穴，每穴操作1分钟。横擦腰骶部，以透热为度。

岗位情景模拟 15

谭某，男，11岁，小学五年级学生，家长陪同其就诊。因近日总是叫错人名，被家长疑为近视，经眼科医院散瞳验光，诊断为假性近视，医院建议中医推拿调理，于今天前来接受推拿治疗。患者面白唇淡，神疲乏力，触摸手足欠温，舌淡，苔薄，脉软弱。

诊断：近视（脾胃虚弱证）。

问题与思考

1. 如果你是该患者的主治医生，应该如何施行推拿治疗？
2. 除推拿治疗之外，如何指导近视患者的日常调护？

答案解析

【按语】

（1）宜食用富含维生素A和维生素C的食物，如动物肝脏、蛋、奶、鱼肝油及新鲜果蔬。

（2）除手术矫正以外，近视目前尚无法治愈。平时应养成良好的用眼习惯，学习和工作环境保证照明充足，定期检查视力。

（3）每天保证1小时以上的室外活动是预防近视的有效方法。

（4）眼保健操能改善眼睛周围的神经营养，提高肌肉调节能力，虽无法治愈近视，但能有效预防近视和延缓度数加深。

第十三节 耳 鸣

PPT

耳鸣是一种听幻觉，表现为没有外界环境声源或电刺激条件下的一种声音感觉，患者自觉耳内（单耳或双耳）或头部有持续或时发时止的异常声音，如蝉鸣声、嗡嗡声等，但外界并无相应的声音存在。耳鸣本身并不是一种疾病，它是一些疾病的症状。人体可以出现生理性耳鸣，当耳鸣超过了生理限度，就成为症状性耳鸣。耳鸣往往是听力系统出现障碍或者紊乱的一种症状表现。耳鸣的产生归因于听觉通路上的异常自发放电，或是中枢对听觉剥夺的补偿性反应。社会环境的改变和人们压力的增加使耳鸣的发病率逐年上升，国内报道耳鸣发病率为32.4%。耳鸣患者常伴发听力下降，并可能导致患者情感、思维、睡眠、听力和注意力等方面的功能损害，从而进一步影响其社会活动，甚至出现焦虑、抑郁等不良情绪，严重者更有自杀的倾向，给患者本人及家庭乃至社会带来极大的负担。因此，耳鸣已成为临床上亟待解决的问题。

耳鸣的分类方法众多，大致可分为主观性耳鸣和客观性耳鸣。主观性耳鸣是指在无外界声源，亦无电刺激存在的情况下，产生于患者耳部或头部的一种声音意识感觉，是临床最常见的耳鸣。客观性耳鸣可由肌源性、动静脉瘘、相关部位的骨质发育异常等引起，存在可以被检测到的器质性疾病。

【病因病机】

中医学认为，耳鸣是由于情志不舒、饮食不节、过度劳倦、久病体虚所致肝胆火盛、痰热郁结、脾胃虚弱、肾精亏虚等导致经络失畅而引发，与肝胆、脾胃、肾关系密切。

西医学认为，耳鸣的致病因素多种多样。研究发现，耳鸣的产生与外周听觉系统的损伤有一定关系。噪声污染、精神紧张、耳毒性药物、心脑血管疾病、衰老等不同致病因素，对耳蜗内毛细胞、外毛细胞、基底膜等结构造成不同程度的损伤，外周听觉信号传入减少，听觉通路以及体感环路传入通路产生长期补偿性改变，导致耳鸣产生。

【诊断】

（1）患者自觉耳内（单耳或双耳）或头部有不间断或是时发时止的蝉鸣声、嗡嗡声、嘶嘶声等异常声音。

（2）患者常常感觉到耳胀、耳闷、耳堵、耳部不舒服，可出现在耳鸣的同侧或对侧。

（3）可伴有听力下降、眩晕或恶心呕吐，甚至出现抑郁、焦虑、心烦和失眠等改变。

（4）辅助检查　包括脑神经检查、骨膜评估、听力评估、听觉脑干电位检查和影像学检查、耳鸣定量测试。

【辨证分型】

（1）肝胆火盛证　突发耳鸣，其声如潮或如雷，耳内闭塞胀闷感，甚或耳内疼痛，且多在情志抑郁或恼怒之后加重，兼见头晕头痛、胸闷烦躁、胁肋胀痛、口苦咽干、小便黄赤。舌红苔黄，脉弦涩。

（2）脾胃虚弱证　耳鸣如蝉或“呼呼”作响，持续不息，在劳累或思虑过甚后加重，可伴有倦怠乏力、少气懒言、纳呆腹胀、便溏、痰多胸闷、头重如裹。舌淡胖，苔白腻，脉细弱。

（3）肾精亏损证　耳中蝉鸣，逐渐加重，听力减退，腰膝酸软，兼见畏寒肢冷、夜尿频多，或见虚烦失眠、烦热盗汗、发脱齿摇。舌淡苔少，脉沉细。

【推拿治疗】

1. 治疗原则　耳鸣作为一种临床症状，往往虚实夹杂，涉及多个脏腑功能失调，故治疗上应根据患者症状的轻重缓急有针对性地施治，或健脾益气，或疏肝解郁，或补肾填精；若多脏相兼为病，还应辅以健脾疏肝，或滋养肝肾，或补肾疏肝，并配合行气化痰、活血通窍等。

2. 取穴及部位　颈肩部选取足少阳经，主穴包括风池、颈夹脊等穴；头面部选取手三阳经，主穴包括翳风、听会、耳门、听宫、听会、中渚、外关等穴。

3. 操作方法

（1）基本操作

患者取坐位，医者立于患者侧后方，用一指禅推法或按揉法在颈部两侧操作，反复3~5遍，重点以风池和颈夹脊穴为主。

医者坐于患者对侧，拇、食二指分置于患者耳廓前后，自耳根起，捏揉耳轮至耳垂，向下拉动耳垂3~5次。食、中二指夹持耳根，上下擦耳轮耳背。拇指和食指捏住耳廓做牵抖法5~10次。中指指尖插入耳道旋摩片刻后骤然拔出。拇指点按翳风、听会、耳门、听宫、听会、中渚、外关等穴，每穴操作约1分钟。中指点揉耳后脉（耳后完骨前下方）、耳前脉（耳屏前方）各1分钟. 双手掌从耳后向前使双耳卷向前方，盖住耳道，以掌压紧，状如抱头，使食指翘于中指上，用力弹打耳后脑部（鸣天鼓），弹打5~8次；双手继续向前拉，拉至中指压住双耳背侧，再弹打3~5次。

（2）辨证加减

肝胆火盛者，点按太冲、丘墟各1分钟。

脾胃虚弱者，按揉足三里、脾俞各1分钟。

肾精亏损者，横擦八髎，点肾俞，共操作约5分钟。

岗位情景模拟 16

患者，女，53岁，因“右耳耳鸣3个月余”就诊。耳鸣呈“蝉鸣”声，夜间明显，偶有头晕，稍感乏力，时有腰酸，晨起口干口苦，平素性情急躁，纳可，眠差，多梦易醒，夜尿1～2次/晚，二便调，舌暗红，少苔，舌中有裂纹，脉弦细。

专科检查：双侧鼓膜轻度内陷。

诊断：耳鸣（肾精亏虚证）。

问题与思考

1. 如果你是该患者的主治医生，怎样制定推拿方案？
2. 除了推拿操作，在日常调理上，你需要叮嘱患者注意什么？

答案解析

【按语】

（1）远离噪音，避开刺耳音源，避免使耳朵长时间暴露在嘈杂的环境中，或者采用吸声材料来阻隔噪声的传播。

（2）充分了解正确用耳方式，改正不良用耳习惯，减少对耳朵的损伤。

（3）少喝酒，戒烟或者少抽烟，积极运动锻炼，控制体重。

（4）严格把控用药剂量，谨慎选择药物种类，避免药物滥用和耳毒性药物的联合应用。孕妇在妊娠前3个月应用耳毒性药物可以引起胎儿内耳迷路损伤，进而引起耳鸣。

（5）当医生接诊主观特发性耳鸣患者时，要把让患者接受耳鸣作为第一目标，而不是消除耳鸣。耳鸣群体中超过90%的人可以与耳鸣共处，不需要医疗干预。

第十四节　慢性鼻炎

PPT

慢性鼻炎是指鼻腔黏膜或黏膜下层的慢性炎症，以持续性或交替性鼻塞为主要症状，严重者可伴有嗅觉减退、头晕头痛等，检查时可见鼻黏膜充血肿胀，鼻腔内分泌物附着，病程持续数月以上或反复发作，迁延不愈，常无明确的致病微生物感染。由于病情容易反复、难以治愈且鼻腔分泌物过多，对患者的生理、心理、生活和工作均产生不良影响。本病属中医学“鼻室”“鼻鼽”等范畴。

慢性鼻炎一般分为慢性单纯性鼻炎和慢性肥厚性鼻炎。急性鼻炎治疗不彻底，鼻腔以及鼻窦的慢性疾病，邻近的感染性病灶，鼻腔长期或过量用药，长期吸入有害化学气体，温度和湿度的急剧变化等均可导致本病。此外，全身慢性疾病以及营养不良、内分泌失调、嗜好烟酒、长期过度疲劳及免疫功能障碍等亦可导致本病。不同年龄阶段人群都可能发生慢性鼻炎，其发病率为10%~25%，且仍有上升趋势。

【病因病机】

中医学认为，鼻位于颜面部正中处，后通颃颡，下连咽喉，接气道，通于肺，属肺之系。肺气清肃，鼻得温养，则鼻窍通利而知香臭。慢性鼻炎与肺脾二脏功能失调及气滞血瘀等密切相关，多由正气虚弱，伤风鼻塞反复发作，余邪未清，迁延不愈所致。本病病位在鼻，病性为本虚标实。肺脾气虚是其反复发作、难以愈合的重要原因。

西医学认为，环境污染造成鼻部长期受有害气体和粉尘的刺激、邻近组织炎性病灶、鼻中隔偏曲、鼻腔粘连、滥用血管收缩剂等因素均可导致慢性鼻炎的发生。此外，慢性疾病（如贫血、糖尿病、结核等）、不良的生活习惯（如吸烟、嗜酒、长期疲劳等）、免疫功能障碍（如艾滋病、脉管炎等）亦可引发本病。

【诊断】

（1）有伤风鼻塞反复发作的病史。

（2）以长期持续鼻塞，或间歇性、交替性鼻塞，鼻涕量多为主要症状，或伴有头晕、头重、咽部不适、记忆力下降、失眠等症。

（3）病程较长，疲劳、感寒后症状加重。易并发耳胀、耳闭。

（4）辅助检查　电子鼻咽喉镜检查示鼻黏膜充血，色红或暗红，下鼻甲黏膜肿胀，表面光滑；触之柔软，弹性好。

【辨证分型】

（1）肺脾气虚证　鼻塞流涕，时轻时重，反复或交替性发作，鼻涕白黏、量多，遇寒加重，嗅觉减退，说话鼻音较重；伴神疲气短、肢倦乏力、头昏头痛、食欲欠佳、大便溏薄、面色少华。局部查体可见鼻黏膜肿胀。舌淡红，苔薄白，脉细弱。

（2）脾经湿热证　鼻塞明显，鼻涕黄稠、量多，嗅觉迟钝；伴头痛头晕、头重如裹、脘满食少、四肢倦怠、尿黄。局部查体可见鼻黏膜色红，肿胀明显。舌质红，苔黄腻，脉滑数。

（3）气滞血瘀证　持续性鼻塞，睡眠时加重，鼻涕黏稠、色白或黄，不易擤出，有时无鼻涕，嗅觉迟钝；伴咽部异物感，因常用口呼吸而致咽干口燥，头重晕痛，耳鸣，听力减退。局部查体可见鼻黏膜充血，呈暗红或深红色，鼻甲增生肥厚，表面不平滑，如桑椹样，触之较硬，缺乏弹性，对一般滴鼻剂收缩反应较差。舌暗红或有瘀点，脉弦细或涩。

【推拿治疗】

1. 治疗原则　疏经活络，行气通窍。

2. 取穴与部位　颈肩部选取督脉、足太阳经和足少阳经，主穴包括风池、风府、大椎、肩井、风门、肺俞等穴；头面部选取督脉、手阳明经和足太阳经，主穴包括迎香、印堂、神庭、百会、攒竹、太阳、上迎香等穴。

3. 操作方法

（1）基本操作

患者取俯卧位，医者立于患者身体一侧，自上而下拿头部五经、颈项部和肩井穴，反复操作5遍。两手拇指按揉风府、大椎、风门、肺俞等穴，每穴操作约1分钟。拿揉风池穴1分钟。擦背腰部，从胸椎至腰椎，往返操作5遍。

患者取仰卧位，医者坐于头侧，双手拇指桡侧沿印堂穴到神庭穴交替直推约50次，力量均匀适中。用一指禅推法沿山根推到神庭，再推至百会穴，自下而上，反复操作5遍。按揉迎香、印堂、攒竹、太阳等穴，每穴操作约1分钟。两手中指指腹擦鼻旁，从攒竹至迎香穴，以鼻腔内有温热感为度。搓热手掌小鱼际部，擦左右鼻唇沟约20次。双手食指按揉两侧上迎香、迎香等穴，每穴操作约2分钟。

（2）辨证加减

肺脾气虚者，捏脊5遍，按揉大椎、风门、肺俞、脾俞等穴，每穴操作约1分钟。直擦大椎→至阳、肺俞→脾俞，以透热为度。按揉膻中、曲池、合谷等穴，每穴操作约1分钟。

脾经湿热者，摩腹2分钟。一指禅推中脘、天枢等穴各1分钟。一指禅推或按揉足三里、丰隆穴等穴各1分钟。自上而下按揉或擦腰背部的脾俞、胃俞、大肠俞等穴，以透热为度。

气滞血瘀者，按揉曲池、血海、足三里、三阴交等穴，每穴操作约1分钟。自上而下按揉或一指禅推腰背部肺俞、膈俞、肝俞等穴各1分钟。小鱼际擦大椎、至阳、腰阳关等穴10遍。横擦腰骶部，以透热为度。

隔天治疗1次，5次推拿结束后休息2天，10次为一个疗程，连续治疗4个疗程。

岗位情景模拟 17

余某，男，36岁，鼻塞8年余，屡治无效，症见鼻塞时轻时重、鼻音重、嗅觉减退、口咽干燥、头胀痛、鼻流浊涕、色黄，早晚稍重，运动后略有缓解。舌红苔薄微黄，脉弦细缓。收入医院耳鼻喉科治疗1周后，病情稳定，经主管医生推荐，前来接受推拿治疗。

检查：鼻黏膜暗红肿胀，两中、下鼻甲均肥大，呈桑椹状，表面光滑，弹性尚可，对1%麻黄素收缩反应欠敏感。

诊断：慢性鼻炎（气滞血瘀证）。

问题与思考

1. 如果你是该患者的主治医生，考虑选取哪些腧穴？
2. 除了基本的推拿治疗，结合证候类型，还需要加入哪些推拿操作？

答案解析

【按语】

（1）平素加强运动锻炼，增强体质，避免感受外邪侵袭。

（2）注意环境卫生，减少粉尘污染，加强自我防护，避免理化因素及粉尘刺激。

（3）注意饮食卫生，平素切勿过食辛辣刺激之物及鱼虾，宜多食新鲜的瓜果蔬菜。

（4）保持鼻腔清洁，多接触新鲜空气，积极防治鼻炎。

（5）冬、春二季，可预服板蓝根颗粒等中成药，以预防伤风鼻塞。

第十五节　慢性咽炎

PPT

慢性咽炎是咽部黏膜、黏膜下及淋巴组织的慢性炎症，主要症状为咽部灼烧感、梗阻感，常自觉咽部干燥，或痒，或疼、异物感、胀紧感等，空咽时不适感明显；患者吞咽功能正常，当进食或漱口时易引起恶心，或刺激性咳嗽，其症状时轻时重，复发率高，病程一般较长。

慢性咽炎占咽部疾病的15%~20%，劳累、酗酒、多语、感冒以及其他精神刺激等均可诱发或加重本病，如果治疗不及时，可诱发鼻炎、中耳炎、鼻窦炎，甚则导致呼吸暂停综合征；长期发展将导致机体免疫力下降，对患者生活质量造成较严重的影响。本病属于中医学“慢喉痹”“虚火喉痹”“珠帘喉痹”等范畴。

【病因病机】

中医学认为，本病的发生多因脏腑虚损，咽喉失养，痰凝血瘀，结聚咽喉所致，与肺、肾、脾胃等脏腑功能失调有关，以阴虚肺燥和肺脾气虚为主。

西医学认为，本病的主要病因有局部因素和全身因素两类。局部因素包括急性咽炎反复发作，上呼吸道慢性炎症刺激，咽喉附近官窍的病变，如慢性扁桃体炎、龋齿等累及咽部，吸烟饮酒较多，反复受到粉尘、有害气体的刺激，食用辛辣油炸等刺激性食物，某些职业如教师、歌手等用嗓过度。全身因素包括多种慢性病，如贫血、颈椎病、消化不良、心脏病、风湿病、肝肾疾病等。此外，生活不规律，熬夜，过度疲劳，身体抗病力下降，内分泌紊乱，自主神经功能失调，维生素缺乏等亦可引发此病。

【诊断】

（1）有3个月以上的急性咽炎反复发作史，或因鼻窒而长期张口呼吸，或因烟酒过度，环境空气干燥、粉尘刺激等导致发病。

（2）以咽部干燥，或痒、疼，异物感，胀紧感等为主要症状。

（3）病程较长，咽部不适症状时轻时重。

（4）辅助检查　电子鼻咽镜检查示咽部黏膜肿胀，或有萎缩，或有暗红色斑块状、树枝状充血，表面有少量黏稠分泌物；咽侧索肿大，咽后壁多个颗粒状滤泡隆起。

【辨证分型】

（1）阴虚肺燥证　咽喉干疼、灼热，多言之后症状加重，呛咳无痰，饮而不多，午后及黄昏时症状明显。检查可见咽部充血呈暗红色，黏膜干燥，或有萎缩，或有淋巴滤泡增生。舌红苔薄，脉细数。

（2）肺脾气虚证　咽喉干燥，微痒或痛，但不欲饮，有异物梗阻感或痰黏着感，平时畏寒，易感冒，神倦乏力，语声低微，大便溏薄。检查可见咽部充血较轻，黏膜淡红、微肿。舌苔白润，或有齿痕，脉细弱。

（3）痰热蕴结证　咽部异物感、痰黏着感，咽干灼热，微痛或刺痛，受凉、疲劳、多言之后症状较重，口干喜饮水。检查可见咽部黏膜暗红，充血、肿胀或肥厚，可有黄白色脓样物质附着。舌红苔黄腻，脉滑数。

【推拿治疗】

1. 治疗原则　清咽利喉，祛痰散结。

2. 取穴及部位　颈项部选取任脉和足阳明经，主穴包括天突、廉泉、大椎、人迎、水突等穴；躯干部选取手太阴经和足太阳经，主穴包括中府、胃俞、风门等穴；四肢部选取手、足阳明经和手太阴经，主穴包括合谷、列缺、鱼际、少商、内庭等穴。

3. 操作方法

（1）基本操作

患者取正坐位或俯卧位，医者用㨰、揉、拿颈项部，自上而下，反复操作3~5遍。点、按或揉大椎、风门、胃俞等穴，每穴操作大约1分钟。沿风府→大椎、天柱→定喘、风池→肩井往返弹拨；横向弹拨风府→角孙，反复操作5遍。

患者取仰卧位，医者拇指与食、中二指相对用力，柔和深透的推揉双侧胸锁乳突肌、廉泉→天突及气管两侧。一指禅推喉结旁至缺盆穴，自上而下，左右各操作3~5遍。食、中、无名三指的指尖沿下巴向下颌角方向，寻找酸胀的反应点，推揉1分钟。拇指或中指按揉廉泉、天突、列缺等穴。一指禅推或按揉人迎、水突、廉泉、承浆及咽喉局部阿是穴，每穴操作约1分钟。拇指点按合谷、少泽、鱼际、少商、内庭等穴，每穴操作约1分钟，压力由轻到重，以有得气感为度。左手或右手第二远节指骨与第二中节指骨桡侧，自上而下刮颈前及颈侧面约1分钟（不可触及颈动脉窦）。

（2）辨证加减

肺肾阴虚者，按揉中府、列缺、太溪、涌泉等穴，每穴操作约1分钟，以有得气感为度。捏脊3~5遍。按揉肺俞、脾俞、肾俞等穴，每穴操作约1分钟，以有得气感为度。擦肺俞、肾俞、八髎等穴，以透热为度。

脾气虚弱者，摩、揉、推上腹部，反复操作约5分钟。按揉中脘、足三里、脾俞、胃俞等穴，每穴操作约1分钟，以有得气感为度。擦脾俞、胃俞、肾俞等穴，以透热为度。

痰热蕴结者，按揉迎香、膻中、中府、中脘、天枢、列缺、足三里、丰隆等穴，每穴操作约1分钟；按揉肺俞、脾俞、胃俞等穴，每穴操作1分钟，以有得气感为度。横擦大椎、肺俞、腰骶部，以透热为度。

隔天推拿1次，5次治疗结束后休息2天，10次为1个疗程，连续治疗4个疗程。推拿手法宜柔和，避免重刺激引发咳嗽或食道的不良反应。

岗位情景模拟 18

李某，女，45岁，咽部异物感1月余。一年半前因受凉后出现咳嗽，咳白色黏痰，治疗后咳嗽减轻，无咳痰，易感冒，常咽部不适，空咽时明显，声音沙哑，进食时有恶心感。近1个月以来症状逐渐加重。经他人推荐，前来接受推拿治疗。

现症：咽部干痒，稍充血，扁桃体不肿大，有痰黏着感，吞咽时可诱发疼痛，易干咳，偶尔有痰，色白，咽部黏膜淡红、微肿。平素畏寒，不喜运动，汗出少，体倦乏力，经常头晕头痛，有时有眩晕感，食欲可，腹部胀满，腰冷痛，便秘，头硬后软。舌尖微红，两侧齿痕深，苔薄稍黄，脉缓弱。

诊断：慢性咽炎（脾气虚弱证）。

问题与思考

1. 如果你是该患者的主治医生，考虑选取哪些腧穴？
2. 除了基本的推拿治疗，结合证候类型，还需要加入哪些推拿操作？

答案解析

【按语】

（1）避免急性咽炎反复发作。

（2）坚持适当的体育锻炼，保持健康规律的作息，清淡饮食，保持口腔清洁，避免烟酒刺激，保持良好的心态。

（3）避免接触粉尘、有害气体、刺激性食物及空气质量差的环境等对咽部黏膜造成不良刺激。

（4）积极治疗可能引发慢性咽炎的局部或全身相关疾病。

（5）避免长期过度用声。

实训实练三　内科常见疾病的推拿操作

【实训目的】

设计角色扮演实训法，通过创设与模拟真实的临床情境，再现内科常见疾病推拿操作的过程，引导学生沉浸式投入到角色扮演中，以加强情感体验，并培养学生的临床实践能力。

【实训内容与学时】

1. 头痛　1学时

2. 中风后遗症　1学时

【实训用品】

多媒体、推拿床、推拿巾、按摩乳和精油等。

【实训方法】

1. 教师导入真实病案，详细介绍角色扮演的基本流程，提出实训要求。

2. 学生观看操作视频。

3. 学生依据要求进行合理分工，根据模拟情境设计推拿治疗方案。

4. 教师指导学生分组练习，并鼓励学生扮演不同角色，培养其换位思考能力。帮助学生了解当一名合格的推拿医师所需具备的基础技能和关键能力，并可体验患者在接受推拿治疗过程中所经历的心理变化，增强学生的共情能力。

5. 教师鼓励每个小组成员对角色扮演模拟的问题导入及参与体验进行分享和汇报，同时接受学生的提问，积极探讨问题的解决方式，并由组长做好详细记录，整理成提纲。

6. 抽查考核，指出学生操作问题。

【注意事项】

1. 注意推拿操作的程序性和规范性，掌握基本的操作步骤。

2. 紧贴职业岗位需求，提高综合能力。

3. 加强学生沟通和语言表达能力的训练。

4. 强化操作中的人文关怀。

实训实练四　妇科常见疾病的推拿操作

【实训目的】

设计角色扮演实训法，通过创设与模拟真实的临床情境，再现妇科常见疾病推拿操作的过程，引导学生沉浸式投入到角色扮演中，以加强情感体验，并培养学生的临床实践能力。

【实训学时与内容】

1. 痛经的推拿基本操作　1学时

2. 绝经综合征的推拿基本操作　1学时

3. 产后耻骨联合分离症的推拿操作　1学时

【实训用品】

多媒体、推拿床、推拿巾、按摩乳和精油等。

【实训方法】

1. 教师导入真实病案，详细介绍角色扮演的基本流程，提出实训要求。

2. 学生观看操作视频。

3. 学生依据要求进行合理分工，根据模拟情境设计推拿治疗方案。

4. 教师指导学生分组练习，并鼓励学生扮演不同角色，培养其换位思考能力。帮助学生了解当一名合格的推拿医师所需具备的基础技能和关键能力，并可体验患者在接受推拿治疗过程中所经历的心理变化，增强学生的共情能力。

5. 教师鼓励每个小组成员对角色扮演模拟的问题导入及参与体验进行分享和汇报，同时接受学生的提问，积极探讨问题的解决方式，并由组长做好详细记录，整理成提纲。

6. 抽查考核，指出学生操作问题。

【注意事项】

1. 注意推拿操作的程序性和规范性，掌握基本的操作步骤。

2. 紧贴职业岗位需求，提高综合能力。

3. 加强学生沟通和语言表达能力的训练。

4. 强化操作中的人文关怀。

实训实练五　五官科常见疾病的推拿操作

【实训目的】

设计角色扮演实训法，通过创设与模拟真实的临床情境，再现五官科常见疾病推拿操作的过程，引导学生沉浸式投入到角色扮演中，以加强情感体验，并培养学生的临床实践能力。

【实训学时与内容】

1. 近视的推拿基本操作　1学时

2. 耳鸣的推拿基本操作　1学时

3. 慢性鼻炎的推拿基本操作　1学时

4. 慢性咽炎的推拿基本操作　1学时

【实训用品】

多媒体、推拿床、推拿巾、按摩乳和精油等。

【实训方法】

1. 教师根据教学大纲，结合临床真实病案确定角色扮演的脚本。

2. 教师通过详细讲解病案脚本，让学生理解相关病证的推拿操作方案和要求。

3. 学生观看操作视频。

4. 学生依据要求进行合理分工，根据模拟情境设计推拿治疗方案。

5. 教师指导学生分组练习，并鼓励学生扮演不同角色，培养其换位思考能力。帮助学生了解当一名合格的推拿医师所需具备的基础技能和关键能力，并可体验患者在接受推拿治疗过程中所经历的心理变化，增强学生的共情能力。

6. 教师鼓励进行小组讨论，及时反馈意见与建议；小组代表作出自我评价，并由组长做好详细记录，整理成提纲。

7. 教师对各小组进行点评、打分。

【注意事项】

1. 注意推拿操作的程序性和规范性，掌握基本的操作步骤。

2. 紧贴职业岗位需求，使理论知识和操作能力同步提高，培养学生的临床综合思维能力和动手能力。

3. 加强学生沟通和语言表达能力的训练。

4. 强化操作中的人文关怀。

5. 提升学生的评判性思维能力、灵活应变能力和临床思维能力。

6. 增强医学生的职业信心，荣誉感和自豪感。

目标检测

答案解析

一、单选题（每一道试题下面有ABCDE五个备选答案，请从中选择一个最佳答案）

1. 体虚感冒者，除基本操作外，还可以（　）

A. 点按合谷、风府、风门

B. 重拿肩井或点按肩井

C. 点按曲池、外关、鱼际，每穴1分钟

D. 按揉丰隆穴1分钟

E. 横擦肾俞、命门透热，摩关元

2. 头痛的推拿操作手法中，推桥弓适用于哪种证型（　）

A. 痰浊型头痛　　B. 瘀血型头痛　　C. 肝阳型头痛

D. 肾虚型头痛　　E. 血虚型头痛

3. 眩晕的常见病理因素不包括（　）

A. 风　　B. 湿　　C. 火　　D. 痰　　E. 瘀

4. 失眠的病变脏腑主要涉及（　）

A. 心　肝　脾　　B. 心　胃　肾　　C. 肝　胆　胃

D. 脾　胃　肾　　E. 肺　脾　肾

5. 痰湿壅盛型高血压患者可加用的推拿手法是（　）

A. 横擦肝俞、肾俞，以热透为度

B. 按揉双侧三阴交穴、太溪穴、涌泉穴

C. 按揉中脘及腹部

D. 点揉丰隆、解溪、足三里

E. 一指禅推脾俞、胃俞、肾俞

6. 中风后遗症患者施行推拿操作时，上肢部需要接受较强刺激的范围是（　）

A. 上臂　　B. 前臂　　C. 手三阴经

D. 手三阳经　　E. 肘关节和腕关节

7. 中风后遗症患者开始推拿治疗的最佳时机是（　）

A. 一发生立即治疗

B．中风后1周开始

C．中风后2周开始

D．中风后2个月开始

E．中风后3个月开始

8．能使胃下垂患者产生胃脘上提之感觉的手法是（　）

A．掌根自中极向上腹部推托

B．从肩胛骨内侧缘插入肩胛骨与肋骨之间，持续推动

C．全掌顺时针摩腹部

D．一指禅推中脘、气海、关元

E．掌根横擦脾俞、胃俞

9．便秘的病因不包括（　）

A．饮食不节　　B．情志失调　　C．瘀血内阻

D．年老体虚　　E．感受外邪

10．原发性痛经的推拿治疗原则是（　）

A．温经散寒，行气活血　　B．行气活血，化瘀止痛　　C．温经化瘀，活血止痛

D．活血化瘀，通络止痛　　E．活血化瘀，以补为通

11．气滞血瘀型痛经，在基本推拿操作基础上，还可以施行（　）

A．拿揉章门、期门

B．按揉足三里、三阴交

C．腰椎斜扳法

D．一指禅推气海、关元

E．横擦八髎

12．推拿治疗绝经综合征选取的经络不包括（　）

A．足少阴肾经　　B．手少阴心经　　C．足太阴脾经

D．足阳明胃经　　E．任脉和督脉

13．产后耻骨联合分离症大多可见哪种体征检查阳性（　）

A．直腿抬高试验　　B．骨盆分离与挤压试验　　C．“4”字试验

D．床边试验　　E．仰卧屈膝屈髋试验

14．近视的基本推拿操作不包括（　）

A．绕眼眶行“8”字揉法

B．双手掌搓热熨眼

C．掌根推背部督脉以及两侧膀胱经

D．拿风池并顺势向下拿揉颈项

E．拇指指腹推涌泉

15．需要做睫状肌麻痹后散瞳验光的人群是（　）

A．6岁以下儿童　　B．8岁以下儿童　　C．10岁以下儿童

D．12岁以下儿童　　E．14岁以下儿童

16．耳鸣的病因病机不包括（　）

A．肝胆火盛　　B．痰热郁结　　C．脾胃虚弱

D．肾精亏虚　　E．肝肾阴虚

17．慢性鼻炎的推拿基本操作不包括（　）

A．按揉风府、大椎、风门、肺俞等穴

B．从胸椎至腰椎反复㨰法操作

C．一指禅推法沿山根推到神庭，再推至百会穴

D．一指禅推中脘、天枢等穴

E．小鱼际擦左右鼻唇沟

18．患者咽部干痒，稍充血，扁桃体不肿大，有痰黏着感，吞咽时可诱发疼痛，易干咳，偶尔有痰，色白，咽部黏膜淡红、微肿。据此可判定为哪种类型的慢性咽炎（　）

A．肺肾阴虚型　　B．脾气虚弱型　　C．痰热蕴结型

D．痰气交阻型　　E．肺虚瘀阻型

二、简答题

1．简述推拿治疗绝经综合征的基本步骤有哪些。

2．简述不同证候类型的高血压患者随证加减治疗的推拿手法有哪些。

（张　瑜　高子晋）

书网融合……

知识回顾　微课1　微课2　习题

下篇
保健与小儿推拿

第六章 保健推拿

学习目标

知识要求：

1. 掌握人体各部位保健推拿的主要操作手法。
2. 熟悉人体各部位保健推拿的注意事项。
3. 了解人体各部位保健推拿操作要领。

能力要求：

能熟练运用保健推拿手法对人体各部位实施操作。

保健推拿主要是通过手法作用于人体肌表，以调整人体的生理、病理状态，达到身体保健的方法。通过中医的“穴位-经络-脏腑”或“筋经-关节”等途径，运用推拿手法，产生疏通经络、行气活血、祛瘀镇痛、理筋散结、整骨错缝、滑利关节、调整脏腑、增强体质等作用。下面为几种常用的推拿保健方法。

第一节 头面部保健推拿

PPT

头为“诸阳之会”，督脉及六阳经皆上行于头面部。头为“神明之府”。通过头面部保健推拿可以调节神经的兴奋与抑制过程，改善和促进局部的血液循环，从而达到养生祛病、放松精神、缓解疲劳、改善睡眠、除皱美容的目的，并且能预防和辅助调理神经衰弱、高血压、面神经麻痹、感冒及神经性头痛等疾病。手法操作要求轻而不浮、柔和渗透、由上至下、由前至后、由中到侧、由点及面、整体连贯、按经络循行规律施术。

常用手法：抹法、揉法、推法、摩法、点法。

常用穴位：印堂、神庭、百会、四神聪、攒竹、鱼腰、迎香、太阳、睛明、颧髎、水沟、地仓、颊车、风池、风府等。

一、头面部保健推拿的操作

1. 分抹印堂至太阳 受术者取坐位或仰卧位，术者取站立位或坐于受术者头前。术者用双手拇指指腹置于受术者印堂穴，经攒竹、鱼腰分抹至两侧太阳穴，力量不宜过重，反复操作20~30次，并顺势在太阳穴按揉数次。

2. 直推印堂至神庭　受术者取坐位或仰卧位，术者取站立位或坐于受术者头前。术者用双手拇指指腹或中指指腹置于印堂穴处，自印堂直推至神庭穴。力度由轻到重，反复操作10~15次。

3. 轻揉眼眶　受术者取仰卧位，术者坐于受术者头前。术者用双手拇指指腹置于睛明穴处，由内向外、由下至上轻揉眼眶5~7圈。术者再以拇指或中指指腹按压受术者双侧睛明穴30秒。

4. 推摩迎香至颧髎　受术者取仰卧位，术者坐于受术者头前。术者以双拇指指腹推摩受术者迎香、巨髎至颧髎穴，反复推摩10~15次。并顺势点按受术者迎香穴、巨髎穴、颧髎穴各30秒，以局部有酸胀感为宜。

5. 推抹水沟至地仓　受术者取仰卧位，术者坐于受术者头前。术者双手拇指指腹自受术者水沟推抹至地仓穴，反复推抹3~5次。

6. 推摩下颌至颊车　受术者取仰卧位，术者坐于受术者头前。术者双手二至五指指腹沿下颌外缘，经大迎至颊车穴，反复轻摩5~7次。术者再以拇指或中指指腹按揉受术者颊车穴30秒，有酸胀感为益。

7. 按揉颊车至太阳　受术者取仰卧位，术者坐于受术者头前。术者双手食指、中指、无名指三指并拢，以中指指腹为主，自受术者颊车穴向上轻揉至太阳穴，反复按揉5~7次，以局部有酸胀感为宜。

8. 点揉印堂至百会　受术者取仰卧位，术者坐于受术者头前。术者一手拇指指腹自受术者印堂穴起点揉至百会穴，反复7~10次。并顺势点揉印堂穴、神庭穴、百会穴各30秒，双手拇指可交替进行，以局部有酸胀感为宜。

9. 点揉攒竹至四神聪　受术者取仰卧位，术者坐于受术者头前。术者双手拇指指腹自受术者攒竹穴起点揉至四神聪穴，反复7~10次。并顺势点揉攒竹穴、四神聪穴各30秒，双手拇指可交替进行，以局部有酸胀感为宜。

10. 点按风池穴、风府穴　受术者取坐位或仰卧位，术者取站立位或坐于受术者头前。术者双手食指指端点按受术者的风池穴、风府穴1分钟。术者再以拇指或中指指腹按揉受术者风府穴、双侧风池穴处各30秒，以局部有酸胀感为宜。

11. 分推五经法　受术者取坐位，术者取站立位。术者一手十指略分开，自然屈曲，以五指指尖或指腹分别对应头部的五经（督脉、两侧的膀胱经和胆经），从前发际线推至后发际线，反复操作数次，并顺势点揉头部常用腧穴各30秒，以局部有酸胀感为宜。

12. 扫散两侧少阳经　受术者取坐位，术者站其对面。术者一手扶住受术者的额部以固定，另一手五指分开，以拇指偏峰及其余四指指端向耳后做单方向的扫散，自太阳穴、率谷穴扫散至风池穴。反复操作数次，左右交替进行。

13. 轻揉耳廓　受术者取仰卧位，术者坐在手术者头前。术者两手拇指与食指指腹分别揉捏受术者两侧耳廓2~3分钟，并自耳尖向下方牵拉至耳垂，以受术者耐受为度，反复操作3~5次。

二、注意事项

（1）用力大小以受术者能够耐受为度。

（2）动作要轻柔，力度由轻到重，切忌暴力。

（3）根据受术者皮肤特点，灵活选择推拿介质、推拿手法、推拿时间。

（4）面部有比较严重的暗疮、皮肤过敏者不可进行面部推拿操作，避免病情加重。

（5）患有传染性皮肤病、头面部皮肤有破损的情况不可进行头面部推拿操作。

第二节　颈项部保健推拿

PPT

颈项是连接头部和躯干的部分，其前部称为颈，后部称为项。颈项部与经络系统中的十二经脉、奇经八脉、十五络脉、十二经别和十二经筋均有着密切的关系。颈项部保健推拿可以改善颈项部局部及上肢酸重沉痛、肌肉僵硬，以及大脑供血不足头晕眼花、头痛等症，并且能防治颈椎病、肩周炎、落枕、神经衰弱、耳鸣、耳聋等疾病。颈项部的桥弓穴为颈动脉窦所在部位，还具有调节血压的作用。

常用手法：拿法、点法、揉法、捏法、拔伸法。

常用穴位：风池、风府、颈夹脊、缺盆、肩井、完骨、大椎、肩中俞、肩外俞。

一、颈项部保健推拿的操作

1. 拿风池穴　受术者取坐位，术者站立其后方。术者一手扶住受术者的额部以固定，另一手拇指和其余四指指腹相对置于两侧风池穴处拿揉3~5分钟，力度由轻到重，连续而有节奏，以局部有酸胀感为宜。

2. 按揉风池穴　受术者取坐位，术者站立其后方。术者一手扶住受术者的额部以固定，另一手拇指指腹和其余四指指腹相对用力分别置于两侧风池穴处，做顺时针或逆时针的按揉，并顺势按揉风府穴1~3分钟。

3. 点按颈夹脊　受术者取坐位，术者取站立位。术者一手固定其头部，另一手拇指指腹自上而下，依次点按受术者第二颈椎至第七颈椎棘突下旁开0.5寸处的夹脊穴，双侧交替操作，力度由轻到重，反复施术5~7遍。

4. 分推风府至完骨　受术者取俯卧位，术者站立其后方或坐于头前。术者以双手拇指着力于风府穴处，从风府经风池向两侧分推至完骨穴，反复操作5~7遍。

5. 点揉缺盆穴　受术者取坐位，术者取站立位。术者以拇指或中指指腹着力于双侧缺盆穴处，点揉1~2分钟，力度由轻到重。

6. 点揉定喘穴　受术者取坐位，术者取站立位。术者以拇指或中指指腹着力于双侧定喘穴处，点揉1~2分钟，力度由轻到重。

7. 揉捏风府至大椎　受术者取坐位，术者站在其身旁。术者以一手扶住受术者的头部以固定，另一手拇指与食、中二指分别置于颈部棘突两侧颈肌部位，自上而下，从风府到大椎，揉捏颈部棘突两侧肌肉。反复揉捏数次，手法要轻柔，用力要平稳，受术者头部不可偏。

8. 颈部拔伸法　受术者取坐位，术者站在其侧后方。术者腹部贴住受术者，用手托住受术者后枕部，另一肘夹住受术者下颌，缓慢、反复、向后上方拔伸颈部。反复操作3~5遍。拔伸时使患者头后伸30°左右。

二、注意事项

（1）用力恰当，动作缓和，重而不滞。

（2）受术者取端坐位时，头不可偏斜。

（3）根据受术者皮肤特点，灵活选择推拿介质、推拿手法、推拿时间。

（4）皮肤过敏者、传染性皮肤病患者，不可进行颈项部推拿操作。

第三节　胸腹部保健推拿

PPT

胸腹为人体脏腑的外廓，内应五脏六腑，乃脏腑所居之所。十二经脉中除膀胱经外均循行于胸腹部，奇经八脉中有五条经脉循行于胸腹部，所以胸腹部是经脉循行最丰富的部位之一。胸胁部内纳有心肺，是宗气所藏之处；腹部是“五脏六腑之宫城，阴阳气血之发源”。对腹部进行保健推拿，可以调整脏腑功能，调节人体气机，通畅气血，平衡阴阳，从而达到健脾和胃、宽胸理气、通调肠腑、培肾固精的保健养生作用。

常用手法：推法、揉法、拿法、按法、压法、摩法。

常用穴位：中府、膻中、上脘、中脘、下脘、天枢、气海、关元。

一、胸腹部保健推拿的操作

1. 按压双肩　受术者取卧位，术者站在其头前。术者双手腕关节背伸，以突起掌根部分别着力于双肩，先轻渐重、先浅而深地反复按压，反复操作5~6次。

2. 分推膻中至两胁　受术者取仰卧位，术者站在其头前。术者双手拇指置于受术者膻中穴处，其余四指自然伸展，抱定胸部两侧，借助于上半身重力，由正中线向两侧分推至腋中线，自上至下反复操作5~7次。

3. 点揉中府穴　受术者取仰卧位，术者取站立位。术者以双手拇指或中指指腹着力于中府穴处，点揉1~2分钟，力度由轻到重。

4. 全掌揉腹　受术者取仰卧位，双膝屈曲，腹部放松。术者取站立位。术者叠掌，掌跟置于受术者腹部。先揉受术者神阙穴处，然后顺时针或逆时针揉全腹，顺时针和逆时针操作的次数要相等。时间为2~3分钟。

5. 掌根推全腹　受术者取仰卧位，术者取站立位。术者以双手掌重叠，大鱼际和掌根部着力于腹部，自上腹部推至下腹部，由内而外依次推遍全腹，反复数次。腹部两侧，可单掌直推进行操作。

6. 轻拿腹直肌　受术者取仰卧位，双膝屈曲，腹部放松。术者以两手四指分别置于受术者腹部两侧，向内将腹肌挤起，然后两手交叉，以双掌归拢扣合腹肌，双手拇指置于腹肌一侧，其余四指置于腹肌另一侧，自上而下，提拿腹肌5~8次。

7. 点按膻中穴　受术者取仰卧位，术者取站立位。术者以拇指或中指指腹着力于膻中穴处，点揉1~2分钟，力度由轻到重。

8. 点压腹部常用腧穴　受术者仰卧位，双膝屈曲，腹部放松。术者站在受术者身旁。术者以一手食、中、无名三指同时点按任脉的上脘、中脘、下脘穴1分钟。双手中指点按天枢穴1分钟。一手食、中二指点按任脉气海、关元穴1分钟。以食指、中指、无名指、小指指腹沿腹部正中线由上至下点压上脘、中脘、下脘各30秒。以食指和中指点压天枢穴（双侧）30秒。再以中指指腹点压气海、关元各30秒。

9. 振腹　受术者仰卧位，术者站在受术者身旁。术者以右手掌掌心置于受术者肚脐处或气海、关元处。用振法施术2~3分钟。

10. 按压气冲穴　受术者仰卧位，术者站在受术者身旁。术者以两手拇指指腹或大鱼际置于两侧气冲穴处，按压1~2分钟。

二、注意事项

（1）胸腹部推拿时要根据受术者的身体状况采用不同的补泻手法。

（2）对女性受术者采用推法时应避开胸部的敏感部位。

（3）为受术者盖好衣被，防止着凉。

（4）在皮肤炎症处不可进行按摩。

（5）按摩最佳的时间应在两餐之间，避免肠胃不适而导致呕吐。

第四节　上肢部保健推拿

PPT

上肢部是人体的重要组成部分，为手三阴经、手三阳经循行经过部位。通过上肢部的保健推拿，不仅能够消除局部的疲劳，增强肌肉的兴奋性，而且能够通过经络的作用改善人体脏腑的功能，还可以防治各种原因引起的上肢肌肉酸胀疼痛及关节不利诸症。

常用手法：拿法、按法、揉法、点法、搓法、抖法、摇法。

常用穴位：尺泽、曲池、手三里、内关、合谷、内外劳宫。

一、上肢部保健推拿的操作

1. 拿上肢三阴三阳　受术者取坐位，双臂自然下垂，术者立于受术者右侧前方。术者一手固定受术者腕部，另一手拇指和其余四指置于上臂近端，分别沿着上肢内侧手三阴经和上肢外侧手三阳经的循行路线或肌肉轮廓，自上而下拿揉上肢肌肉，反复操作5~7次。

2. 指揉上肢部腧穴　受术者取坐位，双臂自然下垂，术者立于受术者右侧前方。术者用一手四指托起受术者上肢，另一手拇指指腹分别点按曲池、手三里、内关、神门、合谷、内外劳宫各1分钟，以产生酸胀等得气感为佳。

3. 摇肩关节　受术者取坐位，术者站于受术者右前方。术者用一手固定受术者肘部，另一手握住其四指，先顺时针后逆时针，环转摇动肩关节各3~5圈，做完一侧再做另一侧。

4. 摇肘关节　受术者取坐位，术者站于受术者右前方。肘关节屈曲约90°，术者一手握住腕关节上部，另一手托住上臂远端，先顺时针后逆时针，环转摇动肘关节各5~8次。操作时，动作平稳，摇转幅度由小到大，并控制在生理活动范围内，或以受术者能忍受为度。操作完一侧肘关节再做另一侧。

5. 摇腕关节　受术者取坐位，术者站于受术者右前方。术者一手制动受术者腕关节，另一手五指与受术者五指交扣，掌心相对，稍加拔伸并环转摇动。

6. 按揉腕关节　受术者取坐位，双臂自然下垂，术者立于受术者右侧前方。术者双手握住受术者的大小鱼际，以双手拇指轻揉腕关节1~2分钟。

7. 分推手掌、手背　受术者取坐位，掌心向上。术者站于受术者右前方。术者两小指、无名指张开分别插入受术者虎口和小指、无名指指指缝间将其掌面绷紧，用两拇指沿其鱼际和小鱼际做“八”字形分推掌心5~7遍。随后受术者掌心向下术者用双手鱼际分推其手背部5~7遍。

二、注意事项

（1）推拿时用力要适中、沉稳而有节奏，以产生酸胀等得气感为佳。

（2）切忌推拿操作时手法拙劣、粗暴、敷衍了事。

（3）避免压迫骨骼部位，防止骨膜炎或血肿现象。

（4）分推手掌时不可将受术者拇指、小指掌指关节过度背屈，以免引起不适。

（5）孕妇禁按合谷穴。

第五节 背腰部保健推拿

PPT

腰为肾之府，背为胸中之府，腰背为太阳经、督脉循行之处。五脏六腑在背腰部脊柱两侧均有对应的背俞穴，其位置与本脏腑相近，能反映各脏腑的病证，在保健推拿中极为常用。十二经脉“本”在四肢，“标”主要在背腰部。腰背部循行的经络把“阴阳”“标本”联系起来，使之成为一个整体。因此，对腰背的相应部位、穴位施以一定的刺激，能够使经气旺盛，脏腑之气因而平衡，达到防病健身之目的。

按摩背腰部不仅能预防和消除背、腰、下肢部不适和疼痛，而且对于改善脏腑功能、调节内分泌有很好的功效。

常用手法：按法、揉法、推法、压法、搓法、拍打法、弹拨法。

常用穴位：肾俞、命门、腰阳关、三焦俞、气海俞、关元俞、大肠俞。

一、背腰部保健推拿的操作

1. 分推背腰部 受术者取俯卧位，术者取站立位。术者以两手拇指指腹分别置于脊柱两侧大杼穴处，余四指置其两侧助力，自内上向外下方沿背部肋间隙分推至腋中线。由风门穴向下分推至胃俞穴平高处止，反复操作5~8遍。

2. 按揉背腰部 受术者取俯卧位，术者取站立位。术者以双手掌根同时或交替按揉受术者脊柱两侧膀胱经各3~5次。需要增加力量，增强刺激，可双手重叠进行按揉。

3. 掌推肩胛骨脊柱缘 受术者取俯卧位，术者取站立位。术者用掌根部自大椎穴始沿肩胛骨脊柱缘经膏肓穴向外下方斜推至腋中线止。反复操作1~2分钟。

4. 弹拨足太阳膀胱经 受术者取俯卧位，术者取站立位。术者双手拇指指端相对，以双手拇指指腹同时自上而下弹拨受术者足太阳膀胱经1~3次，如需增加力量，加大刺激，可用一手拇指指腹压在另一手拇指指背，双拇指重叠弹拨。拨后应轻揉2次。弹拨时，应先向下按压，然后再横向拨动。

5. 指揉命门穴 受术者取俯卧位，术者取站立位。术者以拇指或中指指腹着力于命门穴处，点揉1~2分钟，力度由轻到重。

6. 指压足太阳膀胱经 受术者取俯卧位，术者取站立位。术者以双手重叠置于受术者背部膀胱经第一、第二条线上，自大杼穴起，自上而下，同时或交替按压背俞穴1~3次。做完一侧再做另一侧。

7. 指揉肾俞穴 受术者取俯卧位，术者取站立位。术者以双手拇指或中指指腹着力于肾俞穴处，同时着力点揉或按揉1~2分钟，力度由轻到重，两侧交替操作。亦可以双手拇指重叠置于一侧肾俞穴，双手食、中、无名指并拢重叠置于对侧肾俞穴，同时着力拿揉1~2分钟。

8. 㨰脊柱两侧 受术者取俯卧位，术者取站立位。术者沉肩、垂肘、悬腕，手握空拳，侧掌㨰或握拳㨰受术者脊柱两侧3~5分钟，自上而下、自内而外进行。

9. 拍打背腰部 受术者取俯卧位，术者取站立位。术者以双手空拳或虚掌叩击、拍打受术者背腰部1~3分钟，注意腰部两侧叩击的力量要轻。

10. 按揉大肠俞穴 受术者取俯卧位，术者取站立位。术者以两手拇指指端（拇指伸直位）置于受术者双侧大肠俞穴，同时着力按、揉或交替按揉，连续操作1~2分钟。术者亦可以双手拇指重叠置于一侧大肠俞穴，双手食指、中指、无名指并拢重叠置于对侧大肠俞穴，同时着力拿揉1~2分钟。

11. 搓命门 受术者取俯卧位，术者取站立位。术者将双手搓热，迅速以一手固定受术者，一手放置于命门穴，快速搓擦肾俞、命门至受术者腰部感到温热为止，约1分钟。搓擦后亦可缓揉，以增加热感的渗透力。

12. 按揉背腰部常用腧穴 受术者取俯卧位，术者取站立位。术者以双手拇指或中指指腹着力于腰阳关、三焦俞、气海俞、关元俞穴，着力点揉或按揉各1~2分钟，力度由轻到重，两侧交替操作。

13. 直推背腰部 受术者取俯卧位，术者取站立位。术者一手扶持受术者肩部，一手以掌根直推脊柱至腰骶部3~5次，两侧分别进行；或手掌同时分推受术者背腰部3~5次。

二、注意事项

（1）饭后1小时内不宜按摩。

（2）操作时，力量由小到大，不可使用蛮力，避开肩胛冈等骨性突起部。

（3）拍打背腰部时，在腰部的肾区用力宜轻不宜重，以免造成肾脏出血。

（4）患有传染性皮肤病、皮肤有破损的情况不可进行推拿。

PPT

第六节 下肢后侧部保健推拿

下肢是人体的重要支柱，不仅支撑全身的重量，还需完成行走、跑、跳等功能，并且下肢后侧部为足太阳膀胱经循环的部位，从中医养生的角度来讲，坚持下肢部保健推拿，能强身健体、消除疲劳、祛病延年，还可以达到美腿减肥功效。

常用手法：拿法、揉法、推法、拍法、压法。

常用穴位：环跳穴、委中穴、昆仑穴、承山穴、委阳穴、飞扬穴。

一、下肢后侧部保健推拿的操作

1. 拿臀及下肢后侧 受术者取俯卧位，术者取站立位。术者双手拇指和其余四指分开，将腿部肌肉反复提拿数次，由轻到重，自上向下，逐步移动到踝部。

2. 掌揉臀及下肢后侧 受术者取俯卧位，双下肢自然伸直。术者取站立位。术者以掌根揉法从臀部向下，依次按揉下肢后侧肌群至小腿远端，反复揉动3~5分钟。

3. 点按下肢后侧部常用腧穴 受术者取俯卧位，双下肢自然伸直。术者取站立位。术者以两手拇指指腹对置于环跳、承扶、委中、殷门、承山、昆仑等穴，其余四指置于腿部两侧，两手拇指指腹分别点按腧穴，由上到下，力度由轻到重，以能耐受为度，有酸胀感为宜。其中环跳、承扶、殷门穴还可用肘尖按压，压后应加拇指指腹揉或鱼际揉。

4. 揉捏下肢后侧 受术者取俯卧位，术者取站立位。术者双手拇指与其余四指对置于下肢后面的内、外侧相互配合做钳形揉捏，自上向下，由承扶穴经委中、承山穴到昆仑穴止，反复操作数次。

5. 直推后下肢 受术者取俯卧位，术者取站立位。术者单掌或叠掌着力于下肢后侧，自上而下，单方向直推，反复操作3~5次。

6. 肘点环跳穴　受术者取俯卧位，术者取站立位。术者以肘尖点按环跳穴，向下持续点压1分钟，以局部产生明显的酸胀感为宜。

7. 揉涌泉　受术者取俯卧位，术者取站立位。术者以一手握足趾使足背屈，另一手拇指指腹置于涌泉穴，旋转指揉数次，持续1~2分钟，指揉应均匀有力，并配合点按涌泉穴，有酸胀感为宜。

8. 拳击足跟　受术者取俯卧位，术者取站立位。术者以一手固定足背，另一手握空拳，拳击足跟，反复数次。并以一手拇指、食指捻揉足趾，轻度牵拉拔伸趾关节并旋转足趾3~5次。

9. 拍打臀部及下肢后侧　受术者取俯卧位，术者取站立位。术者五指并拢呈虚掌，从臀部开始，沿下肢后侧，自上向下进行拍打。做完一侧再做另一侧，以受术者能耐受为度。

二、注意事项

（1）操作时力量沉稳着实，腘窝不可重揉。

（2）饥饿状态及饭后1小时不宜推拿。

（3）施术部位有肿瘤、骨折、炎症、溃疡、手术切口未愈合及皮肤破损等禁止推拿。

（4）患有传染性疾病且未脱离传染期者、患有出血性疾病或有出血倾向者均不宜推拿。

（5）湿疹、荨麻疹、银屑病、体癣等皮肤病发作期不宜推拿。

第七节　下肢前、内、外侧部保健推拿

PPT

下肢前侧、内侧、外侧为足太阴脾经、足少阴肾经、足厥阴肝经、足阳明及足少阳经脉循行的部位，坚持推拿按摩下肢不仅能够改善脾胃、肝胆功能，生殖泌尿功能，还能改善下肢血液循环，缓解下肢酸软沉重和疲劳等。

常用手法：拿法、揉法、抱揉法、按法、推法、拍法、打法、压法。

常用穴位：地机、足三里、阴陵泉、血海、三阴交、阳陵泉、太溪。

一、下肢前、内、外侧部保健推拿的操作

1. 拿揉下肢前、内、外侧　受术者取仰卧位，术者取站立位。术者以双手拇指指腹与其余四指指腹分别着力于受术者下肢前、内、外，将腿部肌肉反复提拿数次，自上而下，拿揉1~2分钟。

2. 擦下肢前、内、外侧　受术者取仰卧位，术者取站立位。术者沉肩、垂肘、悬腕，手握空拳，侧掌擦或握拳擦受术者下肢前、内、外侧，自上而下，反复操作5~8遍。

3. 拍打下肢前、内、外侧　受术者取仰卧位，术者取站立位。术者握空拳或虚掌，有节奏地自上而下分别拍打受术者下肢前、内、外侧，力度由轻到重，反复操作各3~5遍。

4. 直推下肢　受术者取仰卧位，术者取站立位。术者以手掌掌根着力于受术者大腿根部，分别自股内侧直推至足弓，环跳推至足外踝，力度由轻到重，反复操作各3~5遍。

5. 按压下肢常用腧穴　受术者取仰卧位，术者取站立位。术者以拇指指腹分别按压受术者血海、足三里、三阴交、阴陵泉、地机各1~2分钟，有酸胀感为宜。

6. 抱揉膝关节　受术者取仰卧位，膝关节略屈曲，术者取站立位。术者双手如抱球状抱住受术者膝关节两侧，轻揉膝关节2~3分钟。

7. 掌按下肢前侧 受术者取仰卧位，术者取站立位。术者以单掌按法或叠掌按法于下肢前侧着力向下按压，并不断向下移动至膝关节上方，反复操作3~7遍，力度沉稳着实，移动缓慢。

8. 推抹足背 受术者取仰卧位，术者取站立位。术者以双手拇指指腹和大鱼际为着力面，由踝部推抹足背至足趾部，反复操作8~10遍。

9. 活动踝关节 受术者取仰卧位，术者取站立位。术者一手托住受术者足跟，另一手握其足掌部（脚趾），先顺时针后逆时针地使受术者踝关节做被动地背伸、背屈和环转摇动，幅度由小至大，然后由大而小，如此往复5~8圈。（完成后以掌心控制足跟，前臂固定脚掌，做跟腱牵伸。）

二、注意事项

（1）推拿力度沉稳、着实、深透、移动缓慢。

（2）操作时应注意指尖不可弯曲内扣，以防指甲抠掐患者局部肌肉。

（3）下肢部位有肿瘤、骨折、炎症、溃疡、手术切口未愈合及皮肤破损等禁止推拿。

实训实练六 保健推拿

【实训目的】

通过实训让学生掌握各部位的保健推拿操作，使学生能正确进行各部位保健推拿的操作并熟练应用常用穴位和保健推拿手法对人体各部位实施操作。

【实训学时与内容】

1. 头面、颈项部保健推拿 1学时
2. 胸腹、背腰部保健推拿 1学时
3. 上肢部保健推拿 1学时
4. 下肢部保健推拿 1学时

【实训用品】

多媒体、模型、米袋及推拿床、推拿巾、按摩乳和精油，必要时使用屏风和毛毯等。

【实训方法】

1. 教师讲解与示教，提出要求。
2. 学生观看操作视频。
3. 教师口令指导，一令一动，统一练习。
4. 学生分组练习，教师巡视指导。
5. 抽查考核，指出学生操作问题。

【注意事项】

1. 注意推拿手法操作的规范性，掌握手法的动作要领。
2. 与岗位要求对接。
3. 加强学生沟通和语言表达能力的训练。
4. 强化操作中的人文关怀。

目标检测

答案解析

一、单项选择题（每一道题下面有ABCDE五个备选答案，请从中选择一个最佳答案）

1. 头面部按摩常用手法不包括（　）

A. 揉法　B. 推法　C. 摩法　D. 拔伸法　E. 抹法

2. 在颈后部，当枕骨之下，与风府相平，胸锁乳突肌与斜方肌两肌之间凹陷处的穴位是（　）

A. 风池　B. 风府　C. 风门　D. 翳风　E. 风市

3. 不适合做头面部按摩的是（　）

A. 高血压患者　B. 面神经麻痹者　C. 感冒及神经性头痛者

D. 面部皮肤有破损者　E. 失眠者

4. 头面部按摩常用穴位不包括（　）

A. 印堂　B. 百会　C. 攒竹　D. 曲池　E. 四白

5. 下列关于颈项部按摩注意事项不正确的是（　）

A. 颈项部操作时手法要轻柔不宜过度

B. 操作时不宜佩戴任何首饰及手表

C. 用力恰当，动作缓和，重而不滞

D. 受术者取仰卧位时，头不可偏斜

E. 抹法时运用指腹操作

6. 颈项部按摩常用手法不包括（　）

A. 揉法　B. 推法　C. 捏法　D. 拔伸法　E. 抹法

7. 下列关于胸腹部按摩说法错误的是（　）

A. 操作时手法要轻柔不宜过重

B. 手法以顺时针补法为主

C. 对女性在分推胸部时应避开乳房

D. 对女性在分推胸部时不用避开乳房

E. 注意保暖，避风寒

8. 胸腹部按摩常用手法不包括（　）

A. 推法　B. 揉法　C. 按法　D. 擦法　E. 点法

9. 在肩带部，屈臂外展，肩峰外侧缘前端与肱骨大结节两骨间后凹陷处的穴位是（　）

A. 肩贞　B. 肩髃　C. 肩髎　D. 肩前　E. 臂臑

10. 上肢部按摩常用手法不包括（　）

A. 擦法、扳法　B. 推法、拿法　C. 搓法、压法

D. 抖法、摇法　E. 捏法、揉法

11. 悬钟穴的位置在（　）

A. 外踝下缘直上3寸，腓骨后缘

B. 外踝上缘直上3寸，腓骨后缘

C. 外踝尖直上3寸，腓骨后缘

D. 外踝尖直上3寸，腓骨前缘

E．外踝上缘直上3寸，腓骨前缘

12．下肢按摩常用手法不包括（　）

A．抱揉法　B．拍法　C．拔伸法　D．打法　E．揉法

13．下列哪个穴是颈项部按摩常用到的穴位（　）

A．翳风　B．百会　C．秉风　D．太阳　E．合谷

14．下列不属于肩颈部按摩常用穴位的是（　）

A．肩井　B．秉风　C．天宗　D．百会　E．肩前

15．下列肩颈部按摩常用手法正确的是（　）

A．推法、拿法、点按法、摩法

B．推法、拿法、按法、压法、擦法

C．推法、摇法、拿法、按法

D．抖法、拿法、擦法

E．抹法、点法、拿法

16．背腰部保健按摩操作注意事项错误的是（　）

A．根据皮肤特点灵活选择按摩介质等

B．饭后1小时内不宜按摩

C．皮肤有炎症但无破损者可以进行按摩

D．患有传染性皮肤病的情况不可进行按摩

E．皮肤有破损的情况不可进行按摩

17．下列说法错误的是（　）

A．饥饿状态及饭后1小时不宜按摩

B．妊娠妇女、女性行经期间及产后不久禁止按摩

C．施术部位有肿瘤、炎症、手术切口未愈合者按摩手法要准确，力度适中

D．湿疹、荨麻疹、银屑病、体癣等皮肤病发作期不宜按摩

E．女性行经期间慎用按摩

18．在上腹部，前正中线上4寸的腧穴是（　）

A．中脘　B．天枢　C．梁门　D．大横　E．梁丘

19．上肢部按摩常用穴位不包括（　）

A．曲池穴、内关穴　B．大椎穴　C．合谷穴、劳宫穴

D．三里穴　E．章门

20．下列有关按法的表述，不正确的是（　）

A．可用拇指指端按压　B．可用拇指指腹按压　C．可用掌跟按压

D．按住后移动　E．常与揉法组成复合手法

（张　锦　刘　雁）

书网融合……

知识回顾　微课　习题

第七章 小儿推拿

PPT

学习目标

知识要求：

1. 掌握小儿推拿的注意事项、常用手法和常用穴位。
2. 熟悉小儿推拿常见病的治疗。
3. 了解小儿推拿的特点。

能力要求：

1. 熟练运用小儿推拿的常用手法和常用穴位。
2. 学会小儿推拿常见病的辨证分型和取穴。

第一节 概 述

小儿推拿是古代劳动人民在长期与疾病作斗争的经验和实践中不断发展起来的，以中医理论和临床知识为指导，运用手法作用于小儿体表穴位和部位，进行预防和治疗儿科疾病及保健的一门临床学科。

小儿推拿是中医推拿学的重要组成部分，是千百年来我国历代医家在长期临床实践中积累的宝贵经验，对小儿的健康及生长发育做出了不可磨灭的贡献。

一、小儿推拿特点

1. 治疗范围广 小儿推拿以6岁以内小儿为宜，尤其适用于3岁以下的婴幼儿；治疗可涉及内、外、五官、神经、骨伤科等病证。

2. 疗效显著 小儿推拿对常见病、多发病均有较好的疗效，尤其对消化道、呼吸道病证疗效甚佳，一般1~3次即可治愈。对某些小儿慢性病及疑难病证也有一定疗效。

3. 安全可靠，无不良反应 小儿推拿治病，只要辨证选穴准确，手法操作正确，一般不会发生不良反应。

4. 经济简便 只要技术熟练，随时随地都可运用小儿推拿防病治病，在医疗机构和民间均可推广应用。

5. 患儿及家长易于接受 小儿推拿可替代部分针药，减轻药物毒性及不良反应的同时也可减轻患儿对针药的恐惧抵触，推拿过程大都舒适轻松，患儿和家长易于接受。

6. 提高免疫力 小儿推拿能增强人体的免疫力，对小儿的生长发育有良好的作用。因此，小儿推拿可以有病治病，无病防病。

二、小儿推拿注意事项

（1）术者手指应修剪圆滑，不可触痛或划伤患儿皮肤。

（2）术者要和蔼可亲、细心、耐心、认真操作；天气寒冷时，应先将手搓热，方可操作。

（3）室内应光线柔和，保持适宜的温度，空气流通，环境安静卫生。

（4）推拿手法应轻快柔和，平稳着实，即用力宜轻，速度宜快，均匀着力，刚柔相济。

（5）推拿顺序，一般有3种方式，可根据情况灵活运用。

①先推头面部穴位，再依次推上肢、胸腹、腰背、下肢部穴位。

②先推主穴，后推配穴。

③根据病情轻重缓急，决定推拿的操作顺序。

不管采用哪种方式，应先运用轻柔手法（如推、揉、摩、运等），而强刺激手法（如掐、拿、捏等）最后运用，以免引起患儿哭闹，影响治疗。

（6）推拿的时间　应根据患儿年龄大小、病情轻重、体质强弱而定，一般不超过20分钟；通常每日或隔日推拿1次，某些急性病如高热等可每日治疗2次；急性病一般3~6次为1个疗程；慢性病一般6~12次为1个疗程。

（7）上肢部穴位，习惯于右利手操作者只推拿患儿左手，无男女之分；其他部位的穴位，两侧均可治疗。

（8）治疗时需要配用一些介质，目的是润滑小儿皮肤，提高治疗效果。

（9）患儿骨折，皮肤破损或感染，患有出血倾向的疾病及严重的心、肺、肝、肾等脏器疾病均不宜推拿，以免加重病情或耽误治疗；急性传染病需治疗时应注意隔离。

第二节　推拿手法

一、小儿推拿手法概要

（一）手法特点

小儿推拿通常用于6岁以内的小儿，3岁以下的幼儿效果更好，其推拿手法与成人推拿既有相同之处，又有独立于成人推拿手法之外的操作方法，是推拿学的重要组成部分。小儿推拿手法包括单式手法和复式手法两种。单式手法是小儿推拿最常用的基础手法；复式手法是一种组合式手法，为小儿推拿所特有。小儿推拿手法种类较少，清·张振鋆在《厘正按摩要术》中首次提出小儿推拿八法“按、摩、掐、揉、推、运、搓、摇”。随着小儿推拿的发展，许多成人推拿手法也运用到小儿推拿中来，如拿法、捏法、擦法等。

在临床应用中，小儿推拿手法经常与具体穴位结合在一起，如推坎宫、揉太阳、捣小天心、摩腹等。在手法操作中，操作的方向、时间长短、刺激量的大小等均对推拿的补泻效果起到重要的影响。如推七节骨，向上推有温阳止泻的作用，向下推则有泄热通便的作用。

另外，由于小儿皮肤娇嫩，推拿时，常使用一些介质，如滑石粉、薄荷汁、葱姜水、冬青油、鸡蛋清、麻油等，不仅润滑皮肤，还可以提高临床疗效。

（二）手法基本要求

小儿推拿手法的基本要求是轻快柔和、平稳着实、补泻分明。而且手法操作要中病即止，不可攻伐太过。操作时，动作要轻快，频率每分钟180次左右，轻而不浮，快而着实。小儿推拿十分重视补泻，病属实证者，手法操作次数多，频率较快；病属虚证的患儿或年龄小，体质弱者，则相对次数较少，频率较慢。一般临床治疗时，一岁以内的患儿，使用推、揉、摩、运等较柔和的手法时，一个穴位推300次左右；患儿年龄大，体质强，疾病较重，主穴宜多推。一般用掐、拿等强刺激手法，只需3~5次即可。

（三）补泻方法

小儿推拿治病十分重视补泻，“虚者补之，实者泻之”是推拿治疗的基本原则。经历代医家长期实践、反复验证，总结了以下补泻方法。

1. 轻重补泻法　指术者在患儿体表进行手法操作时用力的大小而言。即轻手法操作为补，重手法操作为泻。

2. 快慢补泻法　所谓的快慢，是指在患儿体表操作时的速度，即频率。一般而言，手法操作频率快为泻法，反之为补法。

3. 方向补泻法　此种补泻主要用于小儿手部及腹部的穴位。一般而言，在手部穴位上，向心性方向直推为补法；离心性方向直推为泻法。

4. 经络补泻法　又称迎随补泻法或顺逆补泻法。指随（顺）其经络走行方向操作为补法；迎（逆）其经络走行方向操作为泻法。

5. 次数补泻法　指在患儿体表操作次数的多少，是衡量手法补泻的有效治疗量。一般而言，次数多、时间长而轻柔的手法为补法；次数少、时间短而较重的手法为泻法。

6. 平补平泻法　指患儿病情虚实不明显，或平素用于小儿保健。

二、单式手法

本节主要介绍推、揉、摩、掐、运、捏、拿、搓、捣9种常用手法。

（一）推法

用拇指或食、中两指的螺纹面或拇指桡侧着力，附着于患儿体表穴位或部位上，做直线或环旋移动，称为推法。临床上根据操作方向的不同，可分为直推法、旋推法、分推法、合推法。

［操作］

1. 直推法　用拇指或食、中两指螺纹面或拇指桡侧着力，在穴位上做单方向的直线推动100~300次，称为直推法（图7–2–1）。操作时要轻快柔和、平稳着实。直推法常用于线状穴位，如开天门、推三关、推大肠等。

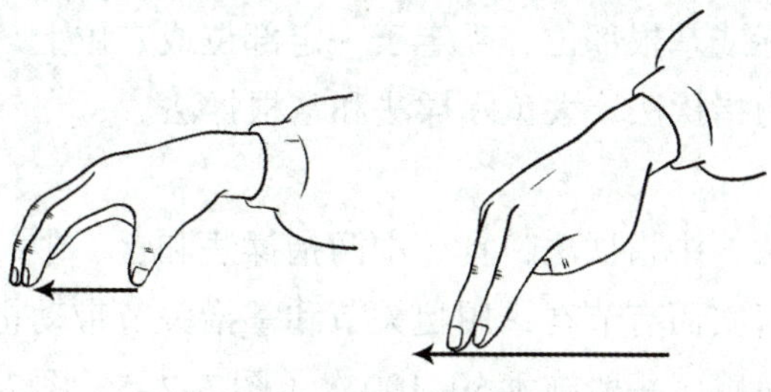

图7–2–1　直推法

2. **旋推法** 用拇指螺纹面在穴位上做顺时针方向的旋转推摩100~200次，称为旋推法（图7-2-2）。旋推法常用于面状穴位，如旋推肝经、心经、肺经等。

3. **分推法** 用两手拇指桡侧缘或螺纹面，或用双手食、中指螺纹面，自穴位为中心向两边做分推或做八字推动50~100次，称为分推法（图7-2-3）。常用于线状穴位，如分推坎宫、分手阴阳、分腹阴阳、分推肩胛骨等。

4. **合推法** 用双手拇指螺纹面从穴位两旁向中间做单方向的合向推动50~100次，称为合推法（图7-2-4）。此法操作方向与分推法相反，合推法常用于线状穴位，主要用于合手阴阳。

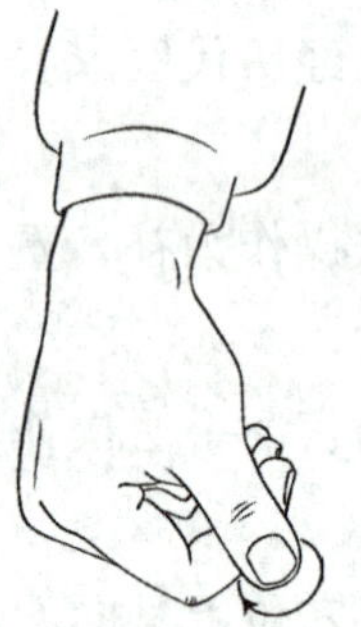

图7-2-2 旋推法

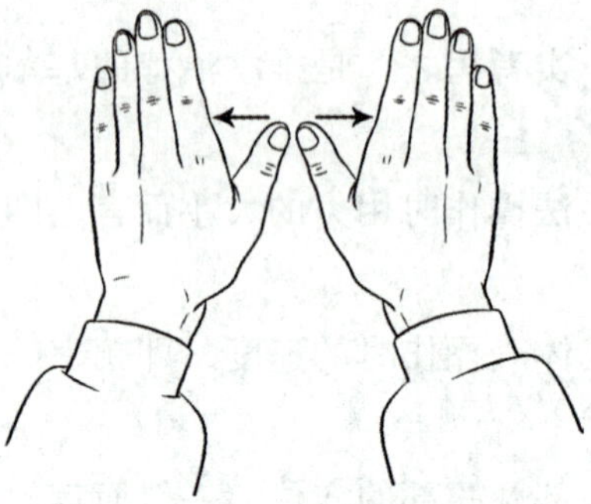

图7-2-3 分推法

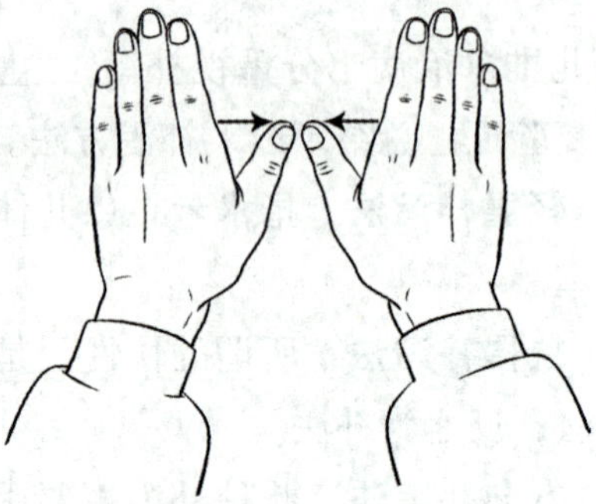

图7-2-4 合推法

［动作要领］

（1）直推法宜在穴位上做单方向的直线推动，不可歪斜。操作时要轻快柔和，平稳着实，切忌用力按压穴位。

（2）旋推法运动轨迹是一个面，动作要轻快连续，仅在皮肤表面推动，不得带动皮下组织。

（3）分推法以穴位为中心向两旁横向分推或做八字推动。

（4）合推法从穴位两旁向中间做单方向的合向推动，与分推法相反，动作幅度较小，不使皮肤向中间起褶皱。

［注意事项］

（1）选择适合病情的介质，切勿推破皮肤。

（2）根据病情、部位和穴位需要，选择手法操作的正确方向、轻重和快慢，从而达到预期效果。

（3）操作时手法要轻快柔和，平稳着实，不可呆滞。

［临床应用］ 推法主要用于外感头痛发热、咳嗽哮喘、胸胁满闷、痰涎壅盛等呼吸系统病证及恶心呕吐、食欲不振、腹胀、腹泻、便秘等消化系统病证。

（二）揉法

［操作］

用手指螺纹面、手掌大鱼际或掌根部位，吸定于一定部位或穴位上，做轻柔缓和的回旋揉动，称为揉法。根据接触面的不同可分为指揉法、大鱼际揉法和掌根揉法。

［动作要领］

（1）指揉法又分为拇指揉法，中指揉法，食、中两指揉法和食、中、无名指三指揉法。操作时用指端揉穴位，用力宜轻柔，均匀着实而有节奏，用腕关节和掌指关节带动指端做顺时针或逆时针方向旋转运动，带动皮下组织，产生温热感。一般施术50~100次（图7-2-5，图7-2-6）。

（2）大鱼际揉法用手掌大鱼际固定于施术部位，做轻柔缓和的环状摆动，操作时以肘为支点，以前臂摆动和腕关节回旋运动为主动运动。一般施术200~300次（图7-2-7）。

（3）掌根揉法以肘为支点，掌根附着于施术部位，以前臂摆动和腕关节回旋运动为主动运动做环形揉动，用力先轻后重。一般施术300~500次（图7-2-8）。

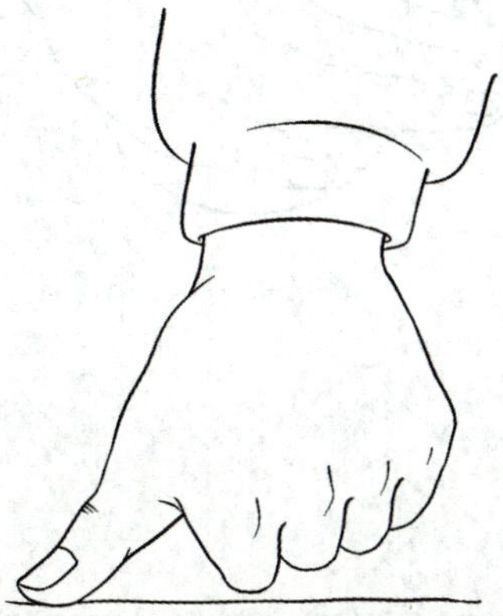

图7-2-5　拇指揉法

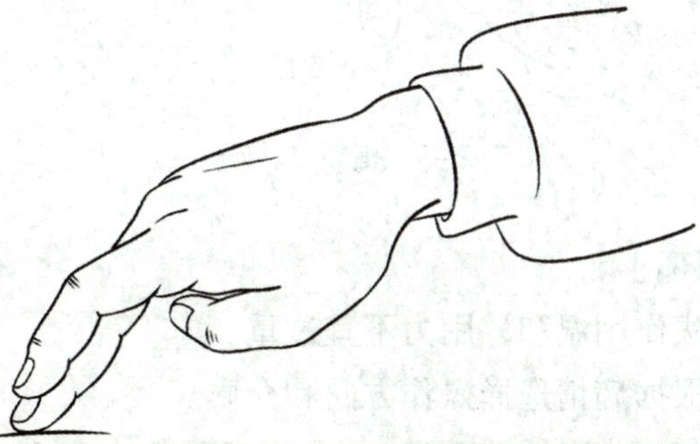

图7-2-6　中指揉法

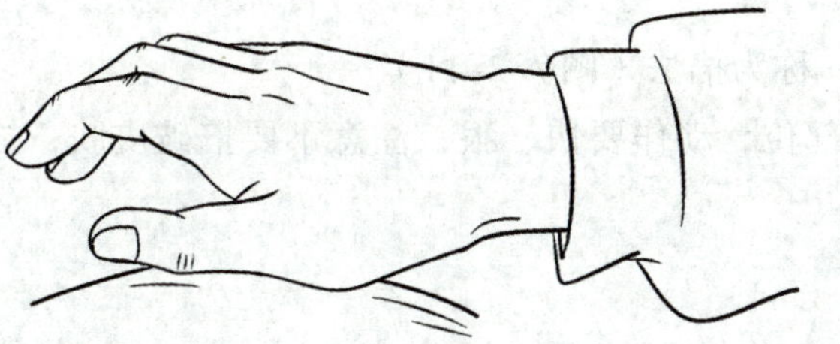

图7-2-7　大鱼际揉法

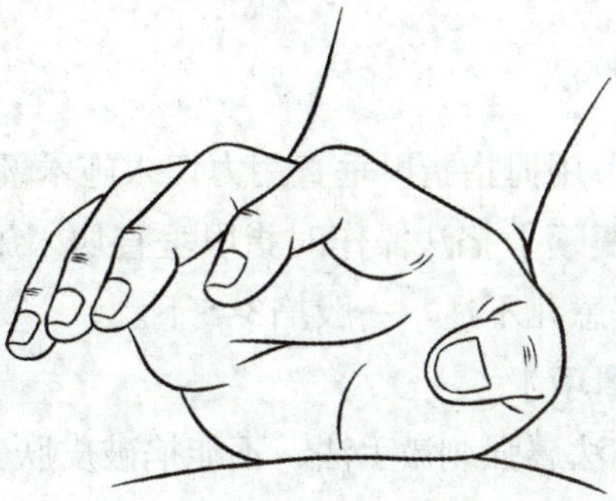

图7-2-8　掌根揉法

［注意事项］

（1）操作时，手要吸定施术部位，不可来回摩擦。

（2）用力要轻柔缓和，先轻后重。

［临床应用］揉法轻柔和缓，渗透性好，具有消食化积、健脾和胃、促进胃肠道蠕动、通行气血及良好的安抚作用。常用于治疗小儿腹胀、腹痛、厌食、呕吐、便秘、腹泻、脑瘫、夜啼等病证。

（三）摩法

［操作］用除拇指外的其余四指指面或手掌面附着于体表一定部位，做顺时针或逆时针环形运动，以腕关节连同前臂做节律性的环形运动，称为摩法。以指面着力的称指摩法，以掌面着力的称掌摩法。

［动作要领］

（1）指摩法指用除拇指外的其余四指指面附着于头面部、胸腹部做顺时针或逆时针环形运动，操作时不得带动皮下组织（图7-2-9）。一般施术50~100次。

（2）掌摩法指用掌面附着于腹部或胸部，以腕关节连同前臂做节律性的环形运动，比指摩法刺激作用强（图7-2-10）。一般施术100~300次。

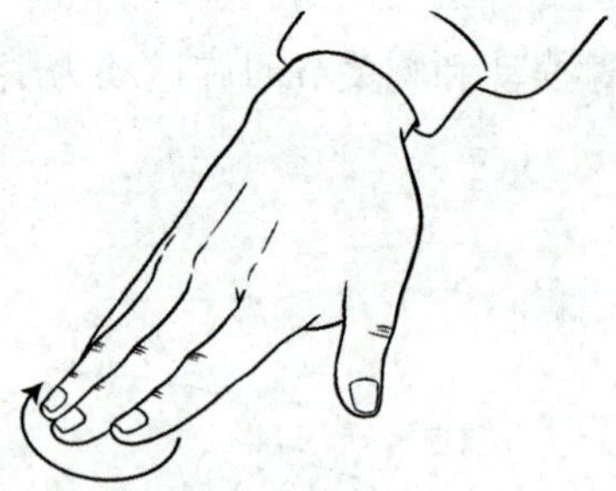

图7-2-9 指摩法

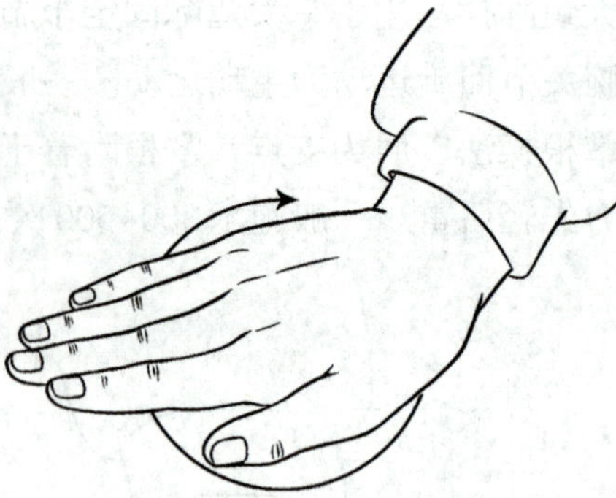

图7-2-10 掌摩法

[注意事项]

（1）摩法作用温和，用力不宜过重。

（2）应根据病情选择操作方向和介质。

[临床应用] 摩法轻柔缓和，刺激量较小。具有和中理气、消食导滞、健脾止泻、消肿止痛、镇静安神的作用。常用于胸腹、胁肋及头面部，治疗脘腹疼痛、食积胀满、胸胁满闷、腹泻、便秘、胃肠功能紊乱等。

（四）掐法

[操作] 用拇指指甲垂直用力切入施术部位，称为掐法（图7-2-11）。

[动作要领] 掐法操作时指甲垂直切入施术部位，动作要快、狠，注意不要掐破皮肤；掐后即用揉法，以缓解患儿不适。一般掐3~5下。

[注意事项]

（1）掐法属强刺激手法，不能掐破皮肤。

（2）掐后继用揉法，以缓解不适。

[临床应用] 掐法具有开窍、镇惊、息风的作用，常用于四肢末端、头面部的点状穴位，主治惊风、抽搐、昏迷不醒等病证。

（五）运法

[操作] 用拇指螺纹面或中指螺纹面在施术部位上，由此穴向彼穴做弧形或环形推动，称为运法（图7-2-12）。频率为每分钟80~120次。主要用于弧形或圆形的线状穴位及点状、面状穴位。

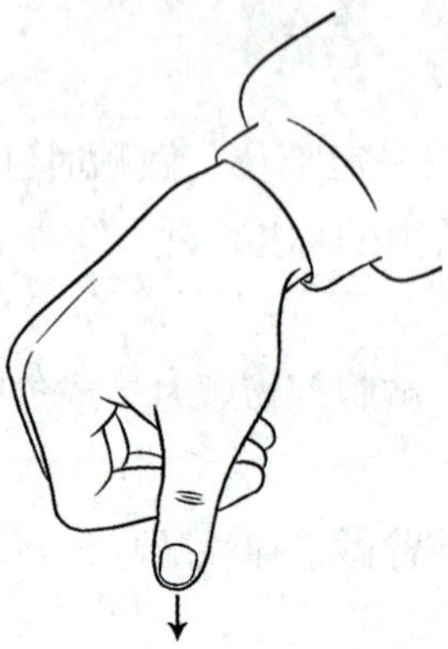

图7-2-11 掐法

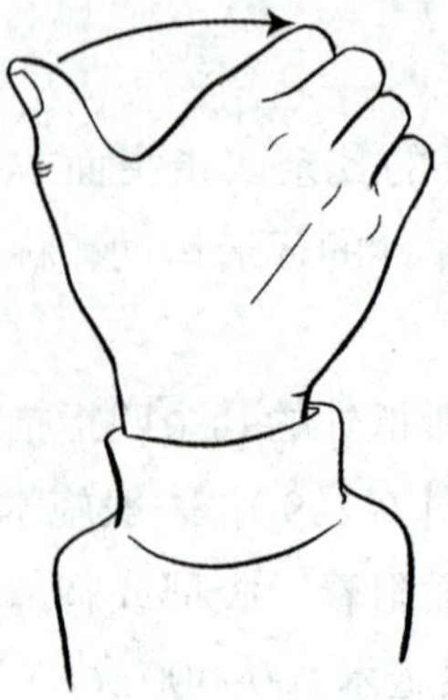

图7-2-12 运法

［动作要领］运法操作时宜轻不宜重，宜缓不宜急，在体表旋绕摩擦推动，不带动深层肌肉组织。运法操作较推法和摩法轻而缓慢，操作面积大于旋推法。

［注意事项］操作时应根据病情选用合适介质。

［临床应用］主治发热、咳喘、痰多、胸闷胸痛、腹痛腹胀、泄泻、呕吐、食欲不振、盗汗等病证。如运内劳宫、运八卦等。

（六）捏法（捏脊，捏积）

［操作］拇指在后，食、中指在前；或屈曲食指，以食指中节桡侧缘抵住皮肤，拇指前按，相对用力，捏起皮肤，双手交替，捻动向前，称为捏法或捏脊法（图7-2-13）。一般捏3~5遍。每捏三下再将脊背提一下，称捏三提一法。

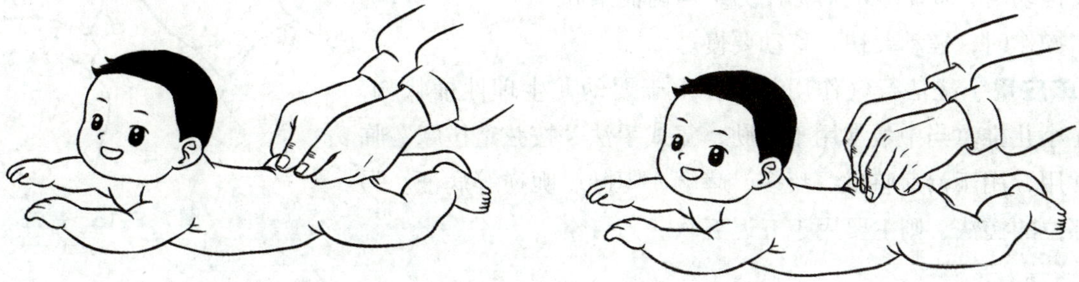

图7-2-13 捏法

［动作要领］捏法操作时方向自下而上，需直线捻动向前，不可歪斜。次数和力度要适当，不可拧转。捏起太少易滑脱不前，捏起过多则不易捻动向前。

［注意事项］

（1）捏脊时力度要适当，不可拧转。

（2）肌肤捏拿适中，过多不易捻动向前，过少易滑脱。

（3）操作时宜直线前进，不可歪斜。

［临床应用］捏法主要用于脊柱，故称为“捏脊”。又因主治疳积，故又称“捏积”。主治由先天或后天不足引起的一切慢性虚弱病证，如肾虚遗尿、脾虚泄泻、消化不良、疳积等。并能强身健体、预防疾病。

（七）拿法

［操作］用拇指和食、中两指，或拇指与其余四指相对用力，在施术部位或穴位上进行一紧一松的提捏动作，称为拿法（图7-2-14）。部位一般操作1~2分钟；穴位一般拿3~5下。

［动作要领］拇指和食、中两指，或拇指与其余四指相对用力，捏住施术部位时需逐步收紧提起，一紧一松，连续不断地提捏，用力需由轻到重，缓和而有连贯性。

［注意事项］

（1）拿法要有节律，不可突然用力。

（2）拿法刺激性较强，拿后常继以揉法，以缓解不适。

（3）拿法常放在治疗最后操作。

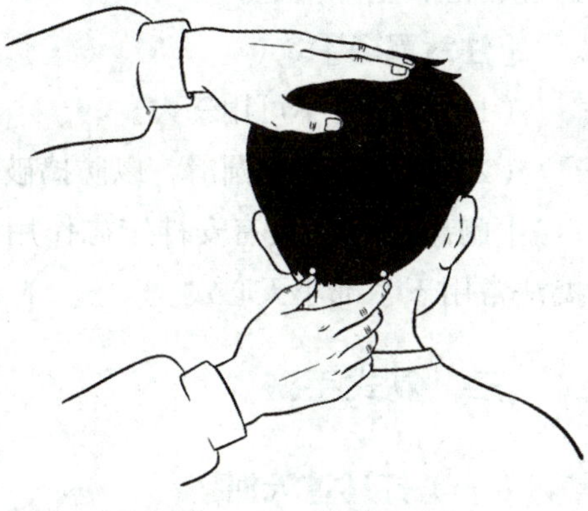

图7-2-14 拿法

[临床应用] 拿法渗透力强，刺激量大，善于解表发汗及通行气机。常用于小儿外感、腹痛、便秘、脑瘫等病证，施术部位广泛，腹部、四肢、肩颈均可操作。

（八）搓法

[操作] 用双手掌面夹住肢体，相对用力做快速搓揉动作，并同时做上下往返移动，称为搓法（图7-2-15）。一般操作1~2遍。

[动作要领] 搓动时前臂与上臂主动发力，搓动要快，移动要慢，且双手用力要对称，动作协调连贯，均匀一致。

[注意事项]

（1）操作时，被搓肢体要完全放松。

（2）搓动时，双手掌应对称用力，均匀而柔和。

（3）操作时，搓动要快，移动要慢。

[临床应用] 搓法行气作用甚佳，由于婴幼儿生理性桶状胸，故搓法在小儿推拿当中最常用于胸胁，复式手法"按弦走搓摩"临床极为常用，用于治疗咳嗽、痰多、哮喘、呕吐、呃逆等病证。另外四肢部位的搓法，则主要用于五迟五软。

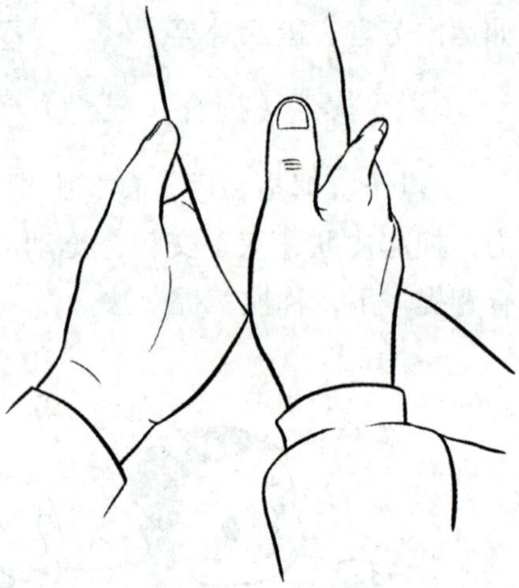

图7-2-15　搓法

（九）捣法

[操作] 用中指端，或屈曲的食、中指的指间关节突起处着力，对施术部位做有节奏的叩击，称捣法（图7-2-16）。一般捣5~20次。

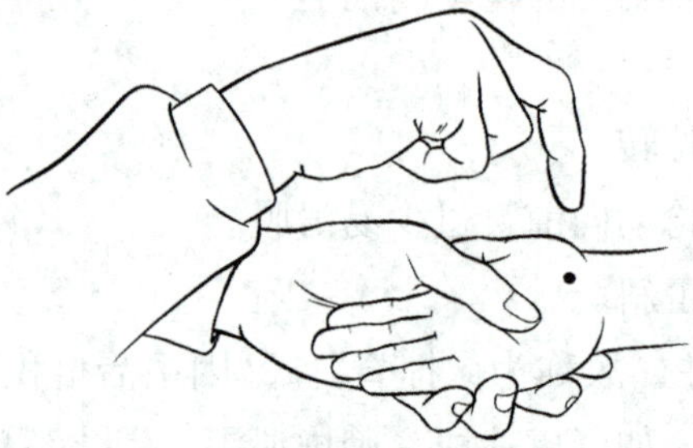

图7-2-16　捣法

[动作要领] 捣时肩、肘、指间关节要自然放松，以腕关节主动屈伸为主，穴位要准确，指端要有弹性，击后立即抬起。

[注意事项]

（1）操作时不可用暴力。

（2）指甲应修剪圆滑，以防捣破皮肤。

[临床应用] 具有安神宁志作用，主治夜啼、烦躁不安、惊风、斜视、尿潴留、惊惕不安等病证。捣法常用于手部小天心穴。

三、复式手法

（一）打马过天河

［操作］ 患儿掌心向上，术者左手握住患儿四指，右手中指运内劳宫；然后屈患儿四指向上，以左手握住，术者用食、中两指螺纹面自总筋起沿天河水一起一落打至洪池为一次。操作20~30次。操作时，右手食、中两指可沾水，并配合向拍打部位吹气（图7-2-17）。

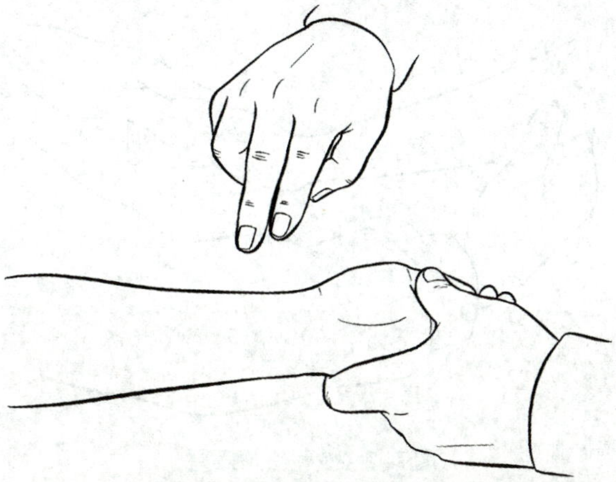

图7-2-17 打马过天河

［作用］ 清热通络，行气活血。

［临床应用］ 主治发热恶寒、高热神昏、上肢麻木、惊厥抽搐等实热病证。

（二）黄蜂入洞

［操作］ 术者一手扶患儿头部后侧，使其头部相对固定，另一手食、中两指指端轻揉患儿两鼻孔下缘，操作20~50次（图7-2-18）。

［作用］ 发汗解表，宣肺通窍。

［临床应用］ 主治外感风寒，发热无汗，鼻塞流涕，呼吸不畅，以及急慢性鼻炎。

（三）猿猴摘果

［操作］ 术者两手食、中两指夹住患儿耳尖向上提10~20次，再用拇、食两指捏患儿耳垂下扯10~20次（图7-2-19）。

［作用］ 定惊安神，消食化痰。

［临床应用］ 主治惊悸怔忡、食积、寒痰等病证。

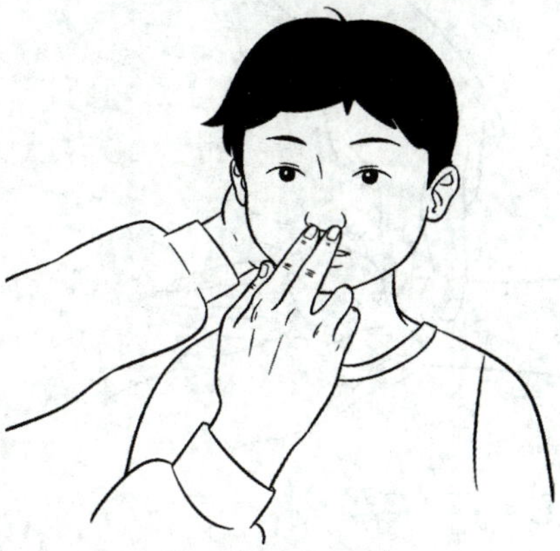

图7-2-18 黄蜂入洞

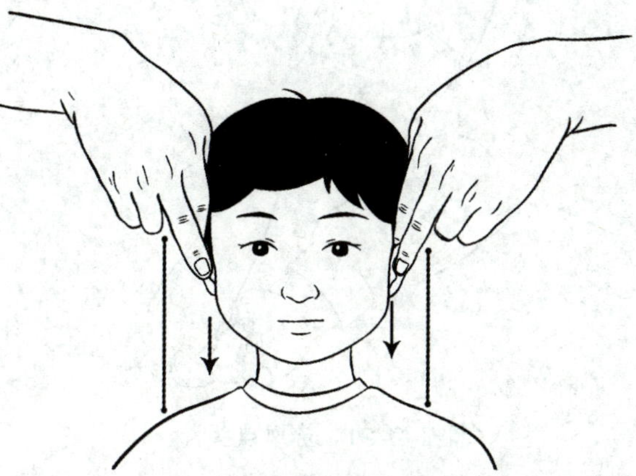

图7-2-19 猿猴摘果

（四）苍龙摆尾

[操作] 术者右手握患儿食、中、无名三指，左手自患儿总筋至肘部来回搓揉数遍；然后一手托患儿肘尖，另一手握患儿三指，使其掌心向下做左右摇动，如摆尾状，连续摇动20~30次（图7-2-20）。

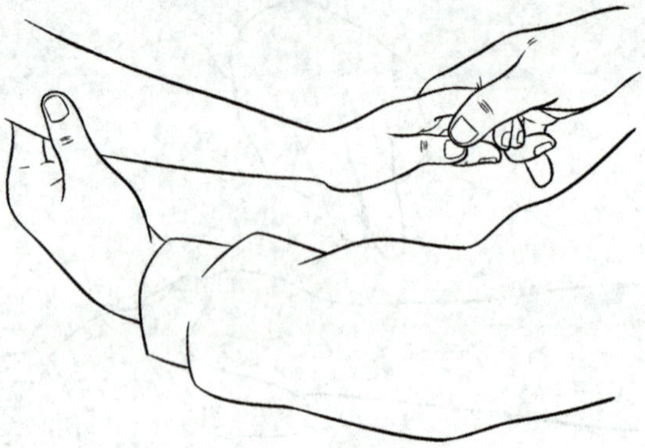

图7-2-20 苍龙摆尾

[作用] 开胸顺气，退热通便。

[临床应用] 主治胸闷发热、躁动不安、大便秘结等病证。

（五）赤凤点头

[操作] 术者一手拿患儿肘尖，使其掌心向下，另一手捏患儿中指上下摇动，如赤凤点头状。一般操作20~30次（图7-2-21）。

[作用] 通关顺气，健脾，定喘。

[临床应用] 主治胸胁、腹部胀满，气喘，上肢麻木，心悸等病证。

（六）二龙戏珠

[操作] 术者左手持患儿左手，使其掌心向上，前臂伸直；以另一手食、中两指指端自患儿总筋处起，交替向上点按，至曲池处止。操作20~30次（图7-2-22）。

[作用] 镇惊止搐，调和阴阳，散寒，清热。

[临床应用] 主治寒热往来、四肢抽搐、高热惊厥等病证。

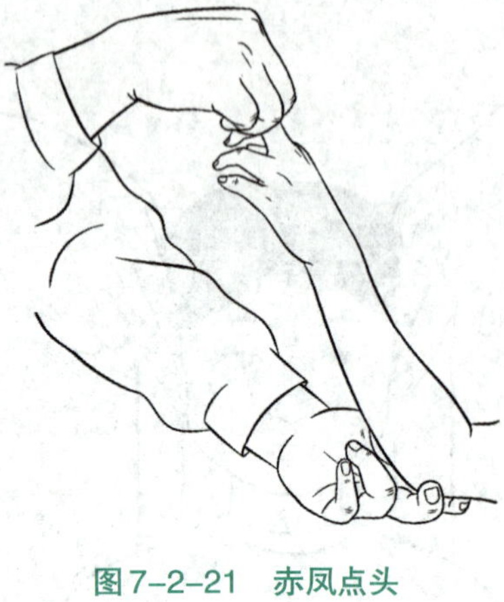

图7-2-21 赤凤点头

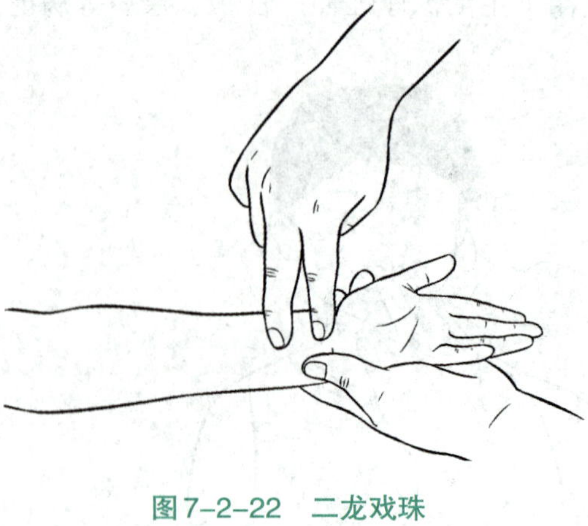

图7-2-22 二龙戏珠

（七）水底捞明月

［操作］术者左手捏患儿四指，使其掌心向上，右手食、中两指夹患儿拇指固定，然后用拇指自患儿小指尖，推至小天心处，再转入内劳宫为一遍。操作30~50次（图7-2-23）。操作时可像打马过天河操作时配合沾凉水和吹气。

［作用］退热泻火，清心除烦。

［临床应用］主治高热神昏、热入营血、烦躁不安、口臭、便秘等实热病证。

（八）按弦走搓摩

［操作］家长将患儿抱于怀中，或让患儿取坐位，将其两手交叉搭在对侧肩上。术者两手掌自患儿两腋下边搓摩边向下移动至肚角处。操作50~100次（图7-2-24）。

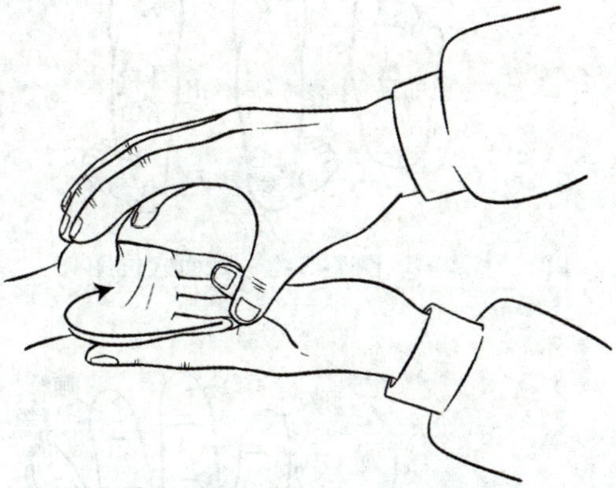

图7-2-23　水底捞月

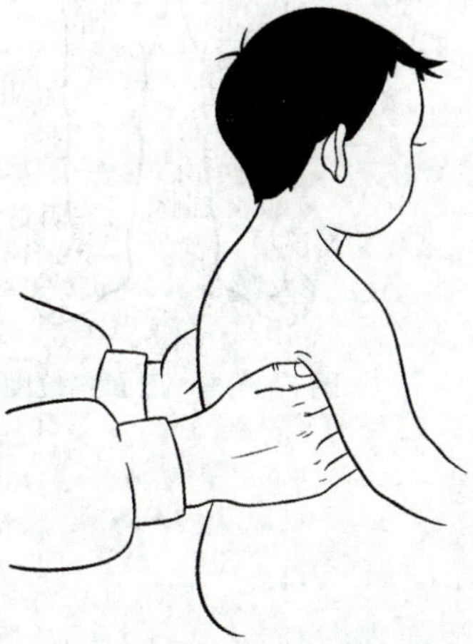

图7-2-24　按弦走搓摩

［作用］理气化痰，健脾消食。

［临床应用］主治痰、食积滞引起的咳嗽气喘、痰涎壅盛、食积等病证。

（九）按肩井（总收法）

［操作］患儿取坐位，术者用一手中指掐按患儿肩井穴，另一手拇、食、中三指拿住患儿食指和无名指，使患儿上肢伸直并摇之。操作20~30次。

［作用］通行一身之气血，提神。为结束手法，有关门之意。

［临床应用］用于小儿推拿结束手法，又称总收法。

第三节　特定穴位

小儿推拿因其特有的生理、病理特点，除了运用十四经穴、经外奇穴及阿是穴外，本身还有许多特定的穴位（图7-3-1、图7-3-2、图7-3-3、图7-3-4）。这些穴位形态多样，主要有点状、线状和面状三种形态。穴位分布以小儿两手居多，正所谓“小儿百脉汇于两掌”。

小儿推拿腧穴定位法同《经络腧穴学》中取穴方法一致，临床上常用的有3种，即骨度分寸定位法、体表解剖标志定位法和手指同身寸定位法。

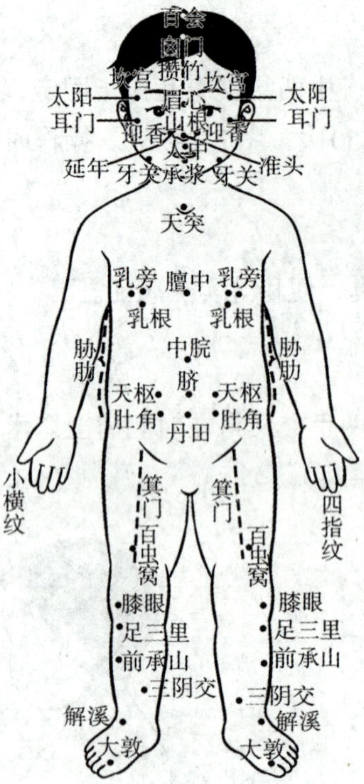

图 7-3-1　正面穴位图

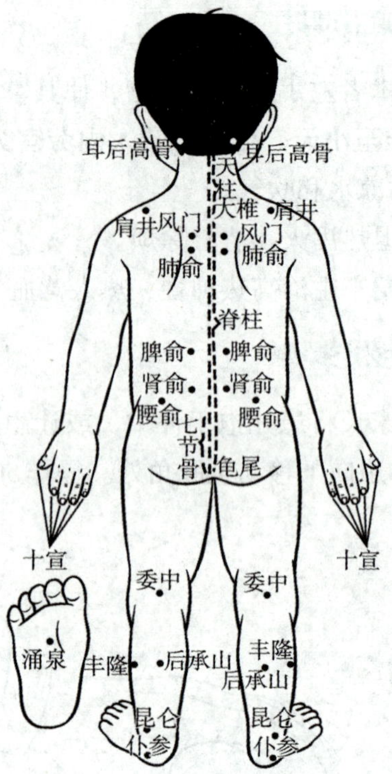

图 7-3-2　背面穴位图

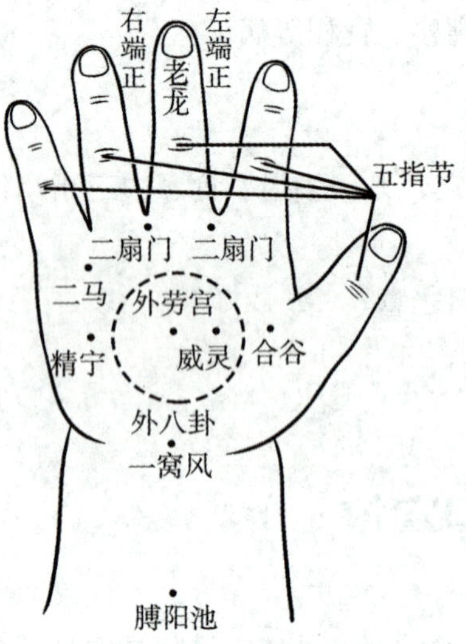

图 7-3-3　上肢背面穴位图

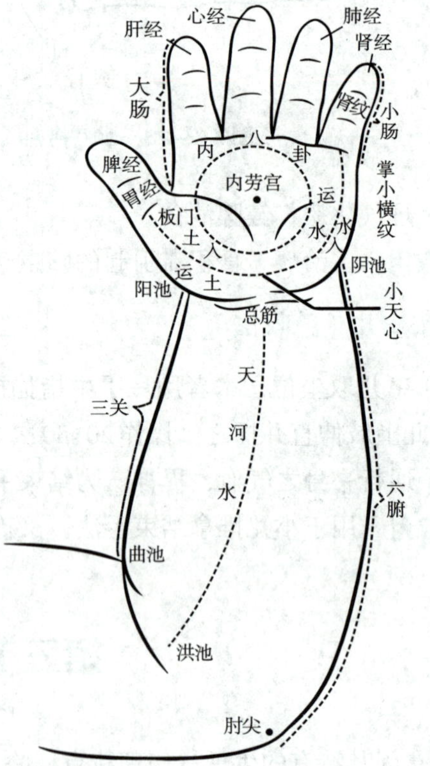

图 7-3-4　上肢掌面穴位图

一、头面颈项部穴位

（一）天门

［定位］两眉中间起向上至前发际呈一直线。

［操作］术者用两拇指桡侧或螺纹面自下而上交替直推30~50次，称开天门。

［功效］疏风解表，开窍醒脑，镇静安神。

［临床应用］常用于外感发热、头痛无汗等，多与推坎宫、运太阳、揉耳后高骨合用，称为“头面四大手法”，常用作头面部推拿的起式；若惊惕不安，烦躁不宁，多与清肝经、清天河水等同用。对体质虚弱出汗较多和佝偻病患儿慎用。

（二）坎宫

［定位］自眉头起沿眉弓上缘至眉梢成一横线。

［操作］术者用两拇指自眉头向两侧眉梢做分推30~50次，称推坎宫，亦称推眉弓。

［功效］疏风解表，清脑明目，止头痛。

［临床应用］常用于外感发热、头痛无汗，多与开天门、揉太阳等合用；若用于治疗目赤痛，多和清肝经、掐揉小天心、清天河水等同用。

（三）太阳

［定位］眉梢与目外眦的中点向后一横指的凹陷中。

［操作］术者两拇指桡侧自前向耳后方向直推30~50次，称推太阳；或用拇指或中指指端揉该穴，称揉太阳或运太阳。向眼方向揉为补，向后方揉为泻。

［功效］疏风解表，清热，明目，止头痛。

［临床应用］主要用于外感发热。若外感表实证，用泻法；外感表虚、内伤头痛属虚者，用补法。

（四）耳后高骨

［定位］两耳后，乳突后缘与后发际交界处的凹陷中。

［操作］术者用两拇指或中指端揉该穴30~50次，称揉耳后高骨。

［功效］疏风解表，镇静安神。

［临床应用］常用于感冒头痛，多与开天门、推坎宫、揉太阳等合用。亦能治神昏烦躁等症。

（五）印堂

［定位］在两眉之间连线中点处。

［操作］术者用指甲在眉心处掐3~5次，称掐印堂；或用指端揉30~50次，称揉印堂。

［功效］祛风通窍，明目醒神，镇惊。

［临床应用］治疗惊风，常与掐十宣、人中、老龙等合用；治疗感冒、头痛，常与推坎宫、揉太阳等配合。

（六）百会

［定位］两耳尖连线与头顶正中线的交点处；或前发际正中直上5寸。

［操作］术者用拇指端按或揉该穴，按30~50次，揉100~200次，称按百会或揉百会。

［功效］安神镇惊，升阳举陷，健脑益智。

［临床应用］常用于治疗惊风、烦躁、夜寐不安等症，多与清肝经、清心经、掐揉小天心等合用；用于遗尿、脱肛、泄泻等症，常与补脾经、补肾经、推三关、揉丹田等合用。亦可用灸法。

（七）迎香

［定位］鼻翼旁开0.5寸，当鼻唇沟中。

［操作］术者用食、中二指或两拇指指端按揉20~30次，称揉迎香。

［功效］宣肺气，通鼻窍。

［临床应用］治疗感冒或慢性鼻炎等引起的鼻塞不通、鼻流清涕、呼吸不畅，多与清肺经、拿风池等合用。

（八）人中

［定位］当鼻唇沟正中线上1/3与下2/3交界处。

［操作］术者用拇指甲或食指甲掐之，掐5~10次或醒后即止，称掐人中。

［功效］开窍醒神。

［临床应用］常用于急救，对于不省人事、惊厥或抽搐等症，多与掐十宣、掐老龙等合用。

（九）牙关（颊车）

［定位］下颌角前上方一横指凹陷中，用力咀嚼时，咬肌隆起最高点处。

［操作］术者用两手中指或食指指端，按5~10次或揉30~50次，称按牙关或揉牙关。

［功效］调节唾液分泌，止磨牙。

［临床应用］按揉牙关主要用于流涎、睡中磨牙、小儿面瘫等。

（十）风池

［定位］当枕骨之下，与风府穴相平，后发际两侧凹陷处（胸锁乳突肌与斜方肌上端之间凹陷中）。

［操作］术者用拇指、食指按揉本穴，称揉风池；或拿之，称拿风池。一般揉30~50次，或拿3~5次。

［功效］发汗解表，祛风散寒，明目，止头痛。

［临床应用］主治外感头痛、发热无汗、颈项强痛、头晕等。拿风池发汗效果明显，若配合开天门、掐揉二扇门等，发汗之力更强。表虚者不宜用。

（十一）天柱骨

［定位］在项后，后发际正中至大椎穴呈一直线。

［操作］术者将食、中二指并拢，用指面自上向下直推100~500次，称推天柱骨；或用汤匙自上向下刮，刮至皮下轻度瘀血即可，称刮天柱骨。

［功效］降逆止呕，祛风散寒。

［临床应用］治疗恶心呕吐多与揉中脘、横纹推板门等合用；治疗风寒感冒、颈项强痛等症，多与拿风池、掐揉二扇门等同用。

二、上肢部穴位

（一）脾经

［定位］拇指末节螺纹面或拇指桡侧缘，由指尖至指根呈一直线。

［操作］有补脾经和清脾经之分。术者以拇指螺纹面顺时针推小儿拇指螺纹面；或将小儿拇指屈曲，以拇指端循小儿拇指桡侧缘由指尖向指根方向直推100~500次为补脾经。术者一手持小儿拇指伸直以固定，另一手以拇指指端自小儿拇指桡侧缘由指根向指尖方向直推100~500次为清脾经；若往返推之为平补平泻，称清补脾经。

［功效］补脾经能健脾胃、补气血；清脾经能清热利湿、化痰止呕；清补脾经能和胃消食、增进食欲。

［临床应用］补脾经常用于脾胃虚弱、气血不足所致的食欲不振、腹泻、消化不良等病证，常与补胃经、揉中脘、摩腹、按揉足三里等合用。清脾经常用于湿热熏蒸、皮肤发黄、恶心呕吐、腹泻、痢疾等证病，多与清胃经、揉板门、清大肠、揉中脘、揉天枢等合用。清补脾经常用于治疗饮食停滞、脾胃不和而引起的胃脘痞闷、吞酸、纳呆、腹泻、呕吐等病证，多与运内八卦、揉板门、分腹阴阳等相配合。小儿脾胃虚弱，不宜攻伐太过，一般脾经多用补法，体壮邪实者可用清法。

（二）肝经

［定位］在食指末节螺纹面。

［操作］有补肝经和清肝经之分。术者以拇指螺纹面顺时针推小儿食指螺纹面；或自食指尖推向末节横纹100~500次为补肝经。术者以拇指端自食指末节横纹推向食指尖100~500次为清肝经。补肝经和清肝经统称为推肝经。

［功效］清肝经能平肝泻火、息风止痉、解郁除烦。

［临床应用］清肝经常用于惊风抽搐、烦躁不安、口苦咽干、目赤肿痛、五心烦热等实证，多与掐人中、掐老龙、掐十宣等合用。由于小儿肝常有余，故肝经宜清不宜补，若肝虚应补，则需先补后清，或以补肾经而滋肾养肝。

（三）心经

［定位］在中指末节螺纹面。

［操作］有补心经与清心经之分。术者以拇指螺纹面顺时针推小儿中指螺纹面；或沿中指掌面自指尖推向中指末节横纹100~500次为补心经。术者以拇指指端自中指末节横纹直推向指尖100~500次为清心经。补心经和清心经统称为推心经。

［功效］补心经：补益心血，养心安神；清心经：清心，泻火，除烦。

［临床应用］常用于心火亢盛所致的高热神昏、面赤、口舌生疮、小便短赤、惊风等，多与清天河水、清小肠等同用。心经宜清不宜补，恐动心火。若气血不足而见心烦不安，睡卧露睛，需用补法时，可补后加清或以补脾经代之。

（四）肺经

［定位］在无名指末节螺纹面。

［操作］有补肺经和清肺经之分。术者以拇指螺纹面顺时针推小儿无名指末节螺纹面；或沿无名指掌面自指尖推向无名指末节横纹100~500次为补肺经。术者以拇指指端自无名指末节横纹推向指尖

100~500次为清肺经。补肺经和清肺经统称为推肺经。

[功效] 补肺经：补益肺气。清肺经：宣肺疏风，清热解表，止咳化痰。

[临床应用] 补肺经常用于虚性咳喘、少气懒言、遗尿、面白、自汗、盗汗等，常与补脾经、揉二马、推三关等合用。清肺经常用于痰鸣咳喘、感冒发热、胸闷、鼻干、鼻流浊涕、便秘等实证，多与清天河水、退六腑、推揉膻中、运内八卦等同用。

（五）肾经

[定位] 小指末节螺纹面或小指掌面稍偏尺侧，由指尖至指根呈一直线。

[操作] 有补肾经和清肾经之分。术者以拇指螺纹面顺时针推小儿小指末节螺纹面；或沿整个小指掌面稍偏尺侧自指根直推向指尖100~500次为补肾经。术者以拇指指端自小指指尖向指根方向直推100~500次为清肾经。补肾经和清肾经统称为推肾经。

[功效] 补肾经：补肾益脑，壮阳，温养下元。清肾经：清热利尿。

[临床应用] 补肾经常用于先天不足、久病体虚、五更泄泻、肾虚久泻、多尿、遗尿、喘息等症，多与补脾经、补肺经、揉肾俞、擦命门、捏脊等合用。清肾经常用于治疗目赤、膀胱湿热、小便赤涩、腹泻等症，多与掐揉小天心、清小肠、推箕门等相配合。肾经宜补不宜清，需用清法时，常以清小肠代替。

（六）胃经

[定位] 在大鱼际桡侧缘赤白肉际处，由掌根至拇指根呈一直线。

[操作] 有补胃经与清胃经之分。术者以拇指端自小儿大鱼际桡侧缘从指根向掌根方向直推100~500次为补胃经。同样方法反方向直推100~500次为清胃经。补胃经和清胃经统称推胃经。

[功效] 补胃经：健脾胃，助运化。清胃经：清热化湿，和胃降逆，除烦止渴。

[临床应用] 补胃经常用于脾胃虚弱、消化不良、腹胀纳呆等症，常与补脾经、揉中脘、摩腹、按揉足三里等合用。清胃经常用于嗳腐吞酸、脘腹胀满、发热烦渴、便秘纳呆、衄血等实证，多与清脾经、清大肠、推天柱骨、退六腑、揉天枢、推下七节骨等同用。

（七）大肠

[定位] 在食指桡侧缘，自食指尖至虎口呈一直线。

[操作] 有补大肠与清大肠之分。术者以拇指螺纹面由小儿食指尖直推向虎口100~500次为补大肠。相同方法反方向直推100~500次为清大肠。补大肠和清大肠统称为推大肠。

[功效] 补大肠：温中止泻，涩肠固脱。清大肠：清热，利湿，通便。

[临床应用] 补大肠常用于虚寒腹泻、脱肛等虚证，常与补脾经、推三关、补肾经、推上七节骨合用。清大肠常用于湿热泄泻、身热腹痛、下利赤白脓血、大便秘结等实证、热证，常与清天河水、退六腑、清脾经、清肺经、推下七节骨、揉龟尾等同用。临床上治疗痢疾、便秘，常用独穴疗法推大肠30分钟，往往收到较好的效果。大肠亦称指三关，详见《中医诊断学》小儿望诊部分。

（八）小肠

[定位] 在小指尺侧，自指尖至指根呈一直线。

[操作] 有补小肠和清小肠之分。术者以拇指螺纹面由小儿指尖推向指根100~500次为补小肠。相同方法反方向直推100~500次为清小肠。补小肠和清小肠统称为推小肠。

［功效］ 补小肠：滋阴补虚。清小肠：清热利尿，泌别清浊。

［临床应用］ 补小肠常用于阴虚水亏、下焦虚寒多尿、遗尿等，常与补脾经、补肺经、补肾经、揉丹田、揉肾俞等合用。清小肠多用于小便短赤不利、尿闭、水泻、口舌生疮等症，若心经有热移于小肠，可配清天河水，有加强清热利尿作用。

（九）肾顶

［定位］ 在小指顶端。

［操作］ 术者一手持小儿小指以固定，另一手拇指或中指指端按揉小儿小指顶端100~500次，称揉肾顶。

［功效］ 滋阴补肾，固表止汗。

［临床应用］ 常用于自汗、盗汗或汗出不止等病证。本穴为止汗要穴。阴虚盗汗，多与补肾经、揉二马、补肺经等同用；气虚者配补脾经、补肺经。

（十）肾纹

［定位］ 在手掌面，小指第二指间关节（末节）横纹处。

［操作］ 术者一手持小儿小指以固定，另一手中指或拇指指端按揉小儿小指远侧指间关节横纹处，揉100~500次，称揉肾纹。

［功效］ 祛风明目，散热结。

［临床应用］ 治疗目赤肿痛，常与清心经、清肝经合用；治疗口舌生疮、弄舌，常与清胃经、清心经、清天河水同用。

（十一）四横纹

［定位］ 在掌面食、中、无名、小指近侧指间关节横纹处。

［操作］ 有掐四横纹与推四横纹之分。术者用拇指甲自小儿食指横纹至小指横纹依次掐3~5次，继而揉之，称掐揉四横纹；或用拇指螺纹面从小儿食指横纹处推向小指横纹处，推100~300次，称推四横纹。

［功效］ 掐四横纹：退热除烦，散瘀结。推四横纹：调和气血，消胀散结。

［临床应用］ 治疗胸闷痰喘，多与运八卦、推肺经、推膻中等合用；治疗疳积、消化不良、腹胀腹痛、气血不和等症，常与补脾经、揉中脘等合用。本穴为治疳要穴，可毫针或三棱针点刺，配合捏脊治疗营养不良、疳积等，效果甚好。

（十二）小横纹

［定位］ 在掌面食、中、无名、小指的掌指关节横纹处。

［操作］ 有掐小横纹和推小横纹之分。术者用拇指甲自小儿食指横纹至小指横纹依次掐3~5次，继而揉之，称掐揉小横纹；或一手将患儿四指并拢用另一手拇指桡侧从食指横纹处推向小指横纹处，推100~300次，称推小横纹。

［功效］ 掐小横纹：清热除烦，消胀散结。推小横纹：治疗肺部干性罗音。

［临床应用］ 用于治疗脾胃热结所致的腹胀、口疮、发热、烦躁等症。因脾虚腹胀者，兼补脾经；因食积者，兼摩腹、揉脐、清补脾经、运八卦；口舌生疮者，常与清脾经、清胃经、清天河水合用。

（十三）掌小横纹

［定位］在小指根下，掌面尺侧掌纹头。

［操作］术者用中指或拇指端按揉小儿小指根下尺侧掌纹头，揉100~500次，称揉掌小横纹。

［功效］宽胸散结，清热化痰，宣肺止咳。

［临床应用］揉掌小横纹常用于心肺郁热、痰热喘咳等，常与清肺经、退六腑等同用；治疗口舌生疮常与清心经、清胃经、清天河水等同用。临床上对婴儿流口水严重者，有良效。配合揉二马，可治疗肺部湿性啰音。

（十四）大横纹

［定位］在手掌面，掌后横纹。近拇指端称阳池，近小指端称阴池。

［操作］有分阴阳与合阴阳之分。术者两手相对夹持小儿手部，两拇指置小儿掌后横纹中央。由总筋（掌后横纹中点）向两旁分推，推30~50次，称分推大横纹，亦称分手阴阳；自两侧（阳池、阴池）向总筋合推，推30~50次，称合手阴阳。

［功效］分阴阳：平衡阴阳，调和气血，消食行滞。合阴阳：行痰散结。

［临床应用］分阴阳多用于阴阳不调、气血不和所致的寒热往来、烦躁不安、乳食停滞、腹胀、腹泻、呕吐、痢疾等症，多与开天门、推坎宫、揉太阳、掐总筋合用。实热证重分阴池，虚寒证重分阳池。合阴阳多用于痰结喘嗽、胸闷等症，与揉肾纹、清天河水同用。

（十五）板门

［定位］在手掌大鱼际平面。

［操作］有揉板门、板门推向横纹和横纹推向板门之分。术者以拇指端揉小儿大鱼际平面，揉50~100次，称揉板门或运板门；用推法自板门推向腕横纹100~300次，称板门推横纹；反向推100~300次，称横纹推板门。

［功效］揉板门：健脾和胃、消食化滞。板门推向横纹：健脾止泻。横纹推向板门：和胃降逆止呕。

［临床应用］揉板门主治乳食积滞、食欲不振或嗳气、腹胀腹泻、呕吐等症，常与推小横纹合用。板门推向横纹止泻，常与推脾经、推大肠、推上七节骨合用。横纹推向板门止吐，常与清胃经、推天柱骨同用。

（十六）内劳宫

［定位］在掌心中，屈指时当中指尖之下。

［操作］有揉内劳宫与运内劳宫之分。术者以拇指端或中指端揉内劳宫100~300次，称揉内劳宫；用拇指指腹自小指根运推，经小天心至内劳宫止，运10~30次，称运内劳宫（水底捞明月）。

［功效］揉内劳宫：清热除烦，息风凉血。运内劳宫：清心、肾两经虚热。

［临床应用］本穴是清热除烦的效穴。揉内劳宫常用于治疗心经有热所致的发热烦渴、口舌生疮、五心烦热、小便短赤等症，常与清小肠经、清心经、清天河水、揉总筋等同用。

（十七）内八卦

［定位］手掌面，以掌心为圆心，以圆心至中指根横纹的2/3为半径，画一圆周，八卦穴即在此圆周上（小天心处为坎卦，中指根处为离卦，在拇指侧离卦至坎卦半圆的中点为震卦，在小指侧半圆的中点为兑卦）。共8个方位，即：乾、坎、艮、震、巽、离、坤、兑。

[**操作**] 运八卦有顺运、逆运之分。术者一手握小儿四指以固定，掌心向上，拇指按住离卦，另一手食、中二指夹持小儿拇指，然后术者用拇指自患儿乾卦运至兑卦，运100~500次，称顺运内八卦；若从兑卦运至乾卦，运100~500次，称逆运内八卦（古人认为：运至离卦时，应从拇指上运过，以防动心火）。

[**功效**] 顺运内八卦：宽胸理气，止咳化痰，消食行滞。逆运内八卦：降气平喘。

[**临床应用**] 顺运内八卦主要用于胸闷、咳嗽、气短、食积、腹胀、腹泻等症，多与推脾经、推肺经、揉板门、揉中脘等合用。逆运内八卦主要用于痰喘、呕吐等症，多与补脾经、补肺经、推三关、推天柱骨、推膻中等同用。

（十八）小天心

[**定位**] 在大、小鱼际之间的凹陷中。

[**操作**] 有揉、掐、捣小天心之分。术者一手持小儿四指以固定，掌心向上，另一手中指端揉100~300次，称揉小天心；以拇指甲掐3~5次，称掐小天心；用中指尖或屈曲的指间关节捣10~30次，称捣小天心。

[**功效**] 揉小天心：清热，利尿，明目。掐、捣小天心：镇惊安神。

[**临床应用**] 揉小天心主要用于心经有热而致的目赤肿痛、口舌生疮、惊惕不安，或心经有热，移于小肠，而见小便短赤等症，常与清心经、清小肠经、清天河水、清肝经、按揉精宁等同用。掐、捣小天心常用于惊风、抽搐、夜啼、惊惕不安等症。

（十九）总筋

[**定位**] 仰掌，在掌后腕横纹中点。

[**操作**] 有揉总筋和掐总筋之分。术者一手持小儿四指以固定，另一手拇指或中指端按揉掌后腕横纹中点100~300次，称揉总筋；用拇指甲掐3~5次，称掐总筋。

[**功效**] 揉总筋：清心经，散结，通调周身气机。掐总筋：定惊止痉。

[**临床应用**] 揉总筋治疗口舌生疮、潮热、夜啼不安等症，常与清天河水、清心经、揉内劳宫合用。掐总筋主治惊风，四肢抽搐等症，常与掐人中、拿合谷、掐老龙等同用。

（二十）三关

[**定位**] 前臂桡侧缘，自阳池（腕横纹）至曲池（肘横纹）呈一直线。

[**操作**] 术者一手握持小儿手部，另一手以食、中两指指面自腕横纹推向肘横纹，推100~500次，称推三关；屈小儿拇指，自拇指外侧端推向肘横纹称为大推三关。

[**功效**] 温阳散寒，益气活血，发汗解表。

[**临床应用**] 主治一切虚寒病证。常用于治疗气血虚弱、命门火衰、下元虚冷、阳气不足引起的畏寒肢冷、面色无华、周身乏力、食欲不振、疳积等症，多与补脾经、补肾经、捏脊、运内八卦、摩腹等合用；治疗感受风寒、恶寒无汗或疹出不透等症，多与清肺经、推坎宫、掐揉二扇门等合用。

（二十一）天河水

[**定位**] 在前臂掌侧正中，自总筋（腕横纹）至洪池（肘横纹）呈一直线。

[**操作**] 术者一手持小儿手部，另一手食、中两指指腹自腕横纹推向肘横纹，称清天河水。自内劳宫推向肘横纹，称为大推天河水；将凉水滴于大横纹处，用食、中二指指面慢慢推至洪池，再用四指拍

之，并用口吹气于天河穴透之，又称为引水上天河；先运内劳宫，再用食、中二指顶端自总筋、内关、间使循天河向上一起一落地打至洪池5~20遍，称为打马过天河。清天河水一般操作100~500次。

［功效］清热解表，泻火除烦。

［临床应用］本法性微凉，清热之力平和，善清卫、气分热，清热而不伤阴，虚热、实热皆可用。由于操作方法不同，清热的功效也不同：清天河水较平和；大推天河水解热作用大于清天河水；引水上天河作用大于大推天河水；打马过天河清热之力最强，只用于实热病证。临床上清天河水最为常用。多用于五心烦热、口燥咽干、口舌生疮、夜啼等症，常与清心经、退六腑同用。若用于外感风热所致的感冒发热、头痛、恶风、微汗出、咽痛等症，则多与开天门、推坎宫、揉太阳等同用。

（二十二）六腑

［定位］在前臂尺侧缘，自肘横纹至腕横纹呈一直线。

［操作］术者一手持小儿腕部以固定，另一手拇指或食、中指面自肘横纹推向腕横纹，推100~500次，称退六腑或推六腑。

［功效］清热解毒，通腑降浊。

［临床应用］退六腑性寒凉，善清营、血分之热，功专清热、凉血、解毒。适用于治疗温病邪入营血、脏腑郁热积滞、壮热烦渴、腮腺炎及肿毒等一切实热证，与补脾经合用止汗，脾虚腹泻者慎用。常与推三关同用，能平衡阴阳，防止大凉大热伤其正气。如寒热夹杂以热为主，则退六腑与推三关次数之比为3∶1；若以寒为主，则退六腑与推三关次数之比为1∶3；次数相等，可调和阴阳。若患儿平素脾虚腹泻，则慎用本法。

（二十三）洪池（曲泽）

［定位］仰掌，屈肘，当肱二头肌腱内侧。

［操作］术者一手拇指按穴位上，一手拿小儿四指摇之，摇5~10次，称按摇洪池。

［功效］调和气血，通经活络。

［临床应用］主治气血不和、关节疼痛不利等症。多与邻近穴位配合应用。

（二十四）曲池

［定位］屈肘成直角，在肘横纹外侧端与肱骨外上髁连线的中点。属手阳明大肠经。

［操作］先使小儿屈肘，术者一手固定其腕部，另一手握住小儿肘部，以拇指甲掐之，继而揉之，掐揉30~50次，称掐揉曲池。

［功效］清热，解表，利咽。

［临床应用］主治风热感冒、咽喉肿痛、上肢痿软无力、咳喘、嗳气、呕吐、泄泻等症，常与开天门、推坎宫、推太阳、清天河水等同用。

（二十五）十宣

［定位］位于手十指尖端，距指甲游离缘0.1寸，左右共10个穴位。

［操作］术者一手握小儿手部，使手掌向外，手指向上，以另一手拇指甲先掐患儿中指尖，然后逐指掐之，各掐3~5次；或醒后即止，称掐十宣。

［功效］清热除烦，醒神开窍。

［临床应用］主治高热惊风、抽搐、昏迷不醒、两目上视、烦躁不安等症，本穴主要用于急救，多

与掐人中、掐老龙、掐小天心等合用。

（二十六）老龙

[定位] 在中指甲根后0.1寸处。

[操作] 术者一手持小儿手部，另一手以拇指甲掐之，掐3~5次或醒后即止，称掐老龙。

[功效] 开窍醒神。

[临床应用] 主要用于急救。主治急惊风，高热惊厥，抽搐，不省人事。若急惊暴死，掐之知痛有声者易治；不知痛而无声者，一般难治。

（二十七）端正

[定位] 在中指甲根两侧赤白肉际处，桡侧称左端正，尺侧称右端正。

[操作] 术者一手持小儿手部，另一手以拇指甲掐或用拇指螺纹面揉，一般掐5次，揉50次，称掐揉端正。

[功效] 揉右端正：降逆止呕。揉左端正：升提中气，止泻。掐端正：醒神开窍。

[临床应用] 揉右端正用于胃气上逆而引起的恶心呕吐、鼻衄等症，常与清胃经、横纹推向板门合用。揉左端正用治水泻、痢疾、霍乱等症，多与推脾经、推大肠合用。掐端正常用于治疗小儿惊风，常与掐老龙、清肝经等同用。

（二十八）五指节

[定位] 在掌背五指第一指间关节处。

[操作] 有掐五指节和揉五指节之分。术者手握小儿手部，使掌心向下，另一手拇指甲自患儿小指或拇指开始依次掐之，继以揉之，一般各掐3~5次，各揉30~50次，称掐揉五指节；以拇、食指揉搓30~50次，称揉五指节。

[功效] 安神镇惊，祛风化痰，通窍。

[临床应用] 掐五指节主要用于惊惕不安、夜卧不宁、惊风等症，多与清肝经、掐老龙等合用；揉五指节主要用于胸闷、咳嗽痰喘、吐涎、口眼歪斜等症，多与运内八卦、推揉膻中等合用。经常揉该穴可增强小儿智力，用于保健。

（二十九）二扇门

[定位] 在手背中指掌指关节两侧凹陷处。

[操作] 有掐、揉二扇门之分。术者一手持小儿手部，另一手食、中指指端揉之100~500次，称揉二扇门；术者两手食、中二指固定小儿腕部，令手掌向下，无名指托其掌，然后用两拇指甲掐之，继而揉之，掐3~5次，称掐二扇门。

[功效] 发汗透表，退热平喘。

[临床应用] 主治风寒感冒、发热恶寒、无汗、咳喘气粗、呼吸不畅、急惊风等症。二扇门为发汗效穴，发散力强，易耗伤阳气，故体虚者慎用。若需用时，先补脾经、补肾经、揉肾顶以固表止汗，再用此穴。掐揉二扇门宜稍用力，速度要快。

（三十）二人上马（二马）

[定位] 在手背无名指与小指之间掌指关节后方凹陷中。

[**操作**] 有掐二马与揉二马之分。术者一手持小儿手部，使掌心向下，另一手拇指甲掐之，掐3~5次，称掐二马；以拇指端揉之，揉100~500次，称揉二马。

[**功效**] 滋阴补肾，顺气散结，利尿通淋。

[**临床应用**] 临床上用揉法为多，主要用于阴虚阳亢、潮热烦躁、虚热喘嗽、牙痛、小便赤涩、淋证等。为补肾滋阴的要穴。对体质虚弱、肺部感染有干性罗音者，可配合揉小横纹。湿性罗音配揉掌小横纹，多揉亦有效。

（三十一）威灵

[**定位**] 在手背第二、三掌骨歧缝间。

[**操作**] 术者一手持小儿四指，令掌心向下，另一手拇指甲掐该穴，继而揉之，掐5~10次；或醒后即止，称掐威灵。

[**功效**] 开窍，醒神，镇惊。

[**临床应用**] 多用于急惊暴死、惊风抽搐、昏迷不醒等症，本穴主要用于急救，可加强开窍醒神作用。

（三十二）精宁

[**定位**] 在手背第四、五掌骨歧缝间。

[**操作**] 术者一手持小儿四指，令掌心向下，另一手拇指甲掐该穴，继而揉之，掐5~10次，称掐精宁。

[**功效**] 行气破结，消积化痰。

[**临床应用**] 多用于痰食积聚、痰鸣气喘、干呕、疳积及急惊晕厥等症。常与掐威灵同用，用于昏迷不醒，以加强开窍醒神作用。

（三十三）外劳宫

[**定位**] 在掌背中央，与内劳宫相对。

[**操作**] 有掐外劳宫与揉外劳宫之分。术者一手持小儿四指，令掌心向下，另一手中指指端揉该穴100~300次，称揉外劳宫；以拇指甲掐之，掐3~5次，称掐外劳宫。

[**功效**] 温阳散寒，升阳举陷，发汗解表。

[**临床应用**] 治疗外感风寒，鼻流清涕，脏腑积寒，腹痛、腹泻、腹胀，寒痢，疝气等症，应多揉。治疗脱肛、遗尿常与补脾经、补肾经、推三关、揉丹田等合用。本穴性温，主治一切寒证。

（三十四）合谷

[**定位**] 在手背第一、二掌骨之间，近第二掌骨中点的桡侧。属手阳明大肠经。

[**操作**] 术者一手持小儿手部，令其手掌侧置，桡侧在上，另一手食、中二指固定小儿腕部，用拇指甲掐该穴，继而揉之，掐揉5~20次，称掐揉合谷。

[**功效**] 清热解表，消肿利咽，通络止痛。

[**临床应用**] 治疗发热、恶寒、无汗、头痛、项强、面瘫、目赤肿痛、牙痛、呕吐、嗳气呃逆、口眼歪斜、鼻衄等，常与清肺经、推大肠、推脾经、拿肚角等同用。

（三十五）外八卦

[**定位**] 在手背，外劳宫周围，与内八卦相对。

[操作] 术者一手持小儿四指令掌心向下，另一手拇指做顺时针方向运100~300次，称运外八卦。

[功效] 宽胸理气，散结通滞。

[临床应用] 主治胸闷、腹胀、食积、便秘等症。

(三十六)一窝风

[定位] 在手背腕横纹正中凹陷处。

[操作] 术者一手持小儿手部，另一手以中指或拇指指端按揉100~300次，称揉一窝风。

[功效] 发散风寒，温中行气，通经络，止痹痛，利关节。

[临床应用] 常用于受寒、食积等原因引起的腹痛肠鸣、关节痹痛、伤风感冒等症，多与拿肚角、推三关、揉中脘等合用。治疗腹痛及寒滞经络引起的痛痹宜多揉。

(三十七)膊阳池(支沟)

[定位] 在腕背横纹上3寸，尺、桡骨之间。

[操作] 术者一手持小儿腕部，另一手拇指甲掐3~5次，继而揉之，称掐膊阳池；用拇指指端或中指指端揉100~500次，称揉膊阳池。

[功效] 清热解表，通利二便。

[临床应用] 主治便秘、小便短赤、感冒头痛、腹痛等症，是治疗便秘的效穴。

三、胸腹部穴位

(一)天突

[定位] 在胸骨上窝正中，正坐仰头取穴。

[操作] 术者一手扶小儿头部，另一手中指指端按或揉该穴10~30次，称按天突或揉天突；以食指或中指指端微屈，向下用力点3~5次，称点天突；若用两手拇、食指相对捏挤天突穴，至皮下瘀紫为度，称捏挤天突。

[功效] 理气化痰，降气平喘，退热利咽，降逆止呕。

[临床应用] 本穴可降肺胃之气，常用于治疗气机不利、痰涎壅盛或胃气上逆所致之痰多气粗、咳喘胸闷、恶心呕吐，多与揉肺俞、分推肩胛骨、揉中脘、运内八卦等合用。若中指端微屈快速向下、向里按，可催吐。捏挤天突可治疗中暑引起的头晕、恶心等症，再配合捏挤大椎、膻中等穴，亦有良效。

(二)膻中

[定位] 在胸骨正中线上，平第四肋间隙，两乳头连线中点处。

[操作] 有揉膻中与分推膻中之分。小儿仰卧，术者以中指指端揉该穴50~100次，称揉膻中；术者以两拇指指端自膻中穴向两侧分推至乳头50~100次，称分推膻中。

[功效] 宽胸理气，宣肺化痰，止咳平喘。

[临床应用] 治疗呕吐、呃逆、嗳气，常与运内八卦、横纹推板门、分腹阴阳等合用；治疗吐痰不利常与揉天突、按弦走搓摩、按揉丰隆等同用。

(三)乳根

[定位] 在乳头直下0.2寸。

[**操作**] 术者以两手四指扶小儿两胁，再以两拇指揉该穴30~50次，称揉乳根。

[**功效**] 宣肺理气，化痰止咳。

[**临床应用**] 治疗咳喘、胸闷、痰鸣等症。常与乳旁穴合用。

（四）乳旁

[**定位**] 在乳头外旁开0.2寸。

[**操作**] 术者以两手四指扶小儿两胁，再以两拇指揉该穴30~50次，称揉乳旁。

[**功效**] 宽胸理气，化痰止咳。

[**临床应用**] 主治胸闷、咳嗽、痰鸣、呕吐等症。常与乳根穴合用。

（五）胁肋

[**定位**] 从腋下两胁至天枢穴水平处。

[**操作**] 小儿正坐，术者两手掌自患儿两腋下搓摩至天枢穴水平处，称搓摩胁肋，又称按弦走搓摩。一般搓摩50~100次。

[**功效**] 顺气化痰，除胸闷，消积聚。

[**临床应用**] 用于治疗小儿食积、痰、气上逆所致的胸闷、腹胀、食积、痰涎壅盛等症。治疗肝脾肿大，久久搓摩。中气下陷、肾不纳气者慎用。

（六）中脘

[**定位**] 在前正中线上，脐上4寸。

[**操作**] 有揉、摩、推中脘之分。患儿仰卧，术者用指端或掌根按揉该穴100~300次，称揉中脘；用掌心或四指摩之5分钟，称摩中脘；用食、中指指端自中脘向上推至天突穴，或自天突穴向下推至中脘100~300次，称推中脘。

[**功效**] 健脾和胃，消食导滞。

[**临床应用**] 用于治疗恶心呕吐、脘腹胀满、腹痛腹泻、食欲不振等症。多与按揉足三里、推脾经等合用。推中脘自上而下操作，有降胃气的作用，主治恶心呕吐；自下而上操作，有涌吐之效。

（七）腹

[**定位**] 在腹部，即两肋弓下缘至耻骨联合上的腹部软肉处。

[**操作**] 有摩腹与分推腹阴阳之分。患儿仰卧，术者用两拇指指端沿肋弓边缘斜向下推至腹两侧100~200次，称分推腹阴阳；术者用掌面或四指摩腹5分钟，称摩腹，逆时针摩为补，顺时针摩为泻，往返摩之为平补平泻。

[**功效**] 摩腹：健脾和中，消食导滞。分推腹阴阳：降逆止呕。

[**临床应用**] 分推腹阴阳常用于治疗乳食积滞、胃气上逆引起的厌食、恶心、呕吐、腹胀等症，临床上多与运内八卦、推脾经、揉板门、按揉足三里等配合。摩腹补法能健脾止泻，用于脾虚泄泻、面黄肌瘦、乏力懒言；泻法能消食导滞、通便，用于治疗便秘、腹胀、伤食等；平补平泻能和胃，久摩有消食健脾、强壮身体的作用。

（八）脐（神阙）

[**定位**] 肚脐中。

［操作］有揉脐与摩脐之分。患儿仰卧，术者用中指指端或掌根揉100~300次，称揉脐；用掌或四指摩之，称摩脐。

［功效］温肾助阳，补益气血，健脾和胃，消食导滞。

［临床应用］常用于治疗小儿腹泻、便秘、腹痛、疳积、呕吐、消化不良、厌食等症。多与摩腹、推七节骨、揉龟尾同用，故有“龟尾七节，摩腹揉脐”之说。

（九）天枢

［定位］脐旁2寸，左右各一。

［操作］患儿取仰卧位，术者用食、中指指端同时按揉左右二穴各50~100次，称揉天枢。

［功效］通调大肠，理气消滞，化痰止咳。

［临床应用］主治腹泻、便秘、食积、腹胀、腹痛等症，常与摩腹、揉脐、推上七节、揉龟尾等同用。可用中指按脐，食指与无名指各按两侧天枢穴，三指同时揉动。

（十）丹田

［定位］在小腹部，脐下2~3寸之间。

［操作］有摩丹田与揉丹田之分。患儿仰卧，以掌或四指摩之2~3分钟，称摩丹田；用拇指或中指指端揉之100~300次，称揉丹田。

［功效］培肾固本，温肾助阳，泌别清浊。

［临床应用］主治小儿先天不足、寒凝少腹之腹痛、腹泻、疝气、遗尿、脱肛等症。本穴主要用于虚证，常与补肾经、推三关、揉外劳宫等合用；用治尿潴留常与推箕门、清小肠等同用。

（十一）肚角

［定位］在脐下2寸，旁开2寸之两大筋处。

［操作］有拿肚角与按肚角之分。患儿仰卧，术者用拇、食、中三指向深处拿捏该筋，后弹放，反复3~5次，称拿肚角；用拇指或中指指端按3~5次，称按肚角。

［功效］健脾和胃，消食化滞，止腹痛。

［临床应用］主治各种原因所致的腹痛，以寒痛、伤食痛效果最佳，配合一窝风可加强止痛效果。本法刺激性强，一般在其他手法结束后进行，以防患儿哭闹。拿肚角为止腹痛的要穴。

四、背腰骶部穴位

（一）肩井

［定位］在肩上，肩峰与大椎穴连线中点的肩上大筋处。属足少阳胆经。

［操作］有拿肩井、按肩井和揉肩井之分。患儿取坐位，术者以双手拇指与食、中两指相对用力，提拿本穴3~5次，称拿肩井；以拇指指端或中指指端按压该穴10~30次，称按肩井；以拇指或中指指端揉动该穴10~30次，称揉肩井。

［功效］提升阳气，发汗解表，宣通气血。

［临床应用］主治感冒外感表实发热无汗等病证。常与开天门、推坎宫、运太阳、揉耳后高骨等相配合。拿肩井一般作为小儿推拿结束手法。

（二）大椎（百劳）

［定位］在项部，当第七颈椎棘突下，属督脉。

［操作］用拇指、中指指端或掌根揉动该穴30~50次，称揉大椎；用双手拇指与食指对称着力提捏皮肤向穴中挤捏，至局部皮肤充血或出现瘀紫为度，称捏挤大椎。

［功效］清热解表，通络止痛，止咳平喘。

［临床应用］按揉大椎主治感冒发热无汗、咽喉肿痛等病证。用捏挤法治疗百日咳有一定的疗效。

（三）肺俞

［定位］在第三胸椎棘突下旁开1.5寸处。属足太阳膀胱经。

［操作］有揉肺俞、推肺俞之分。以两手拇指或一手食、中两指指端同时在两侧该穴上揉动50~100次，称揉肺俞；以两手拇指螺纹面着力，同时从两侧肩胛骨内缘自上而下做分向推动100~300次，称推肺俞或分推肩胛骨。

［功效］益气补肺，宣肺止咳。

［临床应用］主治呼吸系统疾病，如外感发热、久咳久喘、痰鸣、胸闷胸痛等病证，多与开天门、推坎宫、运太阳、揉耳后高骨等相配合。久咳不愈时可加推脾经以培土生金。气阴两伤时，可配合补肾经、揉二马等。

（四）脾俞

［定位］在第11胸椎棘突下旁开1.5寸处。属足太阳膀胱经。

［操作］以两拇指螺纹面或食、中两指指端揉动该穴50~100次，称揉脾俞。

［功效］调和脾胃，健脾利湿。

［临床应用］主治脾胃虚弱、乳食内伤、消化不良等引起的呕吐、腹泻、腹胀、疳积、食欲不振、黄疸、水肿、慢惊风、神疲乏力等病证，常与推脾经、按揉足三里等合用。

（五）肾俞

［定位］在第二腰椎棘突下旁开1.5寸处。属足太阳膀胱经。

［操作］以两拇指螺纹面或食、中两指指端揉动该穴50~100次，称揉肾俞。

［功效］滋阴壮阳，补益肾元。

［临床应用］主治腹泻、阴虚便秘、气喘、遗尿、潮热盗汗、五迟五软等病证。治疗肾虚腹泻、阴虚便秘，常与揉二马、补脾经或推三关等合用；治疗哮喘，常与揉肺俞、揉脾俞合用；治疗五迟五软，常与揉腰俞、拿委中、按揉足三里等合用。

（六）腰俞（腰眼）

［定位］在第四腰椎棘突下旁开3.5寸凹陷中。属经外奇穴。

［操作］以双手拇指指端或食、中两指指端按揉两侧腰俞穴20~30次，称揉腰眼。

［功效］疏通经络，活血止痛。

［临床应用］多用于治疗五迟五软、泄泻等病证。常配伍承山、委中等穴。

（七）七节骨

［定位］从第四腰椎棘突（平髂棘最高点）至尾骨端呈一直线。

［操作］以拇指桡侧面或食、中指指面着力，自下向上推100~300次，称推上七节骨；若自上向下推100~300次，称推下七节骨。

［功效］温阳止泻，泄热通便。

［临床应用］推上七节骨主治虚寒腹泻、久泻久痢等病证，临床上多与补大肠、揉百会合用。推下七节骨主治实热便秘、湿热泄泻、伤食泻、痢疾等病证，多与清大肠、清脾经等合用。

（八）龟尾

［定位］在尾骨端。

［操作］以拇指指端或中指指端在龟尾穴上揉动100~300次，称揉龟尾。

［功效］通调大肠。

［临床应用］治疗腹泻、便秘、脱肛等一切与大肠有关的病证。揉龟尾能通调督脉之气，既能止泻又能通便，多与揉脐、推七节骨等合用。

（九）脊柱

［定位］在后正中线上，自大椎至长强（尾骨端），沿脊柱呈一直线。

［操作］有推脊、捏脊之分。术者以食、中两指并拢着力，自上而下在脊柱上做直推100~300次，称推脊；用捏法自长强穴捏至大椎，反复操作3~5遍，称捏脊；每捏三下再将脊背提一下，称捏三提一法。

［功效］调阴阳，和脏腑，健脾胃，理气血，通经络，培元气，强体质。

［临床应用］主治先天或后天不足的一些慢性虚损性病证，如疳积、腹泻、便秘、呕吐、厌食、惊风、夜啼、遗尿等。临床上捏脊多与补脾经、补肾经、推三关、摩腹、按揉足三里等合用。还可根据不同的病情，重提或按揉相应的膀胱经背俞穴，以加强疗效。推脊有清热作用，主治小儿发热，多与清天河水、退六腑等合用；还可用于治疗腰背强直、角弓反张等。捏脊还可以强身健体。

五、下肢部穴位

（一）箕门

［定位］在大腿内侧，髌底内侧至腹股沟中点呈一直线。

［操作］以食、中两指螺纹面并拢着力，自患儿膝关节内侧向上直推至腹股沟处100~300次，称推箕门；以拇指与食、中两指相对着力，提拿该处肌筋3~5次，称拿箕门。

［功效］清热，利尿。

［临床应用］常用于治疗癃闭、小便短赤、淋证、水泻等病证。推箕门性平和，有较好的利尿作用，多与揉丹田、按揉三阴交等相配合，用于治疗尿潴留等病证；与清小肠等相配合，用于治疗心经有热的小便赤涩不利等病证；治疗股内侧痛或该处痉软无力，则轻拿该处肌筋。

（二）百虫窝

［定位］在膝上内侧肌肉丰厚处，当髌底内侧缘上3寸处。即脾经血海穴上1寸。

［操作］有按揉百虫与拿百虫之分。以拇指指端稍用力按或揉之30~50次，称按揉百虫；用拇指与食、中两指指端提拿百虫3~5次，称拿百虫。

［功效］通经活络，平肝息风，止抽搐。

［临床应用］主治四肢抽搐、下肢痿软无力等病证。多与拿委中、按承山、按揉足三里等合用；若

用于惊风抽搐，多与清肝经、掐人中等合用。

（三）足三里

［定位］在外膝眼（犊鼻穴）下3寸，胫骨前嵴外约一横指处。属足阳明胃经。

［操作］以拇指端或螺纹面着力按揉30~50次，称按揉足三里。

［功效］健脾助运，调理胃肠，强壮身体。

［临床应用］主治腹胀、腹泻、腹痛、呕吐、消化不良、食欲不振、面黄肌瘦等消化系统疾病及下肢痿痹等病证。治疗呕吐，常与推天柱骨、分推腹阴阳等合用；治疗脾虚泄泻，常与推上七节骨、补大肠等合用；还可用于小儿保健。

（四）三阴交

［定位］在内踝高点直上3寸，当胫骨内侧面后缘。属足太阴脾经。

［操作］用拇指或食指指端按揉该穴100~200次，称按揉三阴交。

［功效］疏利下焦，通调水道，通经活络，亦能健脾胃，助运化。

［临床应用］主治泌尿系统疾病遗尿、癃闭、小便频数、小便短赤不利等，多与揉丹田、推箕门合用；亦常用于治疗下肢痿痹、惊风及消化不良等。

（五）太冲

［定位］在足背第1、2跖骨结合部前方凹陷处。属足厥阴肝经。

［操作］以拇指甲在该穴上掐3~5次，称掐太冲。

［功效］平肝息风。

［临床应用］主要用于治疗惊风。

（六）委中

［定位］在腘横纹中点，股二头肌腱与半腱肌腱的中间。属足太阳膀胱经。

［操作］用拇、食指指端在委中穴拿该处筋腱3~5次，称拿委中。

［功效］疏通经络，息风止痉。

［临床应用］多用于治疗惊风、抽搐、下肢痿软无力等。常与揉膝眼、揉阳陵泉合用；若用挤捏法至局部出现瘀斑，可用于治疗中暑痧症。

（七）涌泉

［定位］屈趾，在足掌前1/3与后2/3交界处的凹陷中。属足少阴肾经。

［操作］用拇指螺纹面向脚趾方向直推50~100次，称推涌泉；用拇指螺纹面在该穴上揉50~100次，称揉涌泉。

［功效］引火归元，滋阴，退虚热，止吐泻。

［临床应用］推涌泉主治五心烦热、烦躁不安、夜啼等症。揉涌泉能止吐泻，左揉止吐，右揉止泻。

第四节　常见病治疗

一、咳嗽

咳嗽是肺系疾病的一个常见症状，无论外感还是内伤累及于肺致肺失宣降均可发生。咳嗽可发于一年四季，尤以冬、春两季为多。有声无痰谓之咳，有痰无声谓之嗽，一般多为痰声并见。《黄帝内经·素问》云："五脏六腑皆令人咳，非独肺也。"而本篇论述的咳嗽仅指以咳嗽为主症的急、慢性支气管炎。

【病因病机】

咳嗽是由于外感或内伤而致肺宣发肃降失常，气机壅滞所致，分为外感咳嗽和内伤咳嗽。外感咳嗽，是病起于肺；而内伤咳嗽，则系久病伤肺或他脏疾病累及于肺所致。

1. 外感咳嗽　外感风寒或风热之邪，卫外功能失常，以致肺失宣降，肺气郁闭或上逆而发为咳嗽。

2. 内伤咳嗽　外感咳嗽日久不愈，阴津亏耗，肺失濡润，肺气上逆；或脾失温运，湿聚生痰，上贮于肺，致肺气不得宣降，引起咳嗽。

【临床表现】

1. 外感咳嗽　咳嗽有痰，鼻塞流涕，恶寒，头痛；苔薄，脉浮。风寒者，可见痰清稀色白，鼻流清涕，恶寒无汗，头身疼痛，舌淡苔白，脉浮紧，指纹色红；风热者，可见痰黏色黄，不易咳出，鼻塞，流黄浊涕，咽喉肿痛，恶风，微汗出，舌红苔薄黄，脉浮数，指纹色紫。

2. 内伤咳嗽　久咳或干咳少痰，午后咳甚，盗汗，口渴咽干，食欲不振，形体消瘦，午后潮热，倦怠乏力，舌红少津，脉细数，指纹淡紫。

【治疗】

1. 外感咳嗽

（1）治则：疏风解表，宣肺止咳。

（2）处方：推膻中、揉乳根、揉乳旁、揉肺俞各100次，运内八卦200次，分推肩胛骨50次。风寒者，可加推三关200次，掐揉二扇门50次；风热者，可加清天河水200次，推脊、揉丰隆100次。

（3）方义：推膻中、揉乳根、揉乳旁、揉肺俞、运内八卦、分推肩胛骨可宽胸理气、化痰止咳、降气平喘；推三关、掐揉二扇门能散寒解表；清天河水、推脊能清热解表；揉丰隆能化痰止咳。全方共奏疏风解表、宣肺止咳之功。

2. 内伤咳嗽

（1）治则：养阴清肺，润燥止咳，健脾化痰。

（2）处方：补脾经、补肺经、补肾经、运内八卦、揉二马、推揉膻中、揉天突、揉乳根、揉乳旁、揉肺俞各200次，捏脊5次，按揉中脘、揉足三里100次。

（3）方义：补脾经可培土生金；补肾经取金水相生之意；推揉膻中，揉天突，揉乳根，揉乳旁，揉肺俞宣肺止咳；揉中脘、按揉足三里健脾胃、助运化；揉二马以滋阴；捏脊可培元气、强体质。全方共奏养阴清肺、润燥止咳、健脾化痰之功。

岗位情景模拟 19

孙某，女，2岁，咳嗽4天。患儿4天前因受寒开始出现咳嗽、鼻塞、鼻流清涕；2日前开始发热，伴鼻流浊涕、喉中痰鸣、咽喉肿痛。曾服用小儿止咳糖浆等药物，效果不佳。近日咳嗽加重，伴眠差、纳差，夜卧不宁。体温37.3℃，患儿精神可，两肺呼吸音略粗，舌红苔薄黄，指纹浮紫。

诊断为咳嗽。证属风热咳嗽型。

问题与思考

1. 如果你是该患儿的治疗医生，考虑采取哪种治则？选取哪些腧穴治疗？有何临床意义？

2. 在治疗过程中，你应该怎样做到不仅医术精湛、手到病除，而且能让患儿感受到你的关爱，从内心接纳你，配合你顺利完成治疗？

答案解析

二、发热

发热是体温异常升高的一种小儿常见病证。正常小儿体温范围：肛温≤37.5℃，口温≤37.2℃，腋温≤37.0℃。发热可分为：低热（37.5~38.5℃），中度发热（38.6~39.5℃），高热（39.6~40.5℃），超高热（>40.5℃）。在喂奶、哭闹、衣被过厚、室温过高、运动等情况下，会有生理性腋下体温暂时升高至37.5℃左右，尤其是新生儿或小婴儿更易受以上条件影响；反之在饥饿、保暖条件不佳时，腋温可降至35℃以下。一般测腋温应以5分钟为准，直肠温度和口腔温度更为准确。

【病因病机】

小儿发热多因外感邪气、乳食积滞或体质虚弱引起。

1. 外感发热 由于小儿形气未充、腠理不固，抗邪能力较差，加之冷热不能自调、家长护理不当，易为风寒外邪所侵，邪气侵袭体表，卫外之阳被郁或风热袭表，邪热郁蒸；或夏季感受暑湿热邪而致发热。

2. 阴虚发热 小儿先天不足或后天失调，或久病伤阴而致肺肾阴虚，阴液亏损引起发热。

3. 肺胃实热 多由于外感失治误治或乳食内伤，致肺胃壅滞，郁而化热。

【临床表现】

1. 外感发热 风寒发热：发热恶寒，无汗，头痛，鼻塞，流清涕；舌淡红，苔薄白，脉浮紧，指纹鲜红。风热发热：发热，微汗出，口干，咽痛，鼻塞，流黄浊涕；苔薄黄，脉浮数，指纹红紫。

2. 阴虚发热 午后发热，手足心热，形瘦神疲，盗汗，食欲不振，舌红少苔或苔剥，脉细数，指纹淡紫。

3. 肺胃实热 高热，面赤，不思饮食，便秘，烦躁气促，渴而欲饮，小便短赤，舌红苔燥，脉数有力，指纹深紫。

【治疗】

1. 外感发热

（1）治则：清热解表，发散外邪。

（2）处方：开天门、推坎宫、揉太阳、揉耳后高骨各50次，清天河水、清肺经各300次。偏风寒者，加推三关、推天柱骨各200次，拿风池5次，掐揉二扇门30次。偏风热者，加推脊、退六腑各100次。

（3）方义：开天门、推坎宫、揉太阳、揉耳后高骨、推肺经、清天河水能疏风解表、发散外邪；风寒者加推三关、推天柱骨、掐揉二扇门、掐风池发汗解表、疏散风寒；风热者加推脊、退六腑以清热解表。全方共奏清热解表、发散外邪之功。

2. 阴虚发热

（1）治则：滋阴清热。

（2）处方：补肺经、补脾经、补肾经、揉肾顶、推涌泉、揉二马各300次，清天河水300次，运内劳宫、揉足三里200次。

（3）方义：清天河水、补肺经、补肾经、揉肾顶，配合揉二马以滋肾养肺、滋补阴液；运内劳宫以清虚热；补脾经、按揉足三里健脾和胃、增进食欲；推涌泉引热下行以退虚热。全方共奏滋阴清热之功。

3. 肺胃实热

（1）治则：清泻里热，理气消食。

（2）处方：清天河水、清肺经、清胃经、清大肠各300次，揉板门50次，运内八卦100次，退六腑100次，揉天枢100次，推下七节骨、揉龟尾、摩腹（泻法）各100次。

（3）方义：清天河水、退六腑、清肺经、清胃经以清肺、胃两经实热；清大肠、揉天枢、推下七节骨、揉龟尾、摩腹（泻法）疏通肠腑积滞以泻热通便；配揉板门、运内八卦消食导滞。全方共奏清泻里热、理气消食之功。

岗位情景模拟 20

张某，女，2岁，发热1天。患儿于昨日晚受凉后出现发热，伴鼻塞流清涕、打喷嚏、怕冷。现症：神志清，精神差，发育、营养可，体温38.7℃，无汗，怕冷，鼻流清涕，手足不温，腹软；舌淡苔薄白，指纹色红。诊断为外感发热。证属风寒发热型。

问题与思考

1. 如果你是该患儿的治疗医生，考虑采取哪种治则？选取哪些腧穴治疗？有何临床意义？

2. 在治疗过程中，你应该怎样做到不仅医术精湛、手到病除，而且能让患儿感受到你的关爱，从内心接纳你，配合你顺利完成治疗？

答案解析

三、呕吐

呕吐是由于胃失和降，气机上逆，胃呈逆行蠕动以致乳食由胃经口而出的一种症状。本病为小儿常见症状，多因伤食、胃寒、胃热等所致。可见于多种消化道病证，如急性胃炎、消化不良、胃肠功能紊乱等。若小儿哺乳后，有少量乳汁从口角溢出，称为溢乳，不属于病态。此外，急腹症与消化道畸形所发生的呕吐，不属于本病论述的范围。

【病因病机】

呕吐的病因有寒邪客胃、热结胃中、乳食积滞等。

1. 胃寒吐　乳母过食生冷寒凉之物，致乳汁过寒；或小儿先天禀赋不足，脾胃虚寒，又过食瓜果冷饮，寒停胃脘，中阳不运，胃失和降而上逆，发为呕吐。

2. 胃热吐　过食辛热之品，或外感温热暑湿之邪，蕴结于胃脘，湿热蕴结生火致胃气上逆，食入即吐。

3. 伤食吐　乳食不节，或过食肥甘厚味，宿食停滞于中脘，胃失和降，脾失运化，发生呕吐。

【临床表现】

1. 胃寒吐　病情缓慢，病程较长，食多即吐，无酸腐味道，四肢欠温，腹痛喜暖，面色淡白，伴大便溏薄、小便清长；舌淡苔薄白，脉沉无力，指纹色红。

2. 胃热吐　食入即吐，呕吐物酸腐，胃痛或胀闷不适，身热口渴喜冷饮，烦躁不安，大便臭秽，小便短赤，唇红而干，舌红苔黄腻，脉滑数，指纹色紫。

3. 伤食吐　呕吐物酸馊，口气臭秽，嗳腐吞酸，胸闷不舒，脘腹胀满，不思饮食，大便酸臭，或秘或溏；舌苔厚腻，脉滑，指纹紫而滞。

【治疗】

1. 胃寒吐

（1）治则　温中散寒，和胃降逆。

（2）处方　补脾经、运内八卦、推天柱骨、横纹推向板门各200次，掐揉右端正5次；摩揉中脘、揉外劳宫、推三关、分腹阴阳、按揉足三里各100次。

（3）方义　补脾经、揉中脘、运内八卦、分腹阴阳、按揉足三里能健脾和胃、降逆止呕；推天柱骨能和胃降逆、散寒止呕；横纹推向板门、掐揉右端正均能止呕吐；推三关、揉外劳宫可加强温阳散寒作用。全方共奏温中散寒、和胃降逆之功。

2. 胃热吐

（1）治则　清热和胃，降逆止呕。

（2）处方　清脾经、清胃经、清大肠、横纹推向板门、推天柱骨各200次，清天河水300次，退六腑100次，揉中脘100次，按弦走搓摩50次，推下七节骨100次。

（3）方义　清脾经、清胃经，配推天柱骨，可清脾胃积热、降逆止呕；按弦走搓摩能健脾和胃消积；退六腑能加强清热之效；揉中脘、运内八卦、横纹推向板门能和胃降逆止呕；清大肠、推下七节骨能泻热通便，助胃气得以通降。全方共奏清热和胃、降逆止呕之功。

3. 伤食吐

（1）治则　消食导滞，和中降逆。

（2）处方　补脾经、揉板门、运内八卦、横纹推向板门、推天柱骨各200次，清大肠、揉中脘、分腹阴阳、揉足三里各100次，揉右端正5次。

（3）方义　补脾经、揉板门、揉中脘、按揉足三里可健脾和胃消积；运内八卦、清大肠可宽胸理气、消食导滞；推天柱骨、分推腹阴阳、横纹推板门可降逆止呕。全方共奏消食导滞、和中降逆之功。

岗位情景模拟 21

徐某，女，1岁，呕吐1天。患儿于昨日中午母乳喂养的同时食大虾两个，排骨两块，青菜、米饭少许，今晨起床后发生呕吐2次，呕吐物酸馊，伴嗳气、纳呆，大便量多、味酸腐臭秽。

现症：患儿神志清，精神欠佳，手足心热，腹胀；舌白苔厚腻，脉滑，指纹紫。诊断为呕吐。证属伤食吐。

问题与思考

1. 如果你是该患儿的治疗医生，考虑采取哪种治则？选取哪些腧穴治疗？有何临床意义？

2. 在治疗过程中，你应该怎样做到不仅医术精湛、手到病除，同时能让患儿感受到你的关爱，从内心接纳你，配合你顺利完成治疗？

答案解析

四、泄泻

泄泻，俗称拉肚子，是一种小儿常见病。以大便次数增多、粪质稀薄如水样便，或夹有未消化的食物为主症。3岁以下婴幼儿多见，年龄越小发病率越高。本病一年四季均可发生，尤以夏、秋两季多见。本病相当于西医学的消化不良，急、慢性肠炎及胃肠功能紊乱等疾病。若腹泻日久，易致气阴两伤；久泻迁延不愈者，则可导致营养不良，影响生长发育。推拿治疗本病，疗效显著，一般1~3次即可痊愈。

【病因病机】

腹泻主要是由感受外邪、内伤乳食、脾胃虚弱等原因引起。

1. 感受外邪 小儿脏腑娇嫩，卫外不固，易被邪侵。外感风、寒、暑、湿之邪，寒湿伤脾，脾失健运，水谷消化吸收障碍下趋大肠而致泄泻。

2. 伤于乳食 喂养不当，饥饱失度，或过食生冷油腻，脾胃受损，运化失职，不能腐熟水谷而致泄泻。

3. 脾胃虚弱 素体脾胃虚弱，或后天喂养不当，损伤脾胃，无力运化水谷，水反为湿，谷反为滞，水谷留滞，下趋肠道而致泄泻。

【临床表现】

1. 寒湿泻 大便清稀多沫，色淡不臭，肠鸣腹痛，或伴哭闹，口不渴，面色淡白，小便清长；苔白腻，脉濡缓，指纹色红。

2. 湿热泻 腹痛即泻，急迫暴注，色黄褐、热臭，或见少许黏液，伴身热、口渴、烦躁、小便黄赤、肛门灼热；舌红苔黄腻，脉滑数，指纹色紫。

3. 伤食泻 腹痛腹胀，泻前哭闹，泻后痛减，大便量多、味酸臭，嗳气纳呆、呕吐酸馊、口臭，矢气频繁臭秽，夜卧不宁；苔厚或黄腻，脉滑，指纹色紫。

4. 脾虚泻 久泻不愈，食后即泻，或反复发作，面色萎黄，神疲倦怠，食欲不振，形体消瘦，大便稀溏，或伴有奶瓣及不消化的食物残渣；舌淡苔白，脉细弱，指纹色淡。

【治疗】

1. 寒湿泻

（1）治则：温中散寒，化湿止泻。

（2）处方：补脾经、补大肠、摩腹（补法）、揉脐（补法）、揉天枢、推三关、揉外劳宫、揉一窝风各300次，推上七节骨、揉龟尾、揉足三里各100次。

（3）方义：补脾经、补大肠、摩腹、揉脐、揉天枢能健脾和胃止泻；推三关、揉外劳宫、揉一窝风能散寒止痛；推上七节骨、揉龟尾、揉足三里能理肠止泻。全方共奏温中散寒、化湿止泻之功。

2. 湿热泻

（1）治则：清热利湿，调中止泻。

（2）处方：清脾经、清胃经、清小肠各200次；清大肠、退六腑、摩腹（泻法）、揉天枢各300次，推下七节骨、揉龟尾各100次。

（3）方义：清脾经、清胃经能泻脾胃湿热；清大肠、清小肠、退六腑、摩腹、推下七节骨能泻肠道湿热；揉天枢、揉龟尾能理肠止泻。全方共奏清热利湿、调中止泻之功。

3. 伤食泻

（1）治则：消食导滞，健脾助运止泻。

（2）处方：补脾经、揉板门、运内八卦、摩腹（泻法）各300次，摩中脘、清胃、清大肠各200次，分推腹阴阳、按揉足三里、揉天枢、推下七节骨、揉龟尾各100次。

（3）方义：补脾经、揉板门、运内八卦、摩腹、摩中脘、按揉足三里能健脾和胃消食；清胃、清大肠能清胃热、消积滞；分推腹阴阳、揉天枢能理肠止泻；推下七节骨能泻肠道积滞。全方共奏消食导滞、健脾助运止泻之功。

4. 脾虚泻

（1）治则：健脾益气，温阳止泻。

（2）处方：补脾经、补大肠、揉外劳宫、摩腹（补）、揉脐（补）各300次，推三关、摩揉百会、推上七节骨、揉龟尾各300次，捏脊5次。

（3）方义：补脾经、补大肠能健脾益气；揉外劳宫、推三关能温中健脾；摩腹、揉脐、捏脊能温阳消食；摩揉百会能升阳止泻；推上七节骨、揉龟尾能理肠止泻。全方共奏健脾益气、温阳止泻之功。

岗位情景模拟22

谢某，女，3.5岁，腹泻半月余。患儿于半个月前出现腹泻，食后即泻，一日3～5次，反复发作，面色萎黄，神疲倦怠，食欲不振，大便稀溏，或夹有不消化食物残渣。曾到某西医院儿科就诊，诊断为“肠炎”，服止泻药物后，效果不明显。

现症：患儿精神差、面色萎黄、消瘦、皮肤弹性可，伴轻度腹胀；舌淡苔薄白，脉细弱，指纹淡红。诊断为腹泻，证属脾虚泻。

问题与思考

1. 如你是该患儿的治疗医生，考虑采取哪种治则？选取哪些腧穴治疗？有何临床意义？

2. 在治疗过程中，你应该怎样做到不仅医术精湛、手到病除，而且能让患儿感受到你的关爱，从内心接纳你，配合你顺利完成治疗？

答案解析

五、小儿肌性斜颈

小儿肌性斜颈一般指一侧胸锁乳突肌挛缩造成的肌性斜颈，以头歪向患侧、前倾，颜面旋向健侧为特征。本病用小儿推拿疗效确切，预后较好，为治疗首选。

【病因病机】

肌性斜颈主要是由患侧胸锁乳突肌纤维化伴肌肉挛缩导致。早期可见纤维细胞增生和肌纤维变性，最终全部为结缔组织所代替。其病因尚不确切，目前主要有以下说法。

1. **胎位不正** 分娩时胎位不正，导致胎儿一侧胸锁乳突肌供血不足，肌肉发生缺血性变化所致。

2. **产伤** 分娩时，患儿一侧胸锁乳突肌受产道或产钳挤压，受伤出血后血肿机化所致。

3. **供血不足** 胎儿在子宫内头部向一侧歪斜，影响该侧颈部肌肉血液供给，发生缺血性纤维病变所致。

【临床表现】

1. **斜颈** 头向患侧倾斜。

2. **肿块** 患儿早期颈部一侧可发现明显肿块，后期可演变为条索状。

3. **颜面不对称** 若延误治疗，患侧颜面部的发育受到影响，健侧颜面部也会发生适应性的改变，使颜面部不对称。

4. **并发症** 晚期患儿一般伴有代偿性胸椎侧弯。

【治疗】

1. **治则** 舒筋活血，软坚散结。

2. **操作** 患儿取坐位。术者先用拇指或食、中指螺纹面由上而下推揉胸锁乳突肌3~5分钟；再拿捏患侧胸锁乳突肌2~3分钟；然后术者一手扶住小儿患侧肩部，另一手扶住患侧头部，使患儿头部渐渐向健侧肩部侧屈，逐渐拉长患侧胸锁乳突肌，反复操作3~5次；之后术者一手托患儿下颌部，一手扶头顶使患儿面部旋向患侧，反复操作3~5次；最后用推揉法放松患侧颈、肩部肌肉1~2分钟。

3. **方义** 推揉、拿捏胸锁乳突肌可改善局部血液循环，缓解肌肉痉挛，从而起到舒筋活血、软坚散结的作用；伸展扳拉患侧胸锁乳突肌，能逐渐改善颈部活动功能。

岗位情景模拟 23

赵某，男，6月余，斜颈2月余。患儿因胎位不正，臀位分娩，2个月前出现头部向左侧倾斜，伴左侧活动受限；左侧胸锁乳突肌下端可触及包块，边缘清晰，局部皮肤无红、热改变。患儿神志清，精神可，纳可，二便调。彩超显示：左侧胸锁乳突肌锁骨头处有一个1cm×1.5cm的肿块，边界清。诊断为小儿肌性斜颈。

问题与思考

1. 如果你是该患儿的治疗医生，考虑采取哪种治则？选取哪些腧穴治疗？有何临床意义？

2. 在治疗过程中，你应该怎样做到不仅医术精湛、手到病除，而且能让患儿感受到你的关爱，从内心接纳你，配合你顺利完成治疗？

答案解析

实训实练七　小儿推拿手法

【实训目的】

通过实训让学生掌握九类小儿推拿单式手法和九类小儿推拿复式手法的动作要领，使学生能正确运用九类单式手法和九类复式手法的操作，尤其是推、揉、摩、运、捏、拿、搓7个手法的操作。

【实训学时与内容】

1. 小儿推拿特定穴　2学时
2. 小儿推拿手法　2学时

【实训用品】

多媒体、小儿推拿模型、米袋及推拿床、推拿巾、按摩乳和精油等。

【实训方法】

1. 教师讲解与示教，提出要求。
2. 学生观看操作视频。
3. 教师口令指导，一令一动，统一练习。
4. 学生分组练习，教师巡视指导。
5. 抽查考核，指出学生操作问题。

【注意事项】

1. 注意小儿推拿手法操作规范性，掌握手法的动作要领。
2. 与岗位要求对接。
3. 加强学生与家长及患儿的沟通和语言表达能力的训练。
4. 强化操作中的人文关怀。

目标检测

答案解析

一、单项选择题（每一道题下面有ABCDE五个备选答案，请从中选择一个最佳答案）

1. 小儿推拿手法强调（　）

A. 轻快　B. 柔和　C. 平稳　D. 着实　E. 以上都是

2. 以下哪种疾病不属于小儿推拿适应证（　）

A. 咳嗽　B. 发热　C. 骨折　D. 呕吐　E. 泄泻

3. 关于小儿推拿的顺序，以下说法正确的是（　）

A. 头面-上肢-胸腹-下肢-背腰

B. 头面-上肢-胸腹-背腰-下肢

C. 胸腹-上肢-头面-下肢-背腰

D. 背腰-上肢-胸腹-下肢-头面

E. 头面-上肢-背腰-下肢-胸腹

4. 小儿推拿八法不包括以下哪种（　）

A. 按法　B. 揉法　C. 推法　D. 拿法　E. 运法

5．下列关于小儿推拿补泻说法错误的是（　）

A．轻手法操作为补，重手法操作为泻

B．频率快为补法，频率慢为泻法

C．向心性直推为补法，离心性直推为泻法

D．顺其经络走行为补法，逆其经络走行为泻法

E．次数多、时间长为补法，次数少、时间短为泻法

6．按法在临床上很少单独运用，多配合应用（　）

A．摩法　B．推法　C．揉法　D．掐法　E．运法

7．下列可主治一切虚寒病证的推拿法是（　）

A．补脾经　B．补肾经　C．清天河水　D．推三关　E．运内八卦

8．常作为小儿推拿结束手法的是（　）

A．拿肩井　B．开天门　C．捏脊　D．摩百会　E．拿风池

9．掐法由于刺激性强，临床常与哪种手法合用（　）

A．按法　B．揉法　C．推法　D．摩法　E．运法

10．以下对复式手法的描述错误的是（　）

A．打马过天河主治高热神昏、惊厥抽搐等病证

B．黄蜂入洞主治外感风寒、鼻塞流涕、呼吸不畅等病证

C．猿猴摘果主治惊悸不安、食积、寒痰等病证

D．水底捞明月主治高热神昏、烦躁不安、口臭、便秘等病证

E．按弦走搓摩为结束手法，有关门之意

11．宜清不宜补的穴位是（　）

A．肝经　B．脾经　C．肾经　D．肺经　E．小肠经

12．治疗小儿疳积的要穴是（　）

A．小横纹　B．四横纹　C．掌小横纹　D．大横纹　E．以上都不是

13．补肾滋阴的要穴是（　）

A．揉二马　B．推三关　C．揉太阳穴　D．内八卦　E．揉内劳宫

14．临床上肾经穴一般多用补法，需用清法时多以（　）代之

A．清大肠　B．清胃经　C．清肝经　D．清小肠　E．清心经

15．膊阳池对小儿（　）有显著效果

A．腹泻　B．发热　C．便秘　D．咳嗽　E．以上都不是

16．按揉足三里常配合推上七节骨、补大肠治疗（　）

A．便秘　B．腹胀　C．呕吐　D．腹泻　E．咳嗽

17．小儿湿热积滞大肠，其表现的症状是（　）

A．大便稀薄，夹有白色乳凝块，腥臭如败卵

B．大便稀薄，夹有不消化物，有酸臭气味

C．大便稀薄，色黄臭秽，肛门灼热，里急后重

D．便稀伴赤白黏冻，色黄绿而气臭

E．大便稀薄如水样，伴形寒肢冷、四肢不温

18．虚寒腹痛的典型症状有（　）

A．腹痛急暴　B．腹痛拒按　C．腹痛腹胀　D．喜温喜按　E．遇热加剧

二、简答题

1．打马过天河的操作手法、作用及临床应用分别是什么？

2．小儿肌性斜颈如何推拿治疗？

（刘　雁）

书网融合……

知识回顾　　微课1　　微课2　　习题

附 录

推拿常用十四经穴和经外奇穴

PPT

头面部常用腧穴

1. 百会（GV 20）

〔定位〕在头部，当前发际正中直上5寸，或对折耳廓，两耳尖向上连线的中点处。

〔主治〕头痛，眩晕，失眠，健忘，耳鸣，偏瘫。

〔常用手法〕一指禅推法，揉法，按法。

2. 头维（ST 8）

〔定位〕在头部，当额角发际上0.5寸，头正中线旁4.5寸。

〔主治〕头痛，目眩，眼睑瞤动。

〔常用手法〕揉法，按法，抹法。

3. 印堂（GV 29）

〔定位〕在额部，当两眉毛内侧端中间的凹陷处。

〔主治〕头痛，头晕，目赤肿痛，面痛，鼻病，失眠。

〔常用手法〕一指禅推法，揉法，按法，抹法。

4. 攒竹（BL 2）

〔定位〕在面部，当眉头凹陷中，额切迹处。

〔主治〕头痛，眉棱骨痛，眼睑瞤动，目赤肿痛，口眼歪斜。

〔常用手法〕一指禅推法，揉法，按法。

5. 鱼腰（EX-HN 4）

〔定位〕在额部，瞳孔直上，眉毛中。

〔主治〕眉棱骨痛，目赤肿痛，眼睑瞤动。

〔常用手法〕一指禅推法，按法，抹法。

6. 丝竹空（TE 23）

〔定位〕在面部，当眉梢凹陷处。

〔主治〕偏头痛，目眩，眼睑瞤动，目赤肿痛，齿痛。

〔常用手法〕揉法，按法。

7. 瞳子髎（GB 1）

〔定位〕在面部，目外眦外侧0.5寸凹陷处。

〔主治〕头痛，目赤肿痛，视物不明。

〔常用手法〕揉法，按法。

8. 太阳（EX-HN 5）

〔定位〕在颞部，当眉梢与目外眦之间，向后约一横指（中指）的凹陷处。

〔主治〕头痛，目赤肿痛，目眩，牙痛，面痛。

〔常用手法〕一指禅推法，揉法，按法，抹法。

9. 睛明（BL 1）

〔定位〕在面部，目内眦内上方眶内侧壁凹陷处。

〔主治〕目赤肿痛，视物不明，目眩，近视，头痛。

〔常用手法〕揉法，按法。

10. 四白（ST 2）

〔定位〕在面部，瞳孔直下，当眶下孔凹陷处。

〔主治〕头痛眩晕，目赤肿痛，眼睑瞤动，口眼歪斜，视物不清。

〔常用手法〕一指禅推法，揉法，按法。

11. 迎香（LI 20）

〔定位〕在面部，鼻翼外缘中点旁，当鼻唇沟中。

〔主治〕鼻病，口眼歪斜，面痒。

〔常用手法〕一指禅推法，揉法，按法，掐法。

12. 下关（ST 7）

〔定位〕在面部，当颧弓下缘中央与下颌切迹之间的凹陷中。

〔主治〕齿痛，口眼歪斜，耳鸣耳聋。

〔常用手法〕一指禅推法，揉法，按法。

13. 听宫（SI 19）

〔定位〕在面部，耳屏正中与下颌骨髁状突之间的凹陷处。

〔主治〕耳鸣耳聋，齿痛。

〔常用手法〕揉法，按法。

14. 水沟（GV 26）

〔定位〕在面部，当人中沟的上1/3与中1/3交点处。

〔主治〕腰脊强痛，闪挫腰痛，口眼歪斜，晕厥。

〔常用手法〕掐法。

15. 翳风（TE 17）

〔定位〕在颈部，耳垂后方，当乳突下方前端凹陷处。

〔主治〕口眼歪斜，耳鸣耳聋，颊肿。

〔常用手法〕揉法，按法。

16. 翳明（EX-HN 14）

〔定位〕在项部，当翳风后1寸。

〔主治〕目疾，失眠，耳鸣，头痛，眩晕。

〔常用手法〕揉法，按法。

17. 地仓（ST 4）

〔定位〕在面部，口角旁，当鼻唇沟或鼻唇沟延长线上。

〔主治〕口眼㖞斜，流涎，眼睑瞤动。

〔常用手法〕一指禅推法，揉法，按法。

18. 颊车（ST 6）

〔定位〕在面颊部，下颌角前上方约一横指，当闭口咬紧牙时咬肌隆起，放松时按之有凹陷处。

〔主治〕口眼歪斜，齿痛，颊肿。

〔常用手法〕一指禅推法，揉法，按法。

19. 承浆（CV 24）

〔定位〕在面部，当颏唇沟的正中凹陷处。

〔主治〕口眼歪斜，流涎，面肿，齿痛，暴喑。

〔常用手法〕揉法，按法，掐法。

20. 风池（GB 20）

〔定位〕在颈后部，当枕骨之下，与风府相平，胸锁乳突肌与斜方肌两肌之间的凹陷处。

〔主治〕头痛，眩晕，颈项强痛，耳鸣，鼻炎，口眼歪斜，感冒，偏瘫。

〔常用手法〕一指禅推法，揉法，按法，拿法。

21. 风府（GV 16）

〔定位〕在颈后部，正坐，头稍仰，使项部斜方肌放松，从项后发际正中上推至枕骨而止即是本穴。

〔主治〕头痛，颈项强痛，眩晕，偏瘫，咽喉肿痛。

〔常用手法〕一指禅推法，揉法，按法，点法。

22. 大椎（GV 14）

〔定位〕在颈后部，后正中线上，第7颈椎棘突下凹陷中。

〔主治〕感冒，落枕，颈项强痛，肩背痛，腰脊痛。

〔常用手法〕一指禅推法，㨰法，揉法，按法。

胸腹部常用腧穴

PPT

1. 天突（CV 22）

〔定位〕在颈前部，当前正中线上，胸骨上窝中央。

〔主治〕咳喘，咳痰不爽，吞咽困难，胸中气逆。

〔常用手法〕一指禅推法，按法，点法。

2. 中府（LU 1）

〔定位〕在前胸部，锁骨下窝外侧，平第1肋间隙，距前正中线6寸。

〔主治〕咳喘，胸闷胸痛，肩背痛。

〔常用手法〕一指禅推法，揉法，按法，摩法。

3. 膻中（CV 17）

〔定位〕在前胸部，当前正中线上，横平第4肋间隙。

〔主治〕咳喘，胸痛，心悸，吞咽困难。

〔常用手法〕一指禅推法，揉法，摩法，按法。

4. 鸠尾（CV 15）

〔定位〕在上腹部，前正中线上，当胸突尖下1寸。

〔主治〕呃逆，呕吐，反胃，咳喘，心痛。

〔常用手法〕揉法，按法。

5. 中脘（CV 12）

〔定位〕在上腹部，剑突尖与脐中连线的中点处。

〔主治〕胃病，失眠，胁下痛。

〔常用手法〕一指禅推法，揉法，按法，摩法。

6. 梁门（ST 21）

〔定位〕在上腹部，当脐中上4寸，距前正中线2寸。

〔主治〕胃痛，呕吐，腹胀，泄泻。

〔常用手法〕揉法，按法，摩法。

7. 神阙（CV 8）

〔定位〕在腹中部，脐中央。

〔主治〕绕脐腹痛，腹泻，水肿。

〔常用手法〕揉法，按法，摩法。

8. 天枢（ST 25）

〔定位〕在腹中部，横平脐中，距前正中线2寸。

〔主治〕腹胀肠鸣，绕脐腹痛，腹泻，便秘，月经不调。

〔常用手法〕一指禅推法，揉法，摩法。

9. 大横（SP 15）

〔定位〕在腹中部，横平脐中，距前正中线4寸。

〔主治〕腹痛，泄泻，便秘。

〔常用手法〕一指禅推法，揉法，摩法，拿法。

10. 章门（LR 13）

〔定位〕在侧腹部，当第11肋游离端的下际。

〔主治〕胸胁痛，腹胀肠鸣，腰脊痛。

〔常用手法〕揉法，按法，摩法。

11. 气海（CV 6）

〔定位〕在下腹部，前正中线上，当脐中下1.5寸。

〔主治〕绕脐腹痛，泌尿生殖系统症状，形体羸瘦，四肢乏力。

〔常用手法〕一指禅推法，揉法，按法，摩法。

12. 关元（CV 4）

〔定位〕在下腹部，前正中线上，当脐中下3寸。

〔主治〕少腹疼痛，泌尿生殖系统症状，形体羸瘦，四肢乏力，眩晕。

〔常用手法〕一指禅推法，揉法，按法，摩法。

背腰部常用腧穴

PPT

1. 肩井（GB 21）

〔定位〕在肩上，当第7颈椎棘突与肩峰最外侧点连线的中点。

〔主治〕颈项强痛，肩背痛，手臂不举。

〔常用手法〕一指禅推法，㨰法，揉法，按法，拿法。

2. 风门（BL 12）

〔定位〕在背部，当第2胸椎棘突下，后正中线旁开1.5寸。

〔主治〕感冒，咳嗽，项强，肩背痛。

〔常用手法〕一指禅推法，㨰法，揉法，按法。

3. 身柱（GV 12）

〔定位〕在背部，当后正中线上，第3胸椎棘突下凹陷中。

〔主治〕身热，头痛，咳喘，腰脊强痛。

〔常用手法〕一指禅推法，㨰法，揉法，按法。

4. 肺俞（BL 13）

〔定位〕在背部，当第3胸椎棘突下，后正中线旁开1.5寸。

〔主治〕咳喘，骨蒸潮热，盗汗，鼻塞。

〔常用手法〕一指禅推法，㨰法，揉法，按法，弹拨法。

5. 天宗（SI11）

〔定位〕在肩带部，肩胛冈中点与肩胛骨下角连线上1/3与下2/3交点凹陷处。

〔主治〕肩胛痛，气喘。

〔常用手法〕一指禅推法，㨰法，揉法，按法。

6. 膈俞（BL 17）

〔定位〕在背部，当第7胸椎棘突下，后正中线旁开1.5寸。

〔主治〕呕吐，呃逆，咳喘，潮热，盗汗。

〔常用手法〕一指禅推法，㨰法，揉法，按法，弹拨法。

7. 肝俞（BL 18）

〔定位〕在背部，当第9胸椎棘突下，后正中线旁开1.5寸。

〔主治〕胁痛，脊背痛，目疾。

〔常用手法〕一指禅推法，㨰法，揉法，按法，弹拨法。

8. 脾俞（BL 20）

〔定位〕在背部，当第11胸椎棘突下，后正中线旁开1.5寸。

〔主治〕腹胀，吐泻，水肿，背痛。

〔常用手法〕一指禅推法，㨰法，揉法，按法，弹拨法。

9. 命门（GV 4）

〔定位〕在腰部，当后正中线上，第2腰椎棘突下凹陷中。

〔主治〕虚损腰痛，脊强，手足逆冷，泌尿生殖系统症状。

〔常用手法〕一指禅推法，㨰法，揉法，擦法，按法，扳法。

10. 肾俞（BL 23）

〔定位〕在腰部，当第2腰椎棘突下，后正中线旁开1.5寸。

〔主治〕腰痛，耳鸣耳聋，泌尿生殖系统虚性病变。

〔常用手法〕一指禅推法，㨰法，揉法，按法，弹拨法。

11. 大肠俞（BL 25）

〔定位〕在腰部，当第4腰椎棘突下，后正中线旁开1.5寸。

〔主治〕腰痛，腹胀，泄泻，便秘。

〔常用手法〕一指禅推法，㨰法，揉法，按法，弹拨法。

12. 膀胱俞（BL 28）

〔定位〕在骶部，当骶正中嵴旁1.5寸，横平第2骶后孔。

〔主治〕腰脊强痛，小便不利，遗尿。

〔常用手法〕一指禅推法，揉法，按法。

13. 八髎（BL 31–34）

〔定位〕在骶部，适对第1、2、3、4骶后孔处（分别称为上髎、次髎、中髎、下髎）。

〔主治〕腰腿痛，下肢痿痹，月经病，小便不利。

〔常用手法〕揉法，擦法，按法，点法。

PPT

上肢部常用腧穴

1. 肩髃（LI 15）

〔定位〕在肩带部，屈臂外展，肩峰外侧缘前端与肱骨大结节两骨间凹陷处。

〔主治〕肩臂痛，上肢不遂。

〔常用手法〕一指禅推法，揉法，按法。

2. 肩髎（TE 14）

〔定位〕在肩带部，肩髃后方，当肩峰角与肱骨大结节两骨间凹陷中。

〔主治〕肩背痛，肩重不能举。

〔常用手法〕一指禅推法，揉法，按法。

3. 肩贞（SI 9）

〔定位〕在肩带部，肩关节后下方，臂内收时，腋后纹头直上1寸，三角肌后缘。

〔主治〕肩臂疼痛，耳鸣。

〔常用手法〕㨰法，揉法，按法，拿法。

4. 极泉（HT 1）

〔定位〕在腋窝中央，腋动脉搏动处。

〔主治〕心痛，胁肋疼痛，肩背疼痛。

〔常用手法〕揉法，拿法，点法，掐法。

5. 臂臑（LI 14）

〔定位〕在臂外侧，当曲池与肩髃连线上，约曲池上7寸，三角肌前缘处。

〔主治〕肩臂痛，颈项拘挛。

〔常用手法〕揉法，按法，拿法。

6. 少海（HT 3）

〔定位〕在肘前内侧，屈肘，在肘横纹内侧端与肱骨内上髁连线的中点处。

〔主治〕心痛，头项痛，胁痛，肘臂挛痛。

〔常用手法〕拿法，弹拨法。

7. 曲池（LI 11）

〔定位〕在肘外侧，当尺泽与肱骨外上髁连线的中点；或极度屈肘，肘横纹桡侧端凹陷处。

〔主治〕感冒，发热，颈椎病，肩痛，肘臂痛，面痛，齿痛，胃肠病，皮肤瘙痒，湿疹，高血压。

〔常用手法〕揉法，按法，拿法。

8. 手三里（LI 10）

〔定位〕在前臂后外侧，当阳溪与曲池连线上，肘横纹下2寸。

〔主治〕肘臂屈伸不利、麻木酸痛。

〔常用手法〕一指禅推法，揉法，按法，拿法。

9. 支正（SI 7）

〔定位〕在前臂外侧，当尺骨尺侧与尺侧腕屈肌之间，腕背侧远端横纹上5寸。

〔主治〕头痛目眩，项强，肘臂酸痛。

〔常用手法〕揉法，按法，拿法。

10. 支沟（TE 6）

〔定位〕在前臂背侧，当腕背侧远端横纹上3寸，尺骨与桡骨间隙中点。

〔主治〕肩背痛，胁肋痛，耳鸣，便秘，热病。

〔常用手法〕一指禅推法，㨰法，揉法，按法。

11. 外关（TE 5）

〔定位〕在前臂背侧，当腕背侧远端横纹上2寸，尺骨与桡骨间隙中点。

〔主治〕头痛，耳鸣，落枕，胁痛，肩背痛，肘臂屈伸不利，手指痛，手颤。

〔常用手法〕一指禅推法，㨰法，揉法，按法。

12. 内关（PC 6）

〔定位〕在前臂前侧，当腕掌侧远端横纹上2寸，掌长肌腱与桡侧腕屈肌腱之间。

〔主治〕心悸，心痛，胸闷，胃痛，呕吐，偏头痛，偏瘫，肘臂挛痛。

〔常用手法〕一指禅推法，揉法，按法，拿法。

13. 通里（HT 5）

〔定位〕在前臂前内侧，当尺侧腕屈肌腱的桡侧缘，腕掌侧远端横纹上1寸；或豌豆骨上缘桡侧直上1寸处。

〔主治〕心悸，胸闷，舌强不语，暴喑，腕臂痛。

〔常用手法〕揉法，按法，拿法，掐法。

14. 神门（HT 7）

〔定位〕在腕前内侧，当尺侧腕屈肌腱的桡侧缘，腕掌侧远端横纹尺侧端；或豌豆骨上缘桡侧凹陷中。

〔主治〕心悸怔忡，失眠，健忘，胸胁痛。

〔常用手法〕揉法，按法，拿法。

15. 养老（SI 6）

〔定位〕在前臂后侧，掌心向下，用一手指按在尺骨头的最高点上，然后手掌旋后，在手指滑入的骨缝中。

〔主治〕肩臂肘臂痛，腰痛，视物不明。

〔常用手法〕揉法，按法，掐法。

16. 阳溪（LI 5）

〔定位〕在腕后外侧，手拇指充分外展和后伸时，手背外侧部拇短伸肌腱与拇长伸肌腱之间的凹陷中。

〔主治〕头痛，目赤，耳鸣，齿痛，咽喉肿痛，手腕痛。

〔常用手法〕揉法，按法，拿法，掐法。

17. 合谷（LI 4）

〔定位〕在手背，第1、2掌骨之间，约平第2掌骨桡侧的中点处。

〔主治〕感冒，发热，痛证，口眼歪斜，便秘，闭经。

〔常用手法〕揉法，按法，拿法。

18. 列缺（LU 7）

〔定位〕在前臂外侧，腕掌侧远端横纹上1.5寸。当拇短伸肌与拇长展肌腱之间，拇长展肌腱沟的凹陷中。

〔主治〕头项强痛，咳喘，咽喉肿痛，齿痛。

〔常用手法〕一指禅推法，揉法，按法。

19. 阳池（TE 4）

〔定位〕在腕后侧，腕背侧远端横纹中，当指伸肌腱的尺侧缘凹陷处。

〔主治〕腕痛，肩臂痛，喉痹。

〔常用手法〕一指禅推法，揉法，按法。

20. 大陵（PC 7）

〔定位〕在腕前侧，腕掌侧远端横纹中，当掌长肌腱与桡侧腕屈肌腱之间。

〔主治〕心悸，心痛，胃痛，呕吐，失眠，胸胁痛，腕痛。

〔常用手法〕揉法，按法，弹拨法。

21. 腰痛点（EX–UE 7）

〔定位〕在手背侧，当第2、3掌骨间及第4、5掌骨间，当腕背侧远端横纹与掌指关节中点处，一手两穴。

〔主治〕闪挫腰痛，头痛，手背红肿疼痛。

〔常用手法〕揉法，按法，点法。

22. 外劳宫（EX–UE 8）

〔定位〕在手背侧，第2、3掌骨之间，掌指关节后0.5寸（指寸）凹陷中。

〔主治〕落枕，手臂痛，手指麻木、屈伸不利。

〔常用手法〕揉法，按法，点法。

23. 鱼际（LU 10）

〔定位〕在手掌，当第1掌骨桡侧中点赤白肉际处。

〔主治〕咽喉肿痛，失音，发热，胸背痛。

〔常用手法〕揉法，按法，掐法。

24. 劳宫（PC 8）

〔定位〕在手掌心，横平第3掌指关节近端，当第2、3掌骨之间偏于第3掌骨，握拳屈指时中指尖处。

〔主治〕中风昏迷，中暑，心痛。

〔常用手法〕揉法，按法，拿法。

25. 后溪（SI 3）

〔定位〕在手背，半握拳，当掌远侧横纹头尺侧赤白肉际处。

〔主治〕头项强痛，落枕，手指及肘臂挛痛，腰背痛，目翳，耳鸣耳聋，齿痛，咽喉肿痛。

〔常用手法〕揉法，掐法。

26. 中渚（TE 3）

〔定位〕在手背部，第4、5掌骨间，当第4掌指关节近端凹陷中。

〔主治〕头痛，目眩，目痛，耳鸣，肩背肘臂痛，手指屈伸不利。

〔常用手法〕一指禅推法，揉法，按法，点法。

PPT

下肢部常用腧穴

1. 环跳（GB 30）

〔定位〕在臀部，当股骨大转子最凸点与骶管裂孔连线的外1/3与内2/3交点处。

〔主治〕腰腿痛，偏瘫。

〔常用手法〕㨰法，按法，点法。

2. 承扶（BL 36）

〔定位〕在臀部，臀沟的中点。

〔主治〕腰背痛，下肢麻木，便秘。

〔常用手法〕揉法，按法，弹拨法。

3. 髀关（ST 31）

〔定位〕在股前侧，当股直肌近端、缝匠肌与阔筋膜张肌3条肌肉之间的凹陷中，约相当于髂前上棘、髌底外侧端连线与耻骨联合下缘水平线的交点处。

〔主治〕腰腿痛，下肢屈伸不利、麻木痿软。

〔常用手法〕㨰法，按法，拿法，弹拨法。

4. 殷门（BL 37）

〔定位〕在股后侧，臀沟下6寸，股二头肌与半腱肌之间；或承扶与委中连线的中点上1寸处。

〔主治〕腰腿痛，偏瘫。

〔常用手法〕㨰法，拿法，点法，拍法。

5. 风市（GB 31）

〔定位〕在股外侧，直立垂手，掌心贴于大腿时，中指尖所指凹陷处，髂胫束后缘。

〔主治〕偏瘫，膝关节酸痛。

〔常用手法〕㨰法，揉法，按法，点法，弹拨法。

6. 梁丘（ST 34）

〔定位〕在股前外侧，当髌底上2寸，股外侧肌与股直肌肌腱之间。

〔主治〕大腿软弱无力，膝痛冷麻，急性胃痛。

〔常用手法〕㨰法，按法，拿法，点法。

7. 血海（SP 10）

〔定位〕在股前内侧，髌底内侧端上2寸，当股内侧肌隆起处。

〔主治〕膝痛，大腿内侧痛，月经不调，痛经。

〔常用手法〕一指禅推法，拿法，按法，点法。

8. 委中（BL 40）

〔定位〕在膝后侧，腘横纹中点。

〔主治〕腰腿痛，膝关节屈伸不利，半身不遂。

〔常用手法〕一指禅推法，㨰法，揉法，按法，拿法。

9. 犊鼻（ST 35）

〔定位〕在膝前侧，髌韧带外侧凹陷中；或屈膝45°，髌骨外下方的凹陷处。

〔主治〕膝关节酸痛、活动不利。

〔常用手法〕按法，点法。

10. 阳陵泉（GB 34）

〔定位〕在小腿外侧，当腓骨头前下方凹陷处。

〔主治〕膝关节酸痛，胁肋痛。

〔常用手法〕揉法，按法，点法，拿法。

11. 阴陵泉（SP 9）

〔定位〕在小腿内侧，当胫骨内侧髁下缘与胫骨内侧缘形成的凹陷处。

〔主治〕膝关节酸痛，水肿，小便不利。

〔常用手法〕揉法，按法，点法。

12. 足三里（ST 36）

〔定位〕在小腿外侧，当犊鼻下3寸，犊鼻与解溪连线上。

〔主治〕胃肠病，下肢痹痛，虚劳羸瘦。

〔常用手法〕一指禅推法，㨰法，揉法，按法，拿法。

13. 上巨虚（ST 37）

〔定位〕在小腿外侧，当犊鼻下6寸，犊鼻与解溪连线上。

〔主治〕脐周疼痛，腹泻，下肢麻木疼痛、屈伸不利。

〔常用手法〕㨰法，揉法，按法，拿法。

14. 丰隆（ST 40）

〔定位〕在小腿外侧，当外踝尖上8寸，犊鼻与解溪连线的中点，条口外侧一横指处。

〔主治〕头痛，痰嗽，肥胖，下肢浮肿、麻木疼痛。

〔常用手法〕一指禅推法，揉法，按法。

15. 承山（BL 57）

〔定位〕在小腿后侧，当伸直小腿或足跟上提时，腓肠肌肌腹下出现尖角凹陷处。

〔主治〕腰腿痛，腓肠肌痉挛，下肢痿软。

〔常用手法〕㨰法，揉法，拿法。

16. 光明（GB 37）

〔定位〕在小腿外侧，当外踝尖上5寸，腓骨前缘。

〔主治〕膝痛，下肢痿痹，目疾，乳胀。

〔常用手法〕㨰法，揉法，按法。

17. 悬钟（GB 39）

〔定位〕在小腿外侧，当外踝尖上3寸，腓骨前缘。

〔主治〕头痛，项强，下肢酸痛，鼻病。

〔常用手法〕拿法，按法。

18. 三阴交（SP 6）

〔定位〕在小腿内侧，当足内踝尖上3寸，胫骨内侧缘后际。

〔主治〕下肢不遂、活动不利，腹胀，遗尿，小便不利，月经病，失眠。

〔常用手法〕㨰法，揉法，按法，拿法。

19. 复溜（KI 7）

〔定位〕在小腿后内侧，当足内踝尖直上2寸，跟腱的前缘。

〔主治〕腹胀肠鸣，泄泻，水肿，足痿，腰脊强痛。

〔常用手法〕一指禅推法，揉法，按法。

20. 昆仑（BL 60）

〔定位〕在踝后外侧，当外踝尖与跟腱之间的凹陷处。

〔主治〕头痛，项强，腰腿痛，踝关节扭伤。

〔常用手法〕按法，点法，拿法。

21. 太溪（KI 3）

〔定位〕在踝后内侧，当内踝尖与跟腱之间的凹陷中。

〔主治〕咽喉痛，齿痛，失眠，月经不调，遗精。

〔常用手法〕一指禅推法，揉法，按法，拿法。

22. 解溪（ST 41）

〔定位〕在踝前侧，踝关节前面中央凹陷处，当䟙长伸肌腱与趾长伸肌腱之间。

〔主治〕踝关节扭伤，足趾麻木。

〔常用手法〕拿法，按法，点法，掐法。

23. 内庭（ST 44）

〔定位〕在足背，当第2、3趾间，趾蹼缘后方赤白肉际处。

〔主治〕足背及足趾麻木，胃痛，齿痛。

〔常用手法〕揉法，掐法。

24. 公孙（SP 4）

〔定位〕在足内侧缘，当第1跖骨底的前下缘赤白肉际处。

〔主治〕消化不良，胃痛，呕吐，腹痛，腹泻。

〔常用手法〕揉法，按法，掐法。

25. 太冲（LR 3）

〔定位〕在足背侧，从第1、2跖骨间向后推移至底部的凹陷中取穴。

〔主治〕头痛，眩晕，高血压。

〔常用手法〕揉法，按法，拿法。

26. 涌泉（KI 1）

〔定位〕在足底部，卷足时，足心最凹陷处，约当足底第2、3趾蹼缘与足跟连线的前1/3与后2/3交点上。

〔主治〕偏头痛，高血压，口腔溃疡。

〔常用手法〕揉法，按法，擦法，拿法。

实训实练八　推拿常用十四经穴和经外奇穴

【实训目的】

通过点穴操作，强化学生对推拿常用头面部、胸腹部、背腰部、上肢部和下肢部腧穴位置的记忆，以加强情感体验，并培养学生的临床实践能力。

【实训学时与内容】

推拿常用十四经穴和经外奇穴　2学时

【实训用品】

多媒体、推拿床、记号贴、毛巾。

【实训方法】

1．三个学生一组，相互配合，依次轮换操作，分别称为操作者、助手和模特。

2．模特先后采取仰卧位和俯卧位。

3．操作者依次测取头面部、胸腹部、背腰部、上肢部和下肢部的推拿常用腧穴，用记号贴标示穴位。助手在床旁协助操作者点穴，提示取穴的方法和要点。

4．三个人依次轮换操作，均操作完毕后，对照教材的定位描述，检查标示的穴位位置是否准确，及时修正存在偏差的穴位点。

5．整理器物，做好清洁卫生。

【注意事项】

1．点穴操作认真严谨，掌握规范的取穴方法。

2．紧贴职业岗位需求，提高综合能力。

3．加强学生沟通和语言表达能力的训练。

4．强化操作中的人文关怀和隐私保护。

（张　瑜）

书网融合……

知识回顾　　习题

参考文献

[1] 房敏，王金贵．推拿学［M］．5版．北京：中国中医药出版社，2021.

[2] 房敏，宋柏林．推拿学［M］．北京：中国中医药出版社，2016.

[3] 井夫杰，杨永刚．推拿治疗学［M］．2版．北京：中国中医药出版社，2021.

[4] 景政，张国强．推拿养生功法［M］．西安：西安交通大学出版社，2017.

[5] 刘兰椿，秦天歌，鲁梦倩．推拿手法安全性的研究进展［J］．世界中医药，2020，15（12）：1832-1835.

[6] 刘明军，邰先桃．小儿推拿学．3版．北京：中国中医药出版社，2021.

[7] 刘明军，王金贵．小儿推拿学．10版．北京：中国中医药出版社，2016.

[8] 吕立江．推拿功法学［M］．2版．北京：中国中医药出版社，2016.

[9] 吕明．推拿手法学［M］．2版．北京：中国医药科技出版社，2021.

[10] 吕明．推拿学［M］．北京：中国医药科技出版社，2016.

[11] 佘建华．小儿推拿．3版．北京：人民卫生出版社，2014.

[12] 王国才．推拿手法学［M］．北京：中国中医药出版社，2002.

[13] 王继红，龚利．推拿学［M］．上海：上海科学技术出版社．2019.

[14] 王之虹，于天源．推拿学［M］．9版．北京：中国中医药出版社．2019.

[15] 王之虹．推拿手法学［M］．3版．北京：人民卫生出版社，2016.

[16] 俞大方．推拿学［M］．上海：上海科学技术出版社，1985.

[17] 周运峰．推拿手法学［M］．5版．北京：中国中医药出版社，2021.

[18] 周运峰．推拿治疗学［M］．2版．上海：上海科学技术出版社，2020.

[19] 中华人民共和国国家标准GB/T 12346-2021：国家标准化管理委员会发布，2021.

[20] 沈雪勇，刘存志．经络腧穴学［M］．5版．北京：中国中医药出版社，2021.

[21] 赵吉平，李瑛．针灸学［M］．5版．北京：人民卫生出版社，2021.